8 STEP Functional and Esthetic Rehabilitation of Severely Worn Dentition—Case and Analysis

八步法牙列重度磨耗功能美学重建临床病例精解

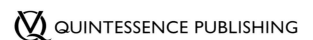

QUINTESSENCE PUBLISHING

Berlin | Chicago | Tokyo
Barcelona | London | Milan | Mexico City | Paris | Prague | Seoul | Warsaw
Beijing | Istanbul | Sao Paulo | Zagreb

8 STEP

Functional and Esthetic Rehabilitation of Severely Worn Dentition—Case and Analysis

八步法牙列重度磨耗功能美学重建

临床病例精解

主审 谭建国

主编 林 东 杨 洋 杨 洋

北方联合出版传媒（集团）股份有限公司

辽宁科学技术出版社

图文编辑

刘 菲 刘 娜 康 鹤 肖 艳 王静雅 纪凤薇 刘玉卿 张 浩 曹 勇 杨 洋

图书在版编目（CIP）数据

八步法牙列重度磨耗功能美学重建临床病例精解 / 林东，杨洋，杨洋主编. —沈阳：辽宁科学技术出版社，2024.4
ISBN 978-7-5591-3145-4

Ⅰ. ①八… Ⅱ. ①林… ②杨… ③杨… Ⅲ. ①牙体—修复术—病案 Ⅳ. ①R783.3

中国国家版本馆CIP数据核字（2023）第149760号

出版发行：辽宁科学技术出版社
　　　　　（地址：沈阳市和平区十一纬路25号　邮编：110003）
印 刷 者：凸版艺彩（东莞）印刷有限公司
经 销 者：各地新华书店
幅面尺寸：210mm×285mm
印　　张：20.5
插　　页：4
字　　数：410千字
出版时间：2024年4月第1版
印刷时间：2024年4月第1次印刷
出 品 人：陈　刚
责任编辑：殷 欣 苏 阳 金 烁 杨晓宇 张丹婷 张 晨
封面设计：周　洁
版式设计：周　洁
责任校对：李　霞

书　　号：ISBN 978-7-5591-3145-4
定　　价：298.00元

投稿热线：024-23280336
邮购热线：024-23280336
E-mail:cyclonechen@126.com
http://www.lnkj.com.cn

FOREWORD
序言

牙列重度磨耗是一种口腔临床常见的牙齿硬组织非龋性疾病，表现为全牙列或牙列中多颗牙牙体表面硬组织明显缺损，牙列重度磨耗严重影响患者的口腔功能和美观。牙列重度磨耗的病因复杂且鉴别诊断困难、磨耗类型多样，修复重建涉及多个学科，不仅需要全口美学重建，还需要全口功能重建。因此，牙列重度磨耗是口腔临床的疑难病、复杂病，年轻的口腔医生对牙列重度磨耗患者的临床治疗往往感到非常困惑：如何鉴别病因？如何进行多学科治疗设计？治疗设计是美学引导还是功能引导？如何进行全口美学重建设计？如何进行全口咬合重建设计？如何考虑患者的颞下颌关节问题？……

为此，我们团队在多年临床实践的基础上率先提出并建立了八步法牙列重度磨耗临床序列治疗体系，同时每年举办一场面对面教学课程，向全国推广，至今已完成了9年。经过9年的努力，已经形成了一个越来越完善的八步法牙列重度磨耗功能美学重建治疗体系（简称八步法序列治疗或八步法），同时汇集了一个200多人的牙列重度磨耗学术团队，通俗地称之为"磨牙帮"。目前八步法牙列重度磨耗功能美学重建治疗体系既有传统技术又有数字化技术，适应全国不同水平地区应用。"磨牙帮"成员既有公立院校又有民营口腔，集中了全国各地的优秀的口腔学术才俊。

本书的作者都是"磨牙帮"中的优秀代表，他们不仅已经全面掌握了八步法牙列重度磨耗功能美学重建治疗体系，同时已经成为八步法技术新的创建者，不断用新的理念和新的技术完善、深化八步法序列治疗体系，进一步扩展八步法序列治疗体系的应用领域。八步法序列治疗体系不仅可以应用于牙列重度磨耗患者的治疗，其理念、思维以及理论和技术还可以应用到修复、种植、正畸、正颌等其他复杂的全口重建病例的治疗。本书病例都是他们运用八步法序列治疗技术完成的临床遇到的牙列重度磨耗复杂病例，每个病例都做到了病因诊断正确、治疗设计全面、操作过程精准、治疗效果优良。病例分析设计脉络清晰、过程技术细节详尽、问题讨论启发引导，努力帮助读者理解和掌握八步法序列治疗体系。

希望本书能够帮助年轻的口腔医生全面、系统地掌握八步法牙列重度磨耗功能美学重建治疗体系的理论和技术，临床再遇到牙列重度磨耗患者时，不迷茫、不困惑、有信心、有能力完成牙列重度磨耗的全口功能美学重建。

本书只是一个开始，后面会有越来越多的"磨牙帮"青年才俊完成的牙列重度磨耗优秀病例加入。希望越来越多致力于牙列重度磨耗治疗的口腔同仁加入，大家团结合作，不断完善牙列重度磨耗功能美学重建治疗体系，努力为广大牙列重度磨耗患者减轻病痛、恢复健康、重建口腔美学和功能。

2024年1月

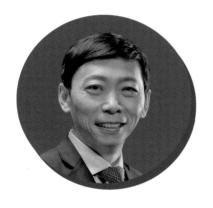

谭建国

北京大学口腔医学院教授，博士研究生导师，北京大学口腔医院修复科主任医师。中华口腔医学会继续教育部主任，中华口腔医学会口腔美学专业委员会创会主任委员。中国整形美容协会牙颌颜面医疗美容分会候任会长。北京口腔医学会口腔美学专业委员会主任委员。北京医师协会医疗美容专科医师分会常务理事。美国固定修复学会（AAFP）会员。担任《中国口腔医学继续教育杂志》编委，《中国实用口腔科杂志》编委。

擅长口腔美学修复、粘接修复、牙齿重度磨耗的咬合重建、牙周病的修复治疗等临床工作。研究方向为口腔美学、牙本质粘接、口腔修复生物力学、种植体软组织界面等。致力于口腔美学教育，设计并负责北京大学口腔医学院本科生和研究生"口腔美学"专业课以及"口腔美学缺陷疾病的多学科融合诊断和治疗"专业课。设计并开展中华口腔医学会"一步一步"口腔临床实用技术规范化培训系列继续教育项目。

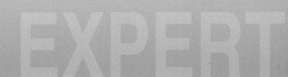

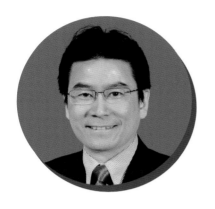

傅开元

北京大学口腔医院颞下颌关节病及口面痛治疗中心、医学影像科主任医师，教授，博士研究生导师。北京大学医学部疼痛医学中心副主任，中华口腔医学会颞下颌关节病学及殆学专业委员会主任委员，美国北卡罗来纳大学牙学院诊断科学系兼职教授。

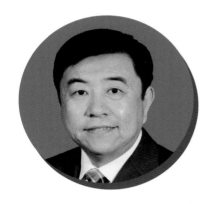

栾庆先

主任医师，口腔医学二级教授，博士研究生导师。中华口腔医学会牙周病学专业委员会副主任委员，北京口腔医学会常务理事，北京口腔医学会牙周病学专业委员会副主任委员。全国高等院校本科教材《牙周病学》（第6版）副主编和数字主编，全国"牙周病学"慕课第一主讲人，国际牙科研究杂志（JDR）编委。国家卫生健康委员会科学技术研究所团体标准专家组专家，国家卫生健康委员会牙膏功效标准升级改造第一起草人，科技部国家重点研发计划项目首席科学家。

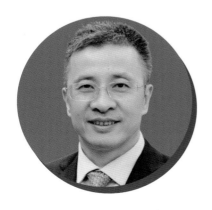

卢海平

博士，主任医师，教授，博凡口腔创始人。中华口腔医学会第五届、第六届副会长，中华口腔医学会口腔正畸专业委员会第七届副主任委员，中华口腔医学会民营口腔医疗分会第三届主任委员，美国Tweed基金会口腔正畸培训中心教官，美国凯斯西储大学牙学院客座教授，英国爱丁堡皇家外科学院口腔正畸专科院士及考官，国际牙医师学院院士，曾任世界牙科联盟牙科执业委员会委员，浙江中医药大学口腔医学院教授、原院长。

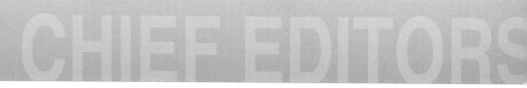
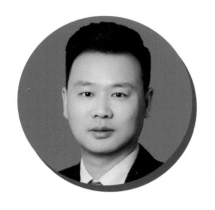

林 东

山东大学口腔医院修复科副主任医师。中华口腔医学会口腔美学专业委员会委员、青年讲师，中国整形美容协会牙颌颜面医疗美容分会常务理事，山东省口腔医学会口腔美学专业委员会委员兼学会秘书，中华口腔医学会"一步一步"项目讲师。曾于北京大学口腔医院进修美学修复。主持厅级教研项目2项。主编国家级本科实验教材1部、国家级专科院校教材1部，参编口腔美学专著2部，核心期刊发表多篇口腔美学论文。连续4年全国美学病例大赛获奖。

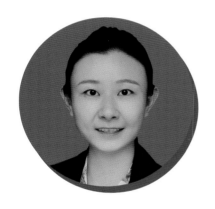

杨 洋

口腔医学博士，北京大学口腔医学院副教授，北京大学口腔医院修复科副主任医师。中华口腔医学会口腔美学专业委员会青年委员、青年讲师。擅长前牙美学修复及多学科联合美学治疗等。研究方向为氧化锆材料的表面改性。主持国家级、省部级等多个科研项目。发表SCI论文20余篇，参编口腔美学修复专著2部。多次参加中华口腔医学会口腔美学专业委员会优秀病例展评，并荣获金奖。

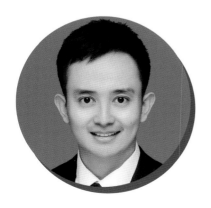

杨 洋

口腔医学博士，北京大学口腔医院修复科主治医师。中华口腔医学会口腔美学专业委员会青年委员、青年讲师。2020—2023年，北京大学口腔医学院从事博士后工作，科研方向主要为种植材料的表面改性、骨组织工程学及抗菌材料的研发等。主持国家自然科学基金、中华口腔医学会科研基金等多个科研项目，发表中英文论文10余篇。曾获"北京市优秀博士毕业生""北京大学十佳住院医师"等称号。

CONTRIBUTORS
编者名单

主审

谭建国　　　北京大学口腔医院

点评专家

傅开元　　　北京大学口腔医院

栾庆先　　　北京大学口腔医院

卢海平　　　浙江中医药大学口腔医学院

主编

林　东　　　山东大学口腔医院

杨　洋（女）北京大学口腔医院

杨　洋（男）北京大学口腔医院

编者（按姓名首字笔画为序）

王行康　上海市浦东新区眼病牙病防治所

王　芳　上海马泷齿科澄心口腔门诊部

王　昊　南京市玄武区同仁街社区卫生服务中心

王　楠　杭州口腔医院城西分院

代露露　杭州博凡口腔医院

朱晓鸣　北京大学口腔医院

任光辉　滨州医学院附属烟台口腔医院

李佳其　深圳友睦齿科

李德利　北京大学口腔医院

杨　振　北京大学口腔医院

吴为良　福建医科大学附属口腔医院

何姗丹　深圳市人民医院

陈文龙　深圳一天口腔门诊

陈庆生　杭州口腔医院

陈济芬　大连市口腔医院

林弘恺　厦门良德口腔

郑　胜　浙江中医药大学附属口腔医院

姜　涛　济南市口腔医院

CONTENTS
目录

INTRODUCTION
概述

牙齿磨耗（tooth wear）又称牙齿磨损，是一种临床常见的牙齿硬组织非龋性疾病，是指牙齿受到机械性摩擦或化学性酸蚀后出现的牙齿硬组织进行性丧失。牙齿磨耗可能发生在个别牙齿，也可能发生在多颗牙齿甚至全牙列。牙列重度磨耗表现为全牙列或牙列中多颗牙齿硬组织的明显缺损，严重影响患者口腔美观和功能。

牙列重度磨耗的病因复杂、类型多样，治疗涉及多个学科，不仅需要美学重建，还需要功能重建。临床上这类病例的修复难度大、风险大，很多医生面对这类患者常常束手无策，无从下手。因此，谭建国教授在综合了国内外相关研究，并结合团队多年的临床实践后，提出了牙列重度磨耗的"八步法序列治疗体系"（图1）。针对心理健康、没有明显进行性颞下颌关节疾病的患者，临床医生可以按照八步法的理念和程序来完成牙列重度磨耗的功能美学重建。

以下以一个具体的牙列重度磨耗功能美学重建临床病例对八步法序列治疗体系进行简明概述，该病例是由林弘恺医生完成。

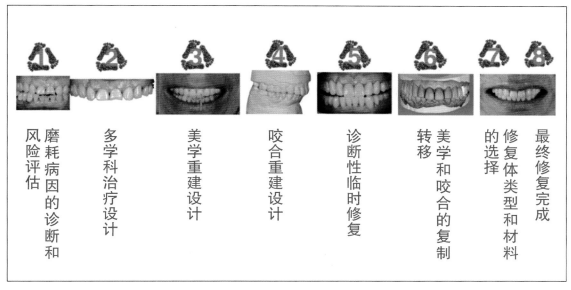

图1　八步法牙列重度磨耗功能美学重建序列治疗体系

第一步：磨耗病因的诊断和风险评估

对磨耗病因的分析和诊断是牙列重度磨耗序列治疗的第一步，针对不同的病因，医生需要选择不同的治疗方案，并对患者进行有针对性的管理和随访。牙列重度磨耗的病因主要有两大类，机械性摩擦和化学性酸蚀。机械因素根据磨耗缺损是否有外物参与，又可分为磨耗和磨损两大类。化学因素导致的牙列磨耗又可称之为酸蚀症，根据酸的来源分为外源性酸蚀和内源性酸蚀。当然，临床上导致牙列重度磨耗的病因可以是单一的，但更多时候是多种因素混合造成的。医生需要结合患者的病史、生活习惯和口腔检查，特别是磨耗的特征，对病因进行仔细的鉴别和诊断，有针对性地消除或减轻致病因素。病史是牙列重度磨耗病因诊断的重要环节，病史可以为牙列重度磨耗的病因诊断提供非常重要的信息和依据。除了病史询问，对牙列重度磨耗病因的鉴别诊断还要结合口腔检查，即对牙齿表面磨耗特征的检查（图2）。区分牙列重度磨耗是机械性的磨耗（attrition）还是化学性的酸蚀（erosion），临床上主要可以根据牙齿磨耗发生的部位（location）、磨耗面的表面特征（appearance）、上下颌相对牙齿的磨耗量对比（amount）、上下颌相对牙齿的磨耗面有无咬合接触（contact）等4个主要因素来进行鉴别诊断，我们将其简称LAAC原则（图3）。

在对牙列重度磨耗的功能美学重建治疗中，磨耗病因的诊断和鉴别诊断非常重要。明确牙列重度磨耗的病因，就可以消除或减轻致病因素，针对不同病因进行相应的美学和咬合设计。牙列重度磨耗的功能美学重建中除了明确病因，还要进行风险评估，风险评估的内容主要是患者心理健康状况的评估以及颞下颌关节健康状况的评估。牙列重度磨耗患者在明确病因和完成风险评估后就可以进行多学科综合治疗方案设计，一步一步完成重度磨耗牙列的美学重建和功能重建。

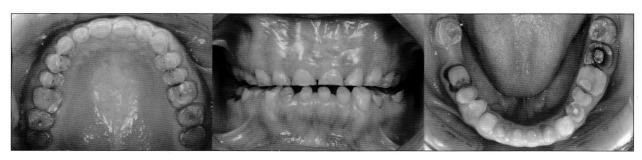

图2　口内牙齿磨耗特征检查

L	A	A	C
Location	Apperance	Amount	Contact
磨耗发生的部位	磨耗面的外观特征	上下颌相对牙齿的磨耗量对比	上下颌相对牙齿的磨耗面有无咬合接触

图3　牙齿磨耗病因鉴别诊断LAAC原则

第二步：多学科治疗设计

牙列重度磨耗虽然主要表现为牙齿硬组织的缺损，但为了重建口腔的美观和功能问题，治疗过程可能涉及多个学科，包括修复、牙体牙髓、牙周、正畸、口腔颌面外科等。在许多病例中，多科学的合作不仅能获得更理想的美学效果，还能达成更微创、更全面的治疗目标，尤其是在一些既有牙列空间美学缺陷、又有牙周软组织美学缺陷的病例中，修复、正畸、牙周的治疗选择及先后顺序，都需要以多学科融合的理念来进行联合设计和规划。

在明确磨耗病因后，首先要进行牙列重度磨耗功能美学重建的多学科治疗方案设计，建立多学科融合的治疗程序。那么牙列重度磨耗的多学科治疗方案设计从哪里开始呢？是从美学出发，遵循以美学引导的治疗设计原则？还是从功能出发，遵循以功能引导的治疗设计原则？

牙列重度磨耗是一种常见的口腔美学缺陷疾病，主要涉及牙齿硬组织美学缺陷，包括牙齿形态美学缺陷和牙齿颜色美学缺陷，也可同时伴有牙周软组织美学缺陷和牙列空间美学缺陷。近年来，随着患者对口腔美观要求的日益提高，牙列重度磨耗患者的修复治疗需求明显增加。特别是前牙发生重度磨耗的患者，改善美观是患者主要的就诊诉求。因此，我们按照面部引导的治疗方案设计（facially generated treatment plan）原则，从最终的美学重建目标出发，进行牙列重度磨耗功能美学重建的多学科治疗方案设计。但无论是美学引导还是功能引导，最终的目标是一致的，就是都要做到美学和功能的协调统一。

按照面部引导的治疗方案设计原则（图4），上颌中切牙切缘的位置是决定多学科治疗方案设计的主要因素（图5）。首先需要根据患者休息位的唇齿关系等因素确定理想的上颌中切牙切缘的位置，基于最终修复目标的上颌中切牙切缘的位置就可以确定多学科治疗方案。

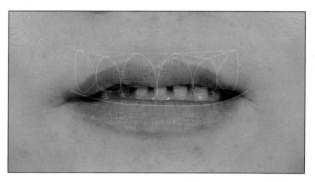

图5　上颌中切牙切缘的位置的确定

第三步：美学重建设计

重建口腔的美学是多数牙列重度磨耗患者的主要诉求，因此，我们需要结合患者的口颌面情况，制订以面部为引导的美学治疗计划。在美学治疗的过程中，美学设计是非常关键的步骤，医生需要结合患者的主观诉求和客观美学缺陷进行分析，给出个性化的美学设计。

美学修复重建包括美学设计、美学表达和美学实现3个步骤及过程。美学设计是关键的第一步，是医生进行美学思维的过程。通过了解患者的主观美学诉求，以及面部、唇齿、牙齿和牙周软组织的客观美学检查，综合患者的主客观美学问题，得出适合患者的个性化美学设计。美学表达就是要把医生大脑中形成的美学设计思想，采用各种方法准确、真实、直观地表达给患者，进行医患沟通、口内诊断性临时修复。可以在口内根据患者主客观反应进行调改，形成最终的美学

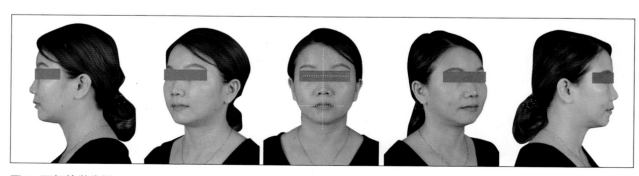

图4　面部美学分析

修复设计。最后进行医技沟通，指导技师完成修复体制作。美学表达的方法有：数码图像设计、诊断饰面（mock-up）（图6）、诊断蜡型（图7）、模型外科、临时修复体等。

对于牙列重度磨耗功能美学重建病例，首先根据患者主诉和美学检查形成美学设计，然后通过数码图像表达美学设计思想，制作诊断蜡型，口内制作诊断饰面，更加真实地表达美学设计。

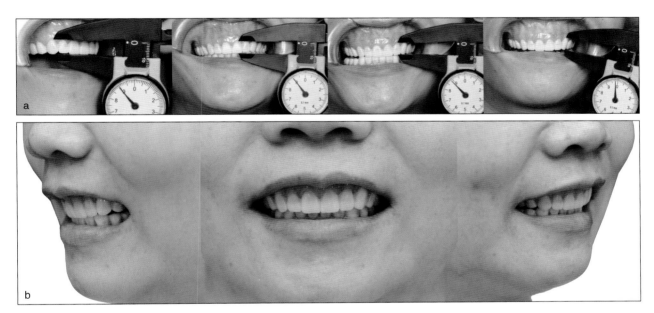

图6　a，b. 口内诊断饰面

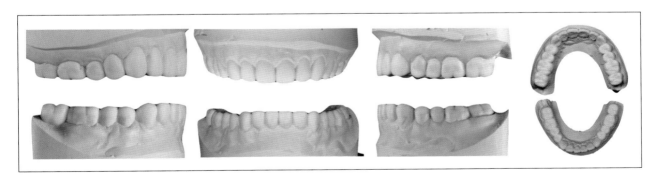

图7　诊断蜡型

根据患者的要求和口内试戴情况调改诊断饰面，最终确定美学修复设计，即最终修复体的各种美学参数。在前牙的美学设计中有4个最重要的美学影响因素，称之为前牙美学四要素。包括上颌中切牙切缘的位置、上颌中切牙临床冠的宽长比、上颌中切牙龈缘的位置、上前牙的宽度比（图8）。这四要素是影响前牙美学设计的主要因素，根据前牙美学四要素可以简单、快速、准确地分析患者前牙存在的美学缺陷，可以准确地进行患者前牙的美学设计。

第四步：咬合重建设计

口腔功能的重建主要是咬合的重建，它包括正中咬合的设计、非正中咬合的设计，以及垂直距离的设计。

正中咬合的设计是咬合设计的基准点，理想的正中咬合位置是颞下颌关节和咀嚼肌均能适应的功能位置，医生常常选择正中关系位来建立新的咬合。如果患者原本就存在稳定的、合适的最大牙尖交错位，在这里关节和肌肉均无异常，那么原有的最大牙尖交错位也可以作为重建时的正中咬合位置。但如果患者原本的咬合不稳定，或者关节和肌肉存在异常，则需要医生尝试找到一位患者能够很舒适或者很适应的新的咬合位置，然后建立咬合，比如尝试在正中关系位建立新的咬合位置（图9）。

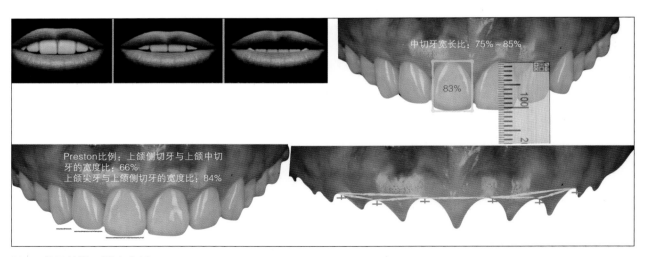

图8　前牙美学四要素分析

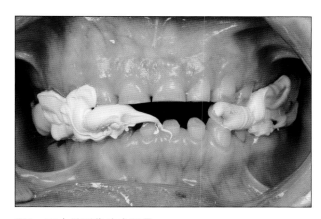

图9　正中关系位咬合记录

非正中咬合的设计主要包括前伸咬合和侧方咬合的设计。非正中咬合的设计主要是设计下颌运动的引导关系，非正中咬合的引导有两个重要参数：引导牙和引导斜度。非正中咬合的引导称之为前导，改变上颌中切牙切缘的位置会改变前导斜度，增加上颌中切牙切缘的长度可能会导致前导斜度增加。改变上颌中切牙唇舌向位置也会改变前导斜度，上颌中切牙切缘向舌侧移动会增加前导斜度，与之相反上颌中切牙切缘向唇侧移动会减少前导斜度。前导斜度的变化可以影响下颌的前伸运动。侧方咬合运动设计同样包括设计工作侧的引导牙和引导斜度等，根据工作侧引导牙的不同侧方咬合可以分为尖牙保护𬌗、组牙功能𬌗等不同的𬌗型。

对于垂直距离的设计，医生可以在关节、肌肉、发音、面部比例等检查的基础之上，根据前牙美学以及后牙修复空间的需要来确定垂直距离的抬高，我们称之为修复引导的垂直距离确定。首先从修复的需求出发，确定最小抬高的垂直距离，修复的需求包括前牙对美学的需求和后牙对修复空间的需求等。确定最小抬高的目标垂直距离后，采用活动𬌗垫、诊断饰面、临时修复体等诊断性临时修复方法，从无创到有创，逐渐深入、循序渐进，诊断患者对设计的垂直距离的适应程度，根据患者的试戴反应调改垂直距离，最终确定最适合的垂直距离。

对于牙列重度磨耗患者而言，虽然咬合重建的设计是放在美学重建设计之后，但二者绝不是相互割裂的，也绝不意味着"功能"对"美学"的妥协；而是以面部美学为引导，在咬合设计的过程中再进一步调整，最终达成美学和功能的协调与适应。

第五步：诊断性临时修复

在完成了美学和咬合的重建设计后，医生需要通过诊断性临时修复体进行验证、调改，也让患者循序渐进地适应新的美学和功能。临床常用的诊断性临时修复体有：①𬌗垫，是一种患者可自行摘戴、可逆无创的临时修复方式，可用于检验新的垂直距离和正中咬合位置患者能否适应；②诊断饰面，是采用复合树脂暂时覆盖在牙齿表面，直接形成修复后牙齿外观，能准确、有效地检验美学和咬合设计，患者也能及时地给出反馈和意见；③临时冠，是在牙体预备后制作的复合树脂类修复体（图10和图11），一般是在𬌗垫或诊断饰面的基础上进行，能更准确验证咬合的设计，尤其是非正中咬合设计。从无创到微创、有创，从可逆到不可逆，通过各级诊断性临时修复体建立最终修复体的蓝图，也能逐步让患者适应

和接受最终的重建效果。

第六步：美学和咬合的复制转移

当诊断性临时修复体在患者口内适应良好以后，医生将这个已经经过检验的形态复制转移到正式的修复体上，最大限度地保证最终修复效果的可预期。数码照片、研究模型等都可以将美学设计转移给技师，而相比之下，咬合设计的复制和转移则更复杂。传统的方法是交叉上𬌗架、制作个性化切导盘（图12）等。传统的交叉上𬌗架方法，其转移过程包括多次印模制取和模

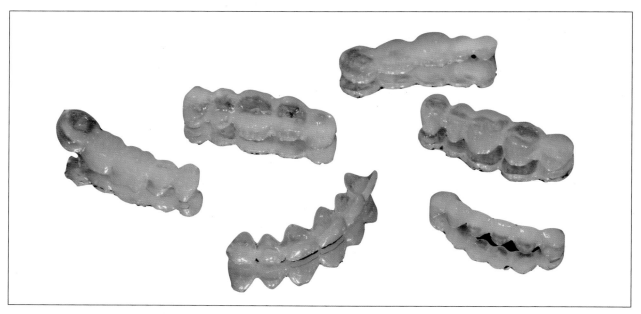

图10   树脂临时冠

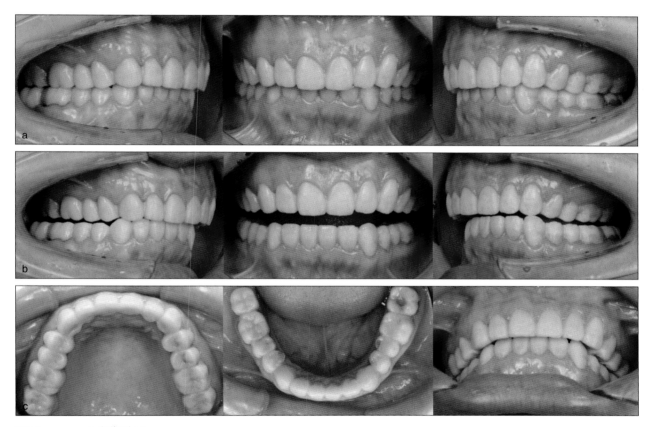

图11　a~c. 口内临时冠

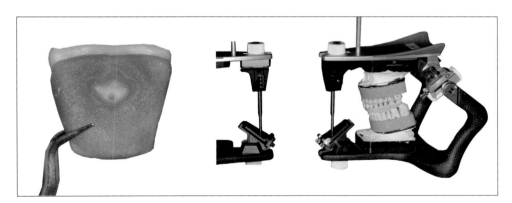

图12　个性化切导盘

型灌制、多次咬合记录的制取（面弓转移）（图13）、模型交叉上𬌗架（图14）等步骤。每一步均存在潜在的误差且无法量化，这些繁杂的步骤和潜在的误差可影响最终修复体的咬合精度。另外，交叉上𬌗架方法仅可复制和转移诊断性临时修复体最终咬合关系中的正中咬合与垂直距离信息，无法复制和转移非正中咬合信息。

随着口腔数字化技术的发展，临床可通过使用数字化扫描仪扫描最终临时修复体、扫描牙体预备体，建立全牙列最终诊断性临时修复体的数字化模型和全牙列牙体预备体数字化工作模型，同时采集诊断性临时修复体最终咬合关系的数字化记录信息。再将全牙列诊断性临时修复体的数字化模型和全牙列牙体预备体的数字化工作模型精确配准，即可实现临时修复体最终咬合关系至最终修复体的复制和转移，同时还可实现临时修复体最终美学信息的复制和转移。

但全口咬合重建中经过全牙列的牙体预备后，全牙列诊断性临时修复体的数字化模型和全牙列牙体预备体的数字化工作模型之间缺乏硬组织配准标志点。因此，要实现两数字化模型的精确配准，还需建立一个包含硬组织配准标志点的中间数字化模型。这个中间数字化模型在牙体预备体工作模型的基础上保留部分牙位的临时冠，形成由部分临时冠和部分预备体组成的牙列模型，我们将此中间数字化模型称为区段模型。谭

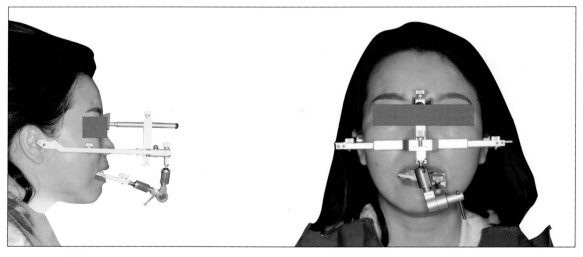

图13　面弓转移

建国教授课题组建立了诊断性临时修复体最终咬合关系复制和转移的三点区段模型数字化转移（图15）。临床可通过三点区段模型，将诊断性临时修复体的最终咬合关系精确复制和转移至最终修复体上，同时还可将患者确认的临时修复体的最终美学信息精确地复制和转移至最终修复体上，精确地实现美学和咬合的复制与转移。

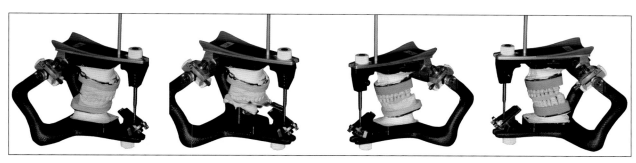

图14　模型交叉上𬌗架

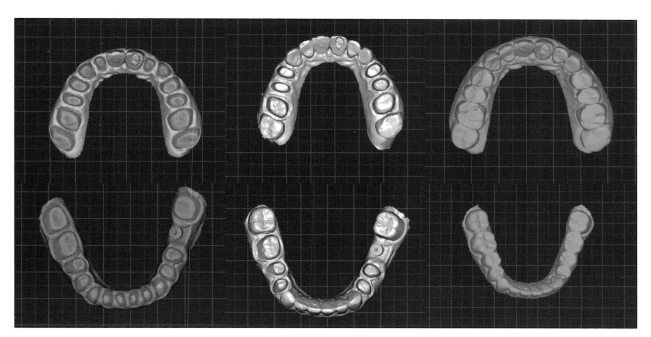

图15　三点区段模型数字化转移

第七步：修复体类型和材料的选择

牙列重度磨耗是一种严重的牙体缺损疾病，前牙牙体缺损的修复体类型主要包括贴面、全冠和桩核冠。后牙牙体缺损的修复体类型较前牙复杂，根据牙体缺损的大小、修复体覆盖牙冠的范围、修复体的固位特点和抗力特点，将后牙牙体缺损的修复体主要分为7种基本类型：全冠、桩核冠、嵌体、高嵌体、嵌体冠、部分冠和𬌗贴面（图16）。

不同于龋病导致的牙体缺损，牙列重度磨耗患牙常为牙齿表面缺损，没有明显的缺损洞形。因此，全冠等冠外修复体是常用的修复体类型。随着全瓷材料和粘接技术的发展，牙列重度磨耗患牙使用的修复体类型也逐渐向微创发展，以粘接固位为主，采用全瓷材料制作的贴面、𬌗贴面也成为磨耗患牙的重要修复方式。但与全冠等传统修复体相比，贴面、𬌗贴面等微创修复体需掌握更严格的适应证选择，磨耗患牙牙釉质的保留与贴面、𬌗贴面等微创修复体的固位和抗力关系重大，缺损患牙需保留足够量的牙釉质为修复体提供粘接固位，同时为修复体提供良好的强度支持。牙釉质存留量是决定微创修复的关键因素。

在修复材料方面，以粘接固位为主的前牙贴面和后牙𬌗贴面等修复体可使用二硅酸锂增强型玻璃陶瓷，它具有良好的粘接性能和美观效果；磨牙的全冠或桩核冠等则可使用强度更高的氧化锆全瓷材料，以满足抗力的需求，也尽可能减少全冠的牙体预备量。

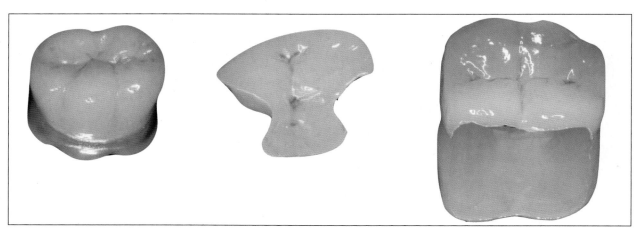

图16 后牙牙体缺损的修复体类型

第八步：最终修复完成

经过前面的治疗程序，牙列重度磨耗的功能美学重建已经确定了多学科治疗方案、确定了最终的美学设计和咬合设计、确定了修复体类型和材料，这时就进入了最后的修复过程。最终的临时修复体作为最终修复体的蓝图和模板，最终的修复体就是复制已经确定的临时修复体。临床上常规进行最终的牙体预备，制取工作印模、灌制工作模型，转移颌位关系，上𬌗架，技师完成修复体制作，临床修复体试戴，最后修复体粘接完成（图17～图19）。随着数字化技术的发展，数字化印模、数字化设计和数字化加工技术逐渐在

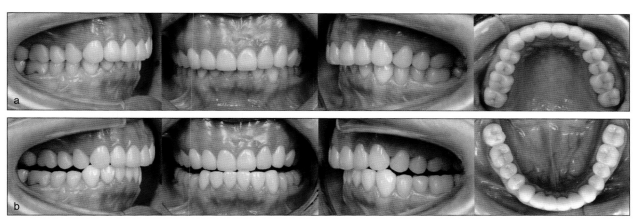

图17　a，b. 全口修复完成

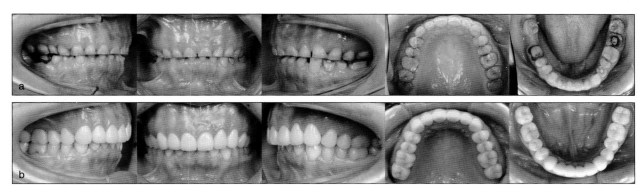

图18　a，b. 修复前后对比

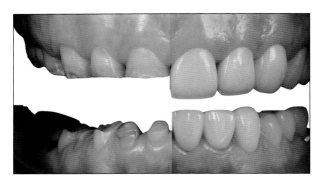

图19   修复前后对比

期的随访复查也是保证治疗效果的关键环节。

牙列重度磨耗是口腔临床中的常见病，同时又是疑难病。八步法临床治疗体系将牙列重度磨耗的诊断、分析、设计和治疗的步骤进行了归纳总结（图20），能够帮助医生，尤其是年轻医生，正确地认识牙列重度磨耗，并进行规范、有序的诊断和治疗。

临床广泛应用。当然，修复完成并不意味着全部治疗的结束，对于很多牙列重度磨耗的患者，长

杨洋（女）   林东   林弘恺*   谭建国

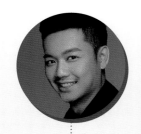

林弘恺

主治医师

单位
厦门良德口腔
简介
中华口腔医学会口腔美学专业委员会委员
中国整形美容协会牙颌颜面医疗美容分会理事
国际种植牙医师学会（ICOI）中国专家委员会理事
中华口腔医学会民营口腔医疗分会委员
福建省口腔医学会口腔美学专业委员会委员
奥地利维也纳大学（Uni Wien）在读修复硕士研究生（MDS）
CEREC数字化全国赛20强
FOTONA口腔激光认证讲师

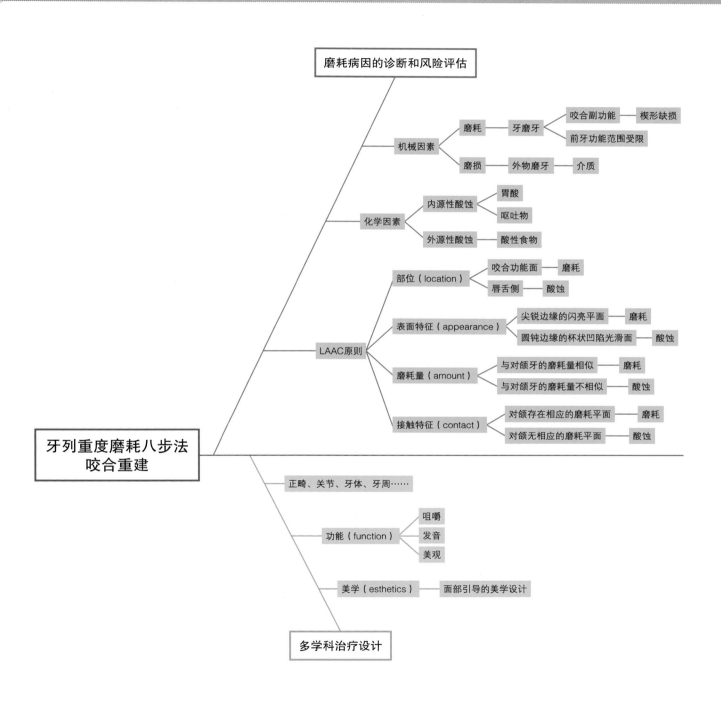

图20　八步法临床治疗体系智慧树

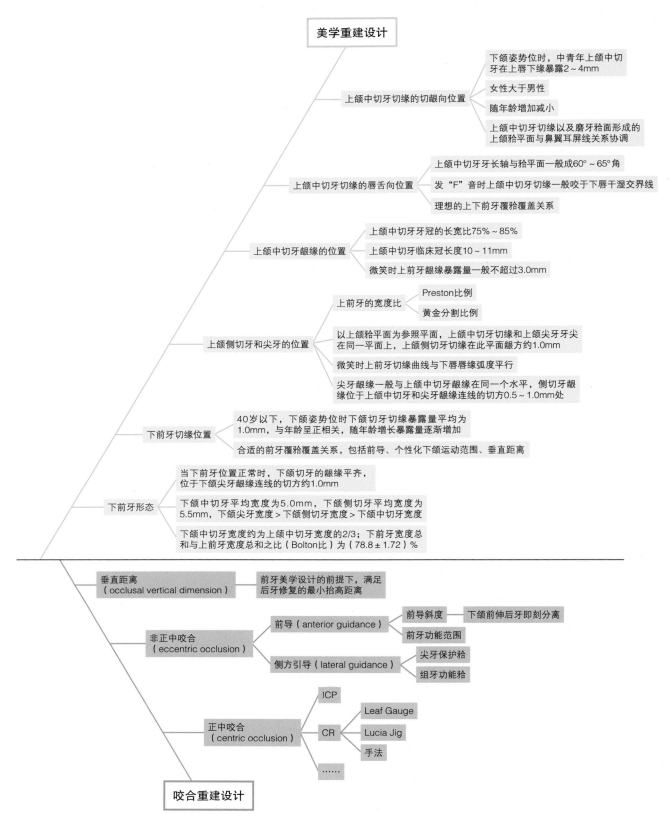

美学重建设计

上颌中切牙切缘的切龈向位置
- 下颌姿势位时，中青年上颌中切牙在上唇下缘暴露2~4mm
- 女性大于男性
- 随年龄增加减小
- 上颌中切牙切缘以及磨牙𬌗平面形成的上颌𬌗平面与鼻翼耳屏线关系协调

上颌中切牙切缘的唇舌向位置
- 上颌中切牙牙长轴与𬌗平面一般成60°~65°角
- 发"F"音时上颌中切牙切缘一般咬于下唇干湿交界线
- 理想的上下前牙覆𬌗覆盖关系

上颌中切牙龈缘的位置
- 上颌中切牙牙冠的长宽比75%~85%
- 上颌中切牙临床冠长度10~11mm
- 微笑时上前牙龈缘暴露量一般不超过3.0mm

上颌侧切牙和尖牙的位置
- 上前牙的宽度比
  - Preston比例
  - 黄金分割比例
- 以上颌𬌗平面为参照平面，上颌中切牙切缘和上颌尖牙牙尖在同一平面上，上颌侧切牙切缘在此平面龈方约1.0mm
- 微笑时上前牙切缘曲线与下唇唇缘弧度平行
- 尖牙龈缘一般与上颌中切牙龈缘在同一个水平，侧切牙龈缘位于上颌中切牙和尖牙龈缘连线的切方0.5~1.0mm处

下前牙切缘位置
- 40岁以下，下颌姿势位时下颌切牙切缘暴露量平均为1.0mm，与年龄呈正相关，随年龄增长暴露量逐渐增加
- 合适的前牙覆𬌗覆盖关系，包括前导、个性化下颌运动范围、垂直距离

下前牙形态
- 当下前牙位置正常时，下颌切牙的龈缘平齐，位于下颌尖牙龈缘连线的切方约1.0mm
- 下颌中切牙平均宽度为5.0mm，下颌侧切牙平均宽度为5.5mm，下颌尖牙宽度>下颌侧切牙宽度>下颌中切牙宽度
- 下颌中切牙宽度约为上颌中切牙宽度的2/3；下前牙宽度总和与上前牙宽度总和之比（Bolton比）为（78.8±1.72）%

垂直距离（occlusal vertical dimension）
- 前牙美学设计的前提下，满足后牙修复的最小抬高距离

非正中咬合（eccentric occlusion）
- 前导（anterior guidance）
  - 前导斜度 —— 下颌前伸后牙即刻分离
  - 前牙功能范围
- 侧方引导（lateral guidance）
  - 尖牙保护𬌗
  - 组牙功能𬌗

正中咬合（centric occlusion）
- ICP
- CR
  - Leaf Gauge
  - Lucia Jig
  - 手法
- ……

咬合重建设计

图20（续）

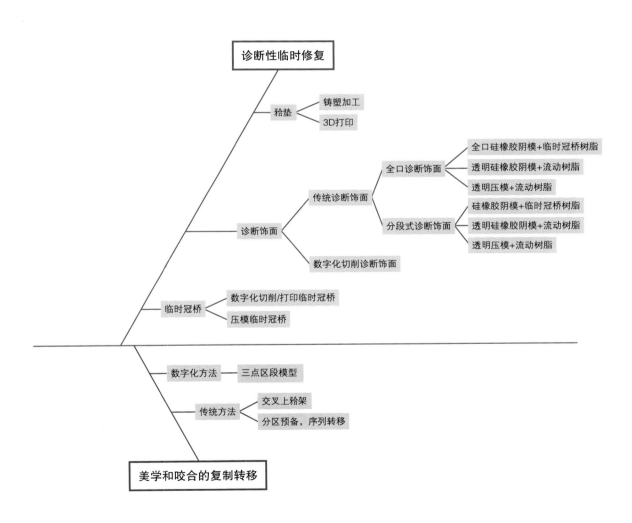

图20（续）

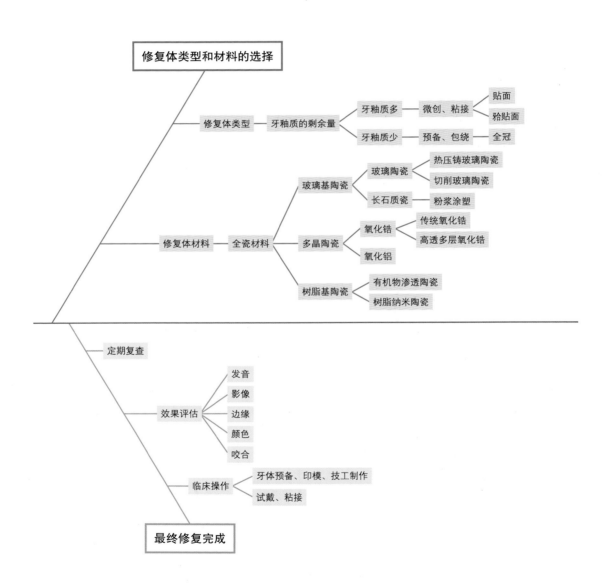

图20（续）

磨耗病因
Etiology of Worn Dentition

杨振　何姗丹　朱晓鸣/李德利

福尔摩斯曾说过："真相一直在我们眼前，只是我们没有发现而已。"

在牙列重度磨耗的"八步法序列治疗"中，磨耗病因诊断和风险评估是第一步，也是决定治疗成败的重要一步。有人认为牙齿的磨耗是长年累月工作的必然结果，但其实夜磨牙、嚼槟榔、碳酸饮料，甚至神经性贪食症都会导致牙齿磨耗缺损。不同病因造成的磨耗特点不同，治疗原则也不同。抽丝剥茧找到磨耗的真正病因，才能打开序列治疗的大门。

01

重度酸蚀症患者的全程数字化指导下的功能美学重建

　　牙酸蚀症（erosion）是牙齿受酸的侵蚀，硬组织发生进行性丧失的一种疾病，称之为牙齿的"静默杀手"。近年来，国内外大量的流行病学调查表明酸蚀症在人群中普遍存在，且发病率呈上升趋势。在儿童和青少年人群中，恒牙的酸蚀症患病率甚至超过30%。对于年轻的酸蚀症患者，改善美观、恢复正常的咬合关系是患者的主诉，但我们还必须要关注造成牙齿酸蚀的病因，并加以控制，以保证长期稳定的治疗效果。因此，控制病因、微创治疗、定期随访是管理酸蚀症患者的三大重要原则。

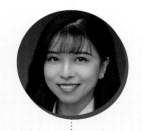

杨振

主治医师
博士后

单位
北京大学口腔医院
简介
中华口腔医学会口腔美学专业委员会青年委员、青年讲师
中华口腔医学会口腔颞下颌关节病学及殆学专业委员会青年委员
已发表SCI论文10篇
作为第一申请人、第一发明人拥有国家发明专利3项，并实现落地转化；实用新型专利1项
2017年，赴日本东北大学齿学院交流访学
2018年、2019年，第四届、第五届中华口腔医学会口腔美学专业委员会口腔美学优秀病例展评一等奖

基本资料

初诊年龄：29岁。

性别：女。

初诊时间：2019年8月。

主诉：牙齿不美观，同时严重影响咀嚼和进食。

既往史：多年前曾于外院进行上前牙牙冠修复，现自觉其余牙齿逐渐变短，严重影响美观和进食。平时饮水少，每天饮可口可乐2～3瓶，连续7年。

临床检查

面部检查

左右面部基本对称，面下1/3高度未见明显降低。面部三等分比例良好（图1.1.1）。

唇齿分析

静息时上颌中切牙唇下暴露量约1.5mm。自然微笑时，上前牙切缘曲线与下唇干湿线不协调。上前牙变短，唇舌向突度不足（图1.1.2）。

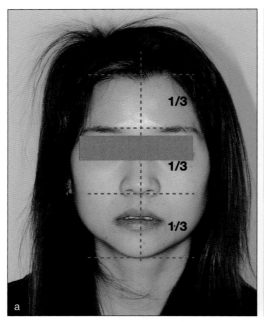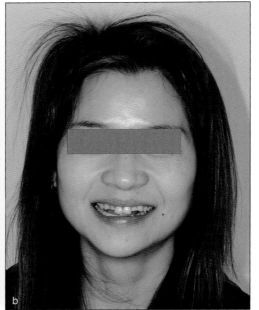

图1.1.1　面部检查。a.静息时面像；b.正面微笑像

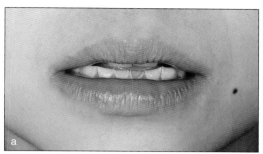

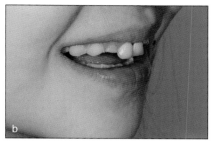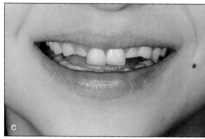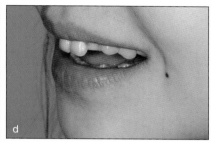

图1.1.2　面下1/3唇齿像。a. 静息时唇齿像；b. 自然微笑时右侧唇齿像；c. 自然微笑时正面唇齿像；d. 自然微笑时左侧唇齿像

口内检查

全口牙齿均呈重度磨耗缺损，暴露牙本质中–深层。11、21烤瓷冠修复，探查边缘欠密合，11唇侧牙龈红肿，根方可见瘘管。36、46大面积牙色充填体，36松动Ⅱ度，牙周溢脓。正中咬合基本稳定。前伸𬌗11、21引导，左右侧方均为尖牙保护𬌗（图1.1.3）。

诊断

1. 牙酸蚀症。

2. 11、21、36、46牙体缺损。

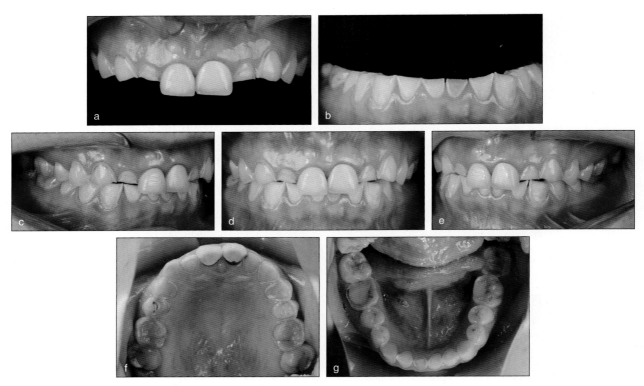

图1.1.3　口内检查情况。a. 上颌前牙正面像；b. 下颌前牙正面像；c. 正中咬合右侧像；d. 正中咬合正面像；e. 正中咬合左侧像；f. 上颌牙列殆面像；g. 下颌牙列殆面像

治疗过程

第一步：磨耗病因的诊断和风险评估

　　询问患者病史发现，患者曾有饮用可乐7年的生活史，并习惯将可乐含于口腔环境中，待气泡完全释放完毕后再进行吞咽。结合口内检查，患者的上下颌牙列的唇颊侧面及舌腭侧面大部分牙体组织都有酸蚀磨耗的痕迹，暴露牙本质中层，甚至牙本质深层。综上可以明确，造成牙齿磨耗缺损的主要病因是外源性酸蚀。

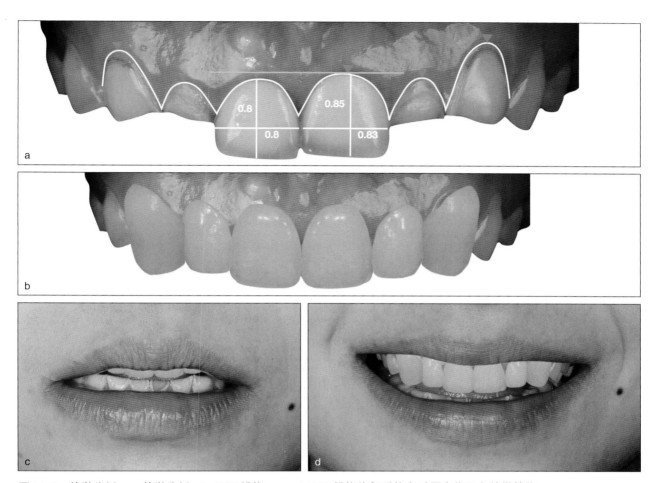

图1.1.4　美学分析。a.美学分析；b.DSD模拟；c，d.DSD模拟修复后静息时唇齿像及自然微笑像

第二步：多学科治疗设计

对上前牙进行美学分析，发现上颌切牙宽长比不调，上前牙宽度比不调。同时上颌中切牙因代偿性过萌，导致龈高点的降低，使前牙龈缘曲线不调。

进行美学设计。患者为29岁的年轻女性，此时上颌中切牙唇下暴露量2mm较恰当，据此确定切缘位置。后根据谭建国教授提出的前牙美学设计六步法进行前牙美学设计。根据美学设计最终效果确定多学科的治疗方案。此患者当要达到理想美学效果时建议先进行冠延长术（图1.1.4）。

第三步：美学重建设计

　　根据DSD的模拟结果确认上下前牙初步位置后，利用软件再次进行详细的前牙美学设计（图1.1.5）。并根据上下前牙理想的覆𬌗覆盖关系及下前牙的美学比例，完成下前牙美学设计（图1.1.6）。上下前牙美学设计完成后与面部扫描结果进行匹配，检查微笑时的美学效果（图1.1.7）。

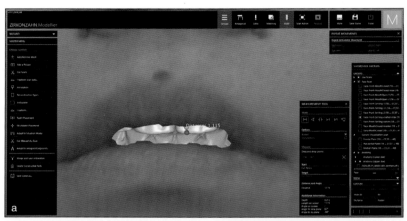

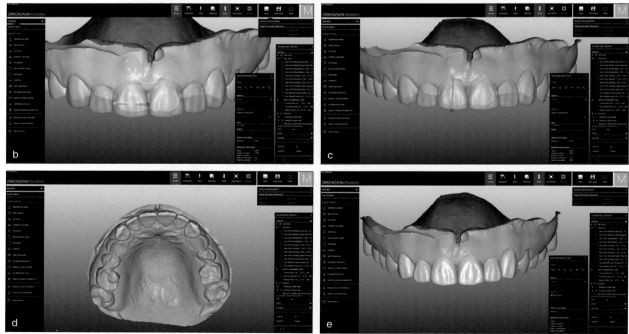

图1.1.5　上前牙数字化美学设计。a. 设计后上颌中切牙静息时唇下暴露2mm；b，c. 理想上前牙宽度比和上颌中切牙宽长比；d，e. 上前牙设计完成𬌗面像及唇面像

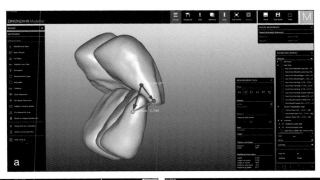

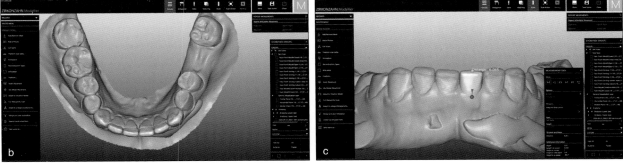

图1.1.6　a~c. 下前牙美学设计

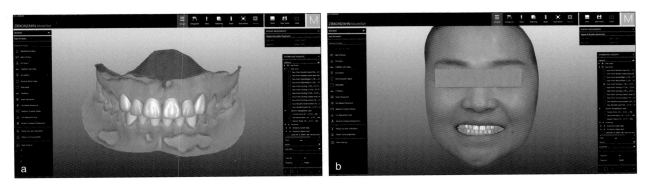

图1.1.7　a，b. 结合面部扫描确定美学效果

第四步：咬合重建设计

完成前牙美学设计后，在虚拟𬌗架上落下切导针，后牙抬高约1.5mm，此为满足前牙美学和功能要求的最小垂直距离抬高量。此时观察后牙𬌗间隙可以满足后牙修复的要求，故拟订此时的垂直距离为最终修复的目标垂直距离（图1.1.8）。确定垂直距离后，根据患者鼻翼耳屏线确定𬌗平面，并完成咬合设计，完成虚拟蜡型制作（图1.1.9）。

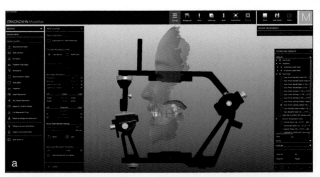

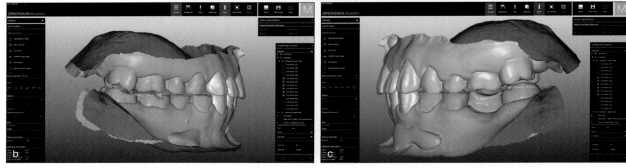

图1.1.8 确定目标垂直距离。a. 前牙美学设计后上虚拟𬌗架；b. 检查右侧𬌗间隙是否满足修复需求；c. 检查左侧𬌗间隙是否满足修复要求

第五步：诊断性临时修复

根据前面的设计，为了获得良好的美学和功能，患者的咬合垂直距离需要抬高约1.5mm，因此，我们设计先戴用可摘戴的𬌗垫（𬌗板）让患者逐步适应新的咬合关系。根据虚拟蜡型设计并切削上颌牙列的𬌗垫。试戴并在口内调𬌗，T-Scan显示左右两侧咬合均匀（图1.1.10和图1.1.11）。

戴用𬌗垫期间，拔除因根尖病变无法保留的11、21、36，愈合2个月后在数字化切削的种植导板的辅助下完成11、21、36的种植手术（图1.1.12）。

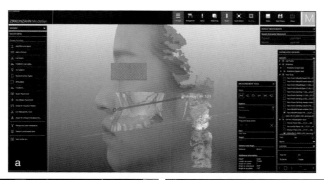

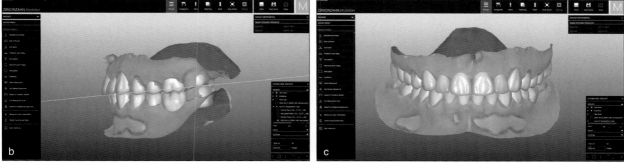

图1.1.9 数字化后牙咬合设计。a.通过鼻翼耳屏线确定后牙殆平面；b.后牙咬合设计；c.生成虚拟蜡型

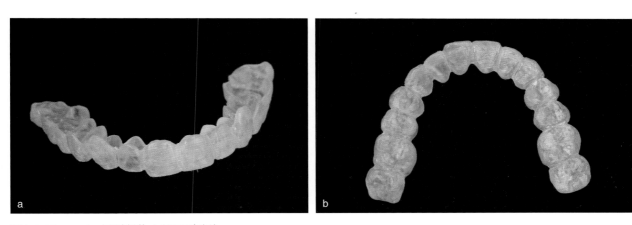

图1.1.10 a，b.切削制作上颌牙列殆垫

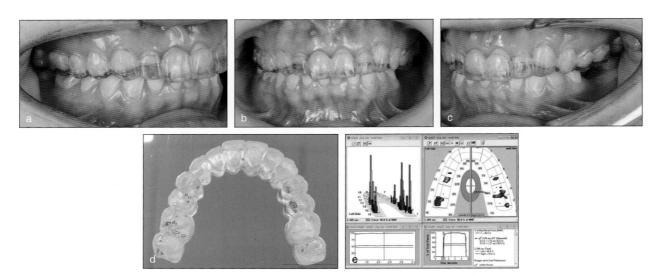

图1.1.11　上颌牙列殆垫试戴与调殆。a～c. 口内试戴殆垫；d. 通过咬合纸初步调殆；e. T-Scan检查咬合

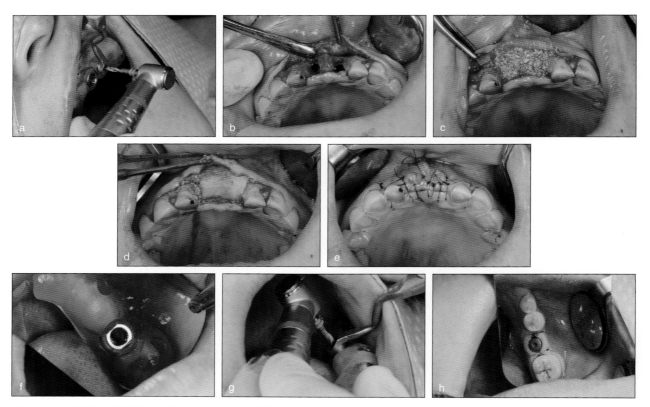

图1.1.12　种植导板辅助下完成11、21、36的种植。a. 上颌导板指导下定位11、21植入位点；b. 11、21位点植入种植体；c. 术区植骨；d. 术区盖膜；e. 缝合；f. 试戴下颌种植导板；g. 确定36植入位点；h. 36位点植入种植体

戴用殆垫后3个月，患者适应良好，未出现关节、肌肉不适的症状。因此，我们根据前牙和后牙的咬合设计切削上下颌牙列的诊断饰面（图1.1.13），粘接于患者口内，并再次进行调殆（图1.1.14）。

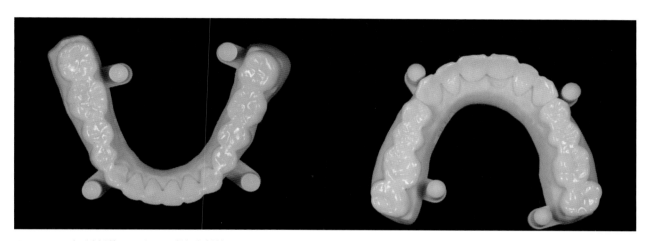

图1.1.13 切削制作上下颌牙列的诊断饰面

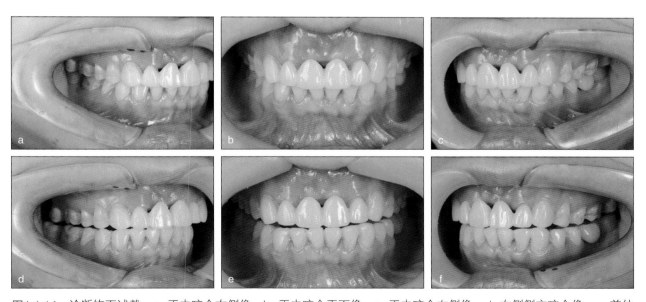

图1.1.14 诊断饰面试戴。a. 正中咬合右侧像；b. 正中咬合正面像；c. 正中咬合左侧像；d. 右侧侧方咬合像；e. 前伸咬合像；f. 左侧侧方咬合像

戴用诊断饰面1个月后，患者适应良好，未出现关节、肌肉等不适症状。之后进行全冠牙体预备，将诊断饰面更换为固位、强度均更好的临时冠，并再次精细调整咬合（图1.1.15）。临时冠粘接后正中咬合稳定，左右侧方均为尖牙保护

𬌗，前伸𬌗为11、21引导。

同时，为达到前牙更好的粉白美学效果，在临时冠戴用期间进行11、21唇侧结缔组织移植（图1.1.16）。并通过调整种植体临时冠外形塑形11、21牙龈形态（图1.1.17）。

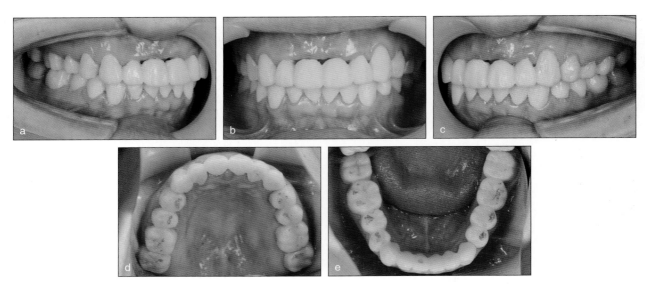

图1.1.15　试戴临时冠并调𬌗。a. 临时冠正中咬合右侧像；b. 临时冠正中咬合正面像；c. 临时冠正中咬合左侧像；d. 临时冠上颌牙列咬合接触；e. 临时冠下颌牙列咬合接触

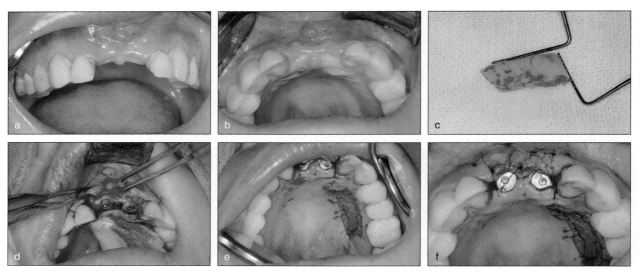

图1.1.16　a~f. 11、21结缔组织移植

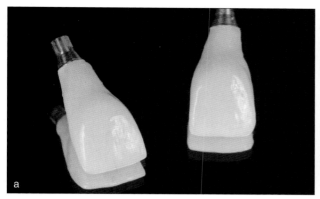
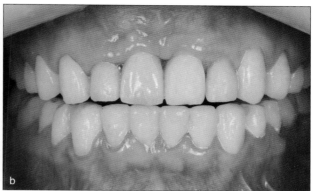

图1.1.17　a，b. 调整11、21临时冠外形塑造理想牙龈形态

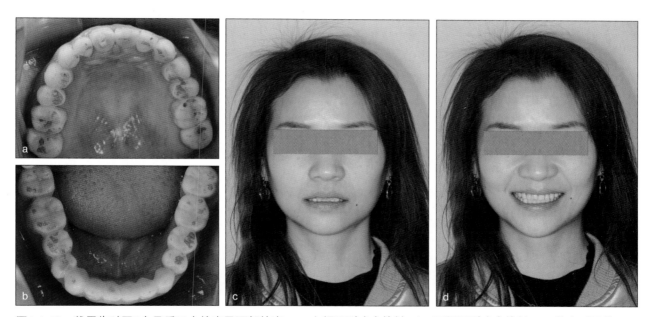

图1.1.18　戴用临时冠3个月后口内检查及面部检查。a. 上颌牙列咬合接触；b. 下颌牙列咬合接触；c. 静息时面像；d. 自然微笑时面像

　　戴用临时冠3个月后口内咬合稳定，患者未出现不适症状，患者对临时冠外形满意（图1.1.18）。

第六步：美学和咬合的复制转移

利用三点区段模型数字化转移完成美学和咬合的复制与转移[1-2]。通过在牙列的前牙区和双侧后牙区3个区域保留部分临时冠，建立牙列的数字化三点区段模型作为中间模型，通过数字化三点区段中间模型将数字化工作模型与数字化最终临时冠模型进行精确配准（图1.1.19）。

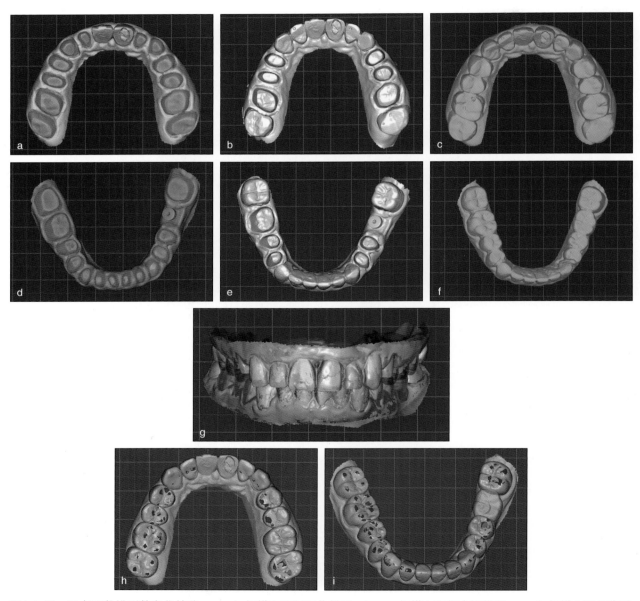

图1.1.19　三点区段模型数字化转移。a，d. 扫描上下颌工作模型；b，e. 扫描上下颌中间模型；c，f. 扫描上下颌临时冠模型；g. 模型配准；h，i. 完成咬合及美学的精确复制与转移

第七步：修复体类型和材料的选择

为保证修复体的强度和美观，11、21种植冠选择氧化锆材料（魅影，爱尔创，中国），余牙选择二硅酸锂增强型玻璃陶瓷（锂瓷，爱尔创，中国），全部修复体为数字化切削制作（图1.1.20）。

第八步：最终修复完成

口内试戴，11、21、36种植冠就位良好，剩余全冠修复体就位后调整咬合，左右两侧均匀接触，前牙11、21引导前伸𬌗，左右侧方均为尖牙保护𬌗。最终修复体粘接完成（图1.1.21～图1.1.23）。

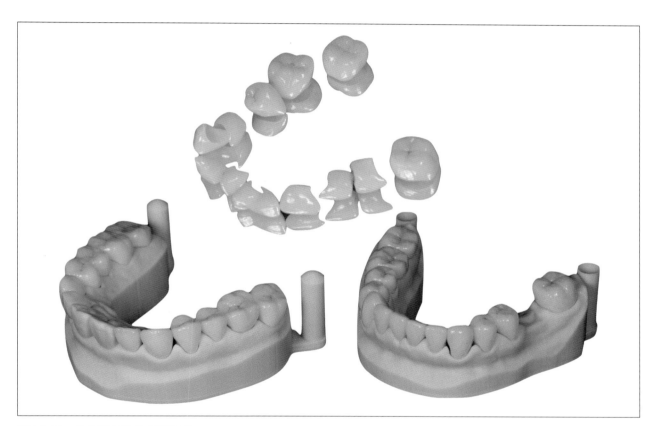

图1.1.20　全瓷修复体的切削制作

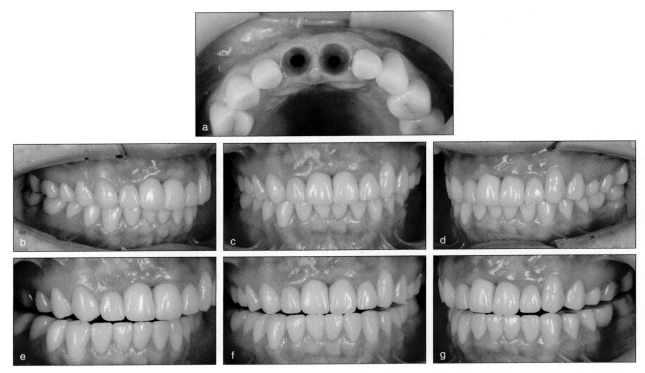

图1.1.21　修复体试戴检查。a. 11、21穿龈袖口健康；b. 正中咬合右侧像；c. 正中咬合正面像；d. 正中咬合左侧像；e. 右侧侧方咬合像；f. 前伸咬合像；g. 左侧侧方咬合像

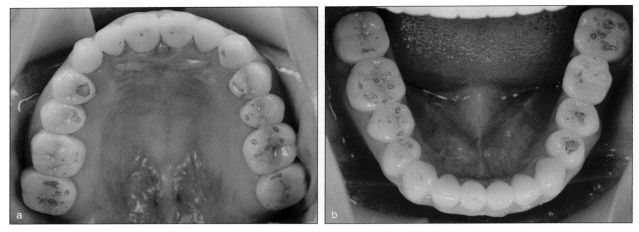

图1.1.22　试戴后咬合检查。a. 上颌牙列咬合接触；b. 下颌牙列咬合接触

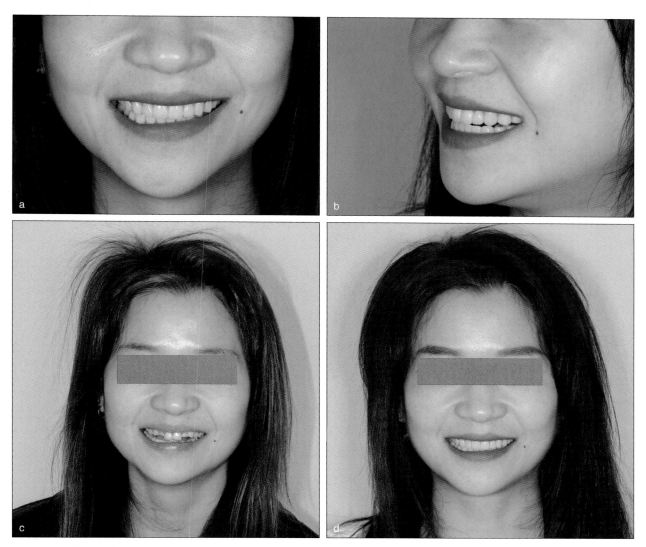

图1.1.23　修复完成后面像。a. 面下1/3正面微笑像；b. 面下1/3 45° 微笑像；c. 修复前正面微笑像；d. 修复后正面微笑像

分析和讨论

　　牙列重度磨耗的病因复杂，主要分为机械因素和化学因素两大类。其中化学因素是指牙齿受到非细菌性酸的侵蚀，酸性物质对牙齿硬组织（牙釉质和牙本质）中的羟基磷灰石进行酸蚀脱矿，导致牙齿表面硬组织缺损，又称为酸蚀症（erosion）、牙侵蚀症或牙酸蚀症（dental erosion）[3-4]。根据酸的来源，酸蚀症可分为外源性酸蚀症和内源性酸蚀症[5]。

　　（1）外源性酸蚀症：外源性酸蚀症中导致牙齿酸蚀脱矿的酸来源于患者身体以外，包括饮料、食物、水果、酒类、药物、环境等。碳酸类饮料如可乐等，pH约为2.7，运动饮料等也多为酸性。较多水果和日常饮用的果汁也是酸性的，柠檬的pH为1.8~2.4。酸性的饮料、食物、水果等物质长时间、高频率地接触牙齿表面，导致牙齿表面硬组织酸蚀脱矿，造成牙齿表面硬组织重度缺损。

　　（2）内源性酸蚀症：内源性酸蚀症导致牙齿酸蚀脱矿的酸来源于患者胃液。胃液pH为1.6~1.9，酸性较强，对牙齿硬组织有较强的酸蚀脱矿能力。胃液进入口腔导致内源性酸蚀症的疾病主要有两种：神经性贪食症和胃食管反流症。神经性贪食症是患者由于心理原因在饮食后自我催吐，混有胃液的呕吐物进入口腔，接触牙齿表面造成牙齿硬组织严重酸蚀脱矿。由于患者呕吐时的特定体位，神经性贪食症导致的牙列重度磨耗主要发生于上前牙舌侧或累及上颌前磨牙舌面，而上颌磨牙和下颌牙齿的酸蚀磨耗并不明显[6]。胃食管反流症是由于消化系统疾病导致胃液反流至口腔内，胃液接触牙齿表面，胃酸对牙齿硬组织造成严重酸蚀脱矿。胃食管反流导致的牙列重度磨耗多发生于上颌后牙舌面及下颌后牙𬌗面。胃食管反流症患者在夜间睡眠时胃液反流导致的牙齿酸蚀脱矿最严重，睡眠时口腔唾液分泌较少，对酸的缓冲能力下降，且平躺时反流物易突破食道上括约肌进入口腔[7]。由于患者习惯的睡姿体位不同，造成牙齿酸蚀脱矿的部位和程度可能在牙弓左右侧呈现并不对称。

　　本病例呈现的是一例外源性酸蚀症的患者，给予美学及功能重建八步法序列治疗进行最终的修复治疗，取得了较为满意的治疗效果。选择合适的修复方式和修复材料对保证最终修复效果及修复的长期稳定性有重要的影响。患者曾有只饮用可乐7年的生活史，并习惯于将可乐含于口腔环境中，待气泡完全释放完毕后再进行吞咽，故本病例患者的上下颌牙列的唇颊侧面及舌腭侧面大部分牙体组织都有酸蚀磨耗的痕迹，暴露牙本质中层甚至牙本质深层。

最终修复方案笔者选择全冠进行修复，是因为全包绕的全冠修复形式在牙本质大量暴露时更利于固位，保证修复体的长期稳定性[8]。除11、21、36种植修复选择氧化锆材料外，其余单冠均选择了二硅酸锂增强型玻璃陶瓷。二硅酸锂增强型玻璃陶瓷已被证实强度可达到360～400MPa[9]，可满足前牙及后牙单冠修复要求，预后良好，同时粘接性能良好[10]。

专家点评

谭建国教授点评：

随着社会经济的发展，人们饮食习惯在发生明显的变化，酸蚀症的发病率明显增高，同时出现发病低龄化的趋势，因此，我们需要对酸蚀症导致的牙列重度磨耗引起足够的重视。对酸蚀症导致的牙列重度磨耗患者的功能美学重建首先要尽可能消除病因，改变不良的生活习惯和饮食行为，在修复体设计中更倾向于选择全冠等全覆盖、机械固位良好的修复体类型，减少修复体脱粘接和边缘继发龋的发生。

本病例的多学科治疗设计、美学重建设计和咬合重建设计中运用了全程的数字化技术，将面部扫描数据、口内扫描数据、CBCT数据精确地配准在一起，建立数字化的虚拟牙颌颜面模型。如果再把下颌运动数据导入其中，就可以建立一个不仅有美学信息，同时有功能信息的、更加真实的虚拟牙颌颜面模型，实现全程数字化的牙列重度磨耗全口重建。

美学重建和咬合重建都包括设计、表达和实现3个流程。美学表达的手段有数字化美学设计、诊断蜡型、诊断饰面、临时冠等，咬合表达的手段有𬌗垫、诊断饰面和临时冠等。无论美学表达和咬合表达，其原则都是从无创到有创，从可逆到不可逆，逐级进行，逐级复制转移，最后获取最精确的美学设计和咬合设计。本病例经过数字化美学设计、𬌗垫、诊断饰面、临时冠等逐级的美学表达和咬合表达后，最终临时冠诊断性临时修复体就是最终的美学设计和咬合设计，最终修复体就是精确复制最终临时冠的美学和咬合。本病例使用了创新性的三点区段模型数字化转移，临床上可通过三点区段模型，将诊断性临时修复体的最终咬合关系精确复制和转移至最终修复体上，同时还可将患者确认的临时修复体的美学信息精确地复制和转移至最终修复体上，精确地实现美学和咬合的复制及转移。

参考文献

[1] Gao H, Liu X, Liu M, et al. Accuracy of three digital scanning methods for complete-arch tooth preparation: An in vitro comparison[J]. J Prosthet Dent, 2022, 128(5):1001-1008.

[2] Liu X, Zhou T, Gao H, et al. Three-point sectional-cast digital method for transferring the interocclusal relationship for full-mouth rehabilitation of worn dentition[J]. J Prosthodont, 2023, 32(3):273-277.

[3] Lussi A, Jaeggi T. Erosion: diagnosis and risk factors[J]. Clin Oral Investig, 2008, 12(Suppl 1):S5-S13.

[4] 瞿星, 周学东. 酸蚀症的病因、诊断及防治策略[J]. 中华口腔医学杂志, 2020, 55(5):289-295.

[5] 谭建国. 牙列重度磨耗的病因和鉴别诊断[J]. 中华口腔医学杂志, 2020, 55(8):599-602.

[6] Uhlen MM, Tveit AB, Stenhagen KR, et al. Self-induced vomiting and dental erosion: a clinical study[J]. BMC Oral Health, 2014, 14:92.

[7] Moazzez R, Anggiansah A, Bartlett DW. The association of acidic reflux above the upper oesophageal sphincter with palatal tooth wear[J]. Caries Res, 2005, 39(6):475-478.

[8] 刘明月, 谭建国. 一步一步做好牙体缺损修复体类型的选择[J]. 中华口腔医学杂志, 2021, 56(07):720-725.

[9] 中华口腔医学会口腔美学专业委员会, 中华口腔医学会口腔材料专业委员会. 全瓷美学修复材料临床应用专家共识[J]. 中华口腔医学杂志, 2019, 54(12): 825-828.

[10] Willard A, Gabfiel Chu TM. The science and application of IPS e.Max dental ceramic[J]. Kaohsiung J Med Sci, 2018, 34(4):238-242.

功能美学重建重度磨耗四环素牙

牙列重度磨耗的病因复杂，表现形式也多种多样。在很多磨耗病例中，患者就诊时可能并不是发现牙齿变短了，而是以"疼痛的症状或其他咬合功能的障碍"为主诉前来就诊。接诊的医生如果不具备全局的眼光，只做对症的治疗，虽然眼前的问题能得到一时的解决，但更严重的后果可能随之而来。无论患者以什么原因就诊，如果他存在磨耗的问题，就应当针对磨耗进行全面检查，仔细分析，谨慎治疗。本病例介绍一例夜磨牙引起的重度磨耗，按照八步法序列治疗程序，明确病因，从美学出发，着眼于咬合，制订多学科联合治疗方案，并在完成修复后重视对病因的控制，才能实现美学及功能的和谐统一。

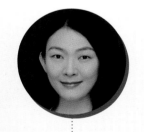

单位
深圳市人民医院
简介
中华口腔医学会口腔美学专业委员会青年讲师
广东省口腔医学会口腔修复学专业委员会、全科口腔医学专业委员会委员
深圳市口腔医学会口腔修复学专业委员会常务委员
深圳市女医师协会口腔医学专业委员会常务委员
中华口腔医学会口腔美学专业委员会病例大赛全国12强
中华口腔医学会全科口腔医学专业委员会病例大赛全国30强
广东省口腔医学会全科口腔医学专业委员会病例大赛一等奖

何姗丹

副主任医师

基本资料

初诊年龄：40岁。

性别：女。

主述：多颗后牙酸痛、咀嚼无力6个月余。

现病史：多颗后牙陆续出现酸痛不适，影响咀嚼。前牙发黑、变短，影响美观。要求解决咀嚼功能问题及前牙美观问题。

既往史：夜磨牙史，喜食硬物。否认酸性饮食习惯，否认胃病史。

过敏史：否认过敏史。

临床检查

面部检查

面部对称，宽脸型。面下1/3距离无明显变短（图1.2.1）。

关节、肌肉检查

1. 关节病史：无关节弹响史，无张口受限史，无头面部外伤史。

2. 关节临床检查：开口度：55mm；开口型：直线形。前伸运动：9mm；左右侧方运动均为10mm。双侧髁突动度一致，未触及关节弹响及杂音。

3. 关节影像学检查（图1.2.2）：双侧髁突对称、大小形态正常，皮质骨连续。

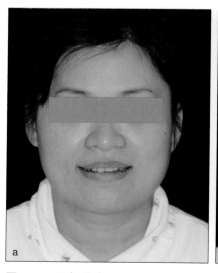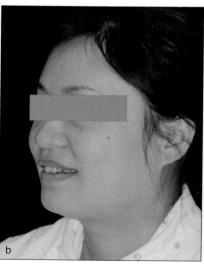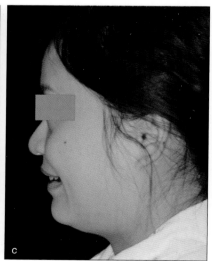

图1.2.1　面部照片。a.正面像；b.侧面像（45°）；c.侧面像

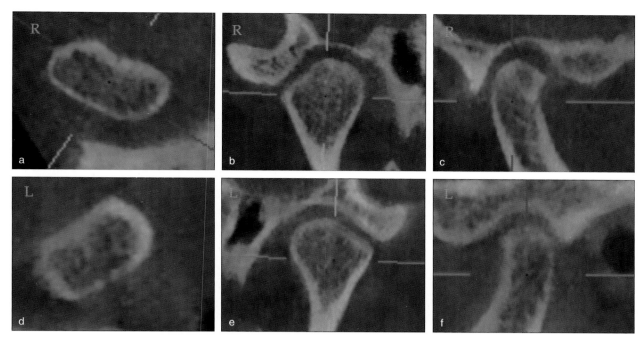

图1.2.2　a~f. CBCT显示双侧髁突形态、大小对称，皮质骨连续

4. 咀嚼肌检查：颞肌、咬肌、翼外肌、翼内肌、胸锁乳突肌均无异常。

口内检查

全口牙列不同程度牙本质着色呈灰黑色，颈部着色重。露龈笑（图1.2.3），右侧明显。上前牙牙冠呈方圆形（图1.2.4），下前牙切端磨耗（图1.2.5），上前牙舌面磨耗。前磨牙功能尖、殆面窝磨耗，牙本质暴露（图1.2.6和图1.2.8）；25种植金属冠，殆龈距短；18过萌，双侧磨牙重度磨耗至牙本质层，伴随部分凹坑状缺损，殆龈距短，可见隐裂纹；26、36已行根管治疗，其余磨牙探诊不同程度敏感。咬合检查（图1.2.7）：安氏Ⅰ类关系，侧方尖牙引导，前伸及侧方均可见殆干扰点。

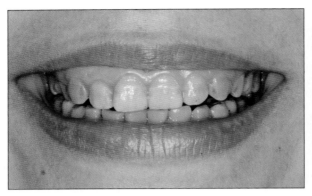

图1.2.3　正面微笑像

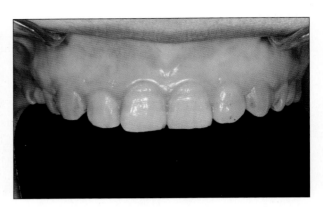

图1.2.4　上前牙正面像

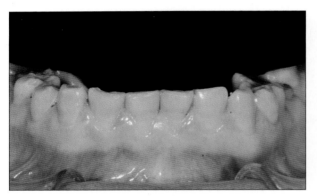

图1.2.5　下前牙正面像

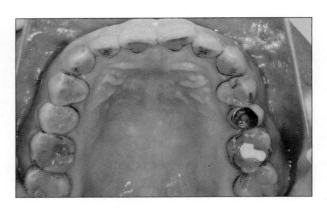

图1.2.6　上颌𬌗面像

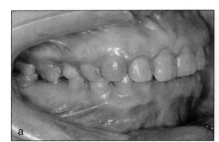
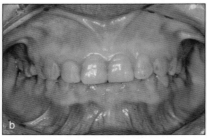
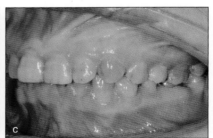

图1.2.7　咬合像。a.右侧咬合像；b.正面咬合像；c.左侧咬合像

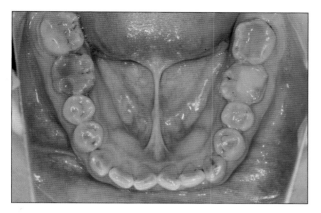

图1.2.8　下颌殆面像

影像学检查

　　根尖片（图1.2.9）显示26、36根充可。25种植冠修复，余牙根尖周未见明显异常。

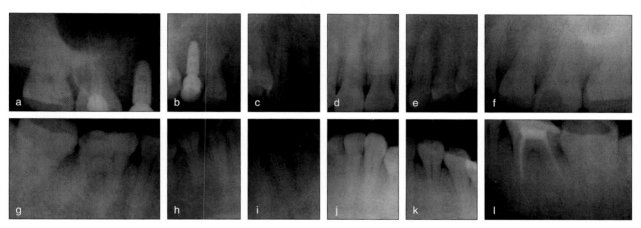

图1.2.9　a～l. 全口牙齿根尖片

诊断

1. 四环素牙。
2. 牙列重度磨耗。
3. 磨牙症。
4. 露龈笑。
5. 16、17、27、37、46、47隐裂牙。

治疗计划

1. 16、17、27、37、46、47根管治疗。
2. 牙周洁治及上前牙冠延长。
3. 全牙列修复重建。

治疗过程

第一步：磨耗病因的诊断和风险评估

18过萌未及时拔除，口内正中关系位检查（图1.2.10）及殆架模型分析（图1.2.11）均可见，正中关系位早接触点位于18与47之间，正中关系位与牙尖交错位存在明显滑动，且患者喜食硬物，有夜磨牙病史，导致牙齿出现水平型磨耗。磨耗部位发生于上前牙舌面、下前牙切端、前磨牙、磨牙殆面，边缘锋利，磨牙存在凹坑状缺损，磨耗面与咬合接触相对应，且上下颌磨耗量一致，按照谭建国教授提出的LAAC原则[1]，本病例以机械性磨耗为主。

第二步：多学科治疗设计

于口腔外科拔除18，于口腔内科行双侧余留隐裂磨牙的根管治疗（图1.2.12）。

常规牙周洁治后，根据美学设计及美学蜡型制作冠延长手术导板（图1.2.13），行上前牙冠延长术（图1.2.14）解决露龈笑。

第三步：美学重建设计

分析息止颌位上颌中切牙切端暴露量（图1.2.15），切端可加长，根据正面像（图1.2.16）分析其殆平面稍有倾斜，且伴有露龈笑，按照理想的牙冠宽长比及黄金比例关系等，行上前牙DSD美学设计（图1.2.17）：11切端加长0.5mm，21加长1mm，11-13美学冠延长；低头微笑像分析上前牙水平向位置（图1.2.18）：上前牙切端连线位于干湿线内侧，双侧不对称，左侧切端可加长及稍唇倾；分析上前牙的轴向（图1.2.19和图1.2.20）：稍有不协调，13、22、23修改轴倾度。按此设计完成蜡型及牙周手术导板。

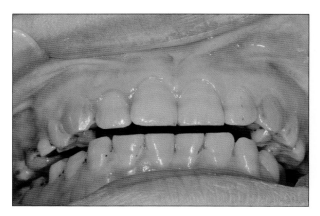

图1.2.10　口内正中关系位检查

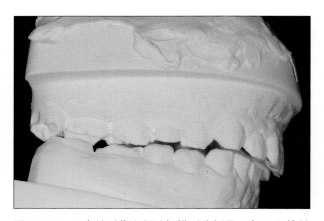

图1.2.11　正中关系位上颌殆架模型分析见18与47早接触干扰

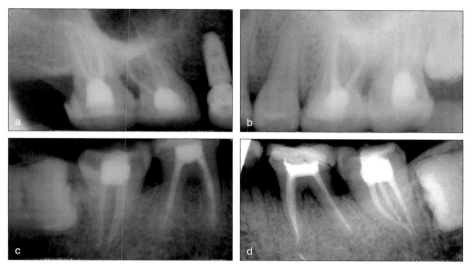

图1.2.12 a~d. 双侧磨牙根管治疗后根尖片

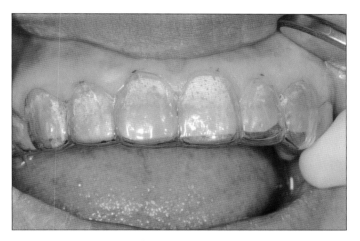

图1.2.13 冠延长手术导板

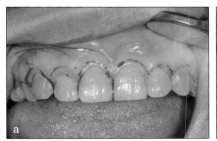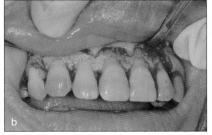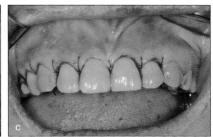

图1.2.14 冠延长术。a. 定点；b. 翻瓣去骨；c. 缝合

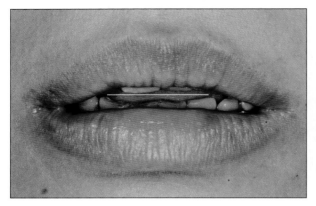

图1.2.15　息止颌位唇齿关系

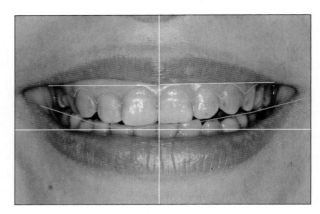

图1.2.16　正面唇齿关系分析

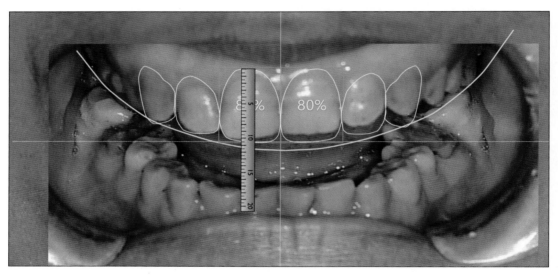

图1.2.17　DSD美学设计

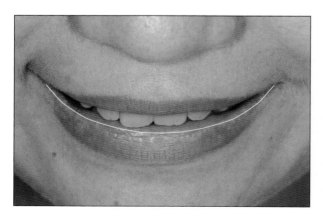

图1.2.18　低头微笑像

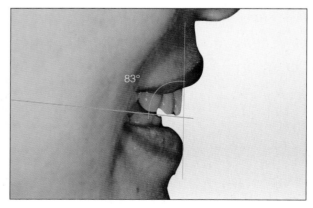

图1.2.19　侧面唇齿关系像

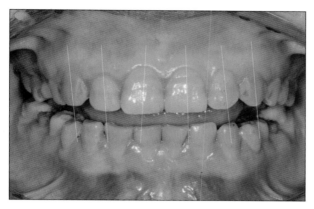

图1.2.20 上前牙轴向分析

第四步：咬合重建设计

文献研究证明，在正中关系位适当抬高垂直距离，可以获得稳定良好的咬合关系[3-4]。根据前牙美学及后牙修复空间，垂直距离抬高1mm。正中咬合均匀接触，前牙轻接触，双侧后牙重接触提供稳定的后部支撑；前伸运动切牙引导，侧方尖牙引导，制作蜡型（图1.2.21和图1.2.22）。

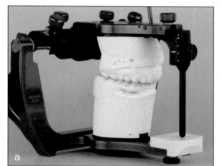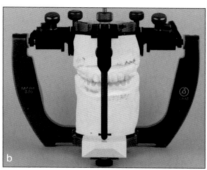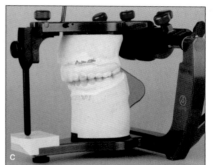

图1.2.21 a~c.𬌗架分析咬合，制作诊断蜡型

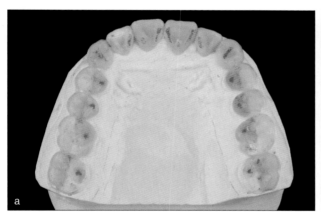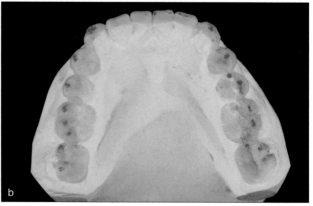

图1.2.22 a.诊断蜡型上颌𬌗面像；b.诊断蜡型下颌𬌗面像

第五步：诊断性临时修复

通过硅橡胶导板复制诊断蜡型，使用Luxatemp临时修复材料（DMG，德国）制作诊断性临时修复体（图1.2.23和图1.2.24）。正中咬合均匀接触（图1.2.23），功能运动前牙引导后牙分离（图1.2.24）。美学检查唇齿关系得到明显改善（图1.2.25）。1个月后，修复体未见明显异常。

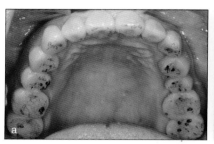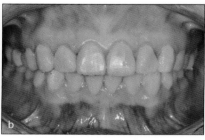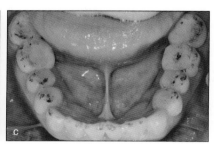

图1.2.23　口内像。a. 上颌临时冠殆面像；b. 正面咬合像；c. 下颌临时冠殆面像

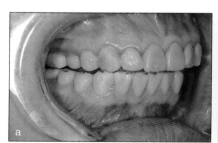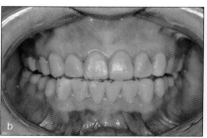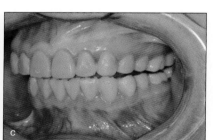

图1.2.24　咬合检查。a. 右侧侧方咬合像；b. 前伸咬合像；c. 左侧侧方咬合像

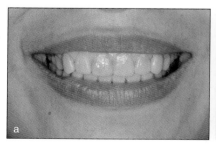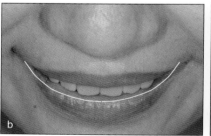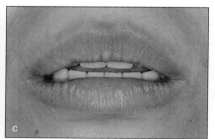

图1.2.25　唇齿关系分析。a. 戴临时冠正面微笑像；b. 戴临时冠低头微笑像；c. 息止颌位

第六步：美学和咬合的复制转移

在诊断性临时修复体上直接开始牙体预备（图1.2.26），硅橡胶备牙导板检查修复空间（图1.2.27），完成牙体预备；利用交叉上殆架方式转移颌位关系，使用个性化切导盘转移前导（图1.2.28）。

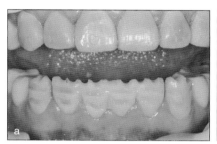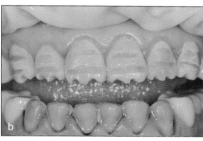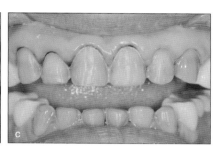

图1.2.26　牙体预备。a. 下颌；b. 上颌；c. 牙体预备后

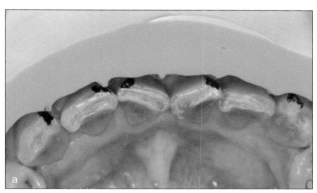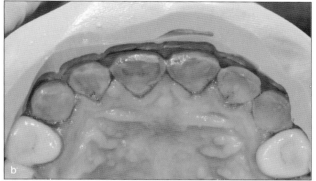

图1.2.27　导板检查修复空间。a. 下颌；b. 上颌

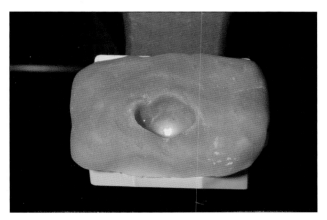

图1.2.28　个性化切导盘

第七步：修复体类型和材料的选择

1. 前牙及前磨牙修复方式的选择：患牙为变色四环素牙，选择全冠比贴面能取得更好的美学效果[5]，考虑前牙牙体缺损不多，主要是改善美观，基于保存更多健康牙体组织的考虑，将牙体预备量控制在1mm以内，采用贴面冠的方式修复，通过粘接修复提供固位，唇侧改善美观、舌侧改善功能。因此上前牙行贴面冠修复，下前牙对接式贴面修复，双侧前磨牙颊𬌗贴面修复。

2. 后牙区修复方式的选择：双侧磨牙𬌗面为磨耗后形成的病理性牙本质，粘接效果不佳，且患者有夜磨牙的病史、水平型磨耗方式、咬合力大，因此选择全冠修复，其中第二磨牙选择贵金属冠修复提供更好的固位和抗力。

第八步：最终修复完成

按照设计完成修复体的制作和戴入（图1.2.29）。上前牙行贴面冠修复，下前牙行贴面修复；前磨牙行颊𬌗贴面修复；磨牙行全冠修复。正中咬合均匀接触（图1.2.30），功能运动前牙引导（图1.2.31），制作夜磨牙保护垫。

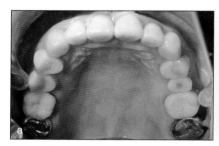
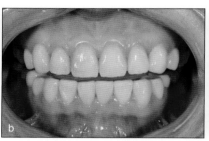
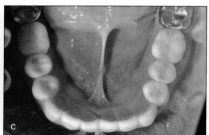

图1.2.29　口内像。a. 上颌𬌗面像；b. 上下前牙正面像；c. 下颌𬌗面像

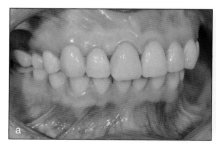
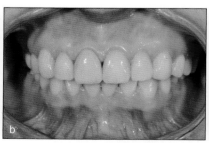
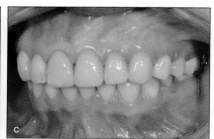

图1.2.30　正中咬合检查。a. 右侧咬合像；b. 正中咬合像；c. 左侧咬合像

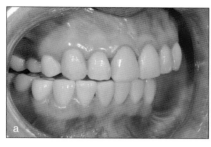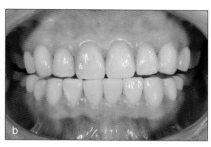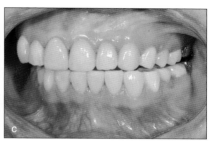

图1.2.31 非正中咬合检查。a. 右侧侧方咬合像；b. 前伸咬合像；c. 左侧侧方咬合像

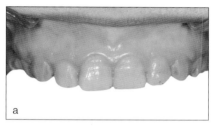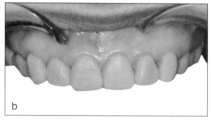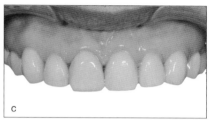

图1.2.32 上前牙前后对比。a. 治疗前；b. 临时修复；c. 最终修复

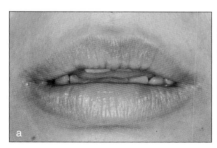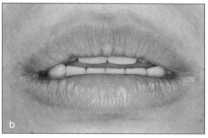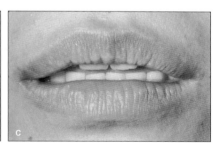

图1.2.33 息止颌位像对比。a. 治疗前；b. 临时修复；c. 最终修复

复查

戴牙后1个月、3个月、6个月复查，咬合稳定，唇齿关系得到明显改善，美学和功能均获得良好的效果（图1.2.32～图1.2.34）。

3年后复查，修复体完好，咬合稳定，24、34、44𬌗面磨耗（图1.2.35）。

5年后复查，除36因根折拔除后种植修复外，其余修复体完好，咬合稳定，牙周健康（图1.2.36）。

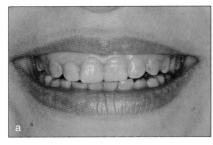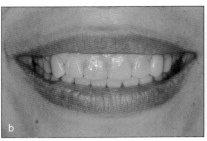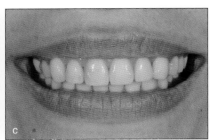

图1.2.34　正面微笑像对比。a. 治疗前；b. 临时修复；c. 最终修复

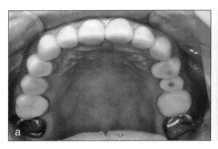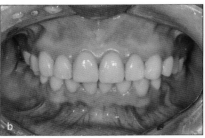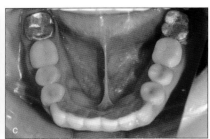

图1.2.35　修复3年后。a. 上颌𬌗面像（24𬌗面磨耗）；b. 正中咬合像；c. 下颌𬌗面像（34、44𬌗面磨耗）

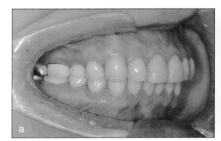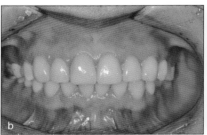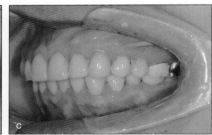

图1.2.36　修复5年后。a. 右侧咬合像；b. 正中咬合像；c. 左侧咬合像

分析和讨论

牙列重度磨耗严重影响患者的口腔美观和口腔功能。对于这一类疾病来说，了解病因十分关键，将直接影响治疗方案设计和治疗效果。临床上牙列重度磨耗的病例，有的是单一病因引起，有的则是多病因混合或交替导致。通过追溯病史、口腔临床检查，我们可以良好地进行诊断及鉴别诊断。病史可以为牙列重度磨耗的病因诊断提供非常重要的信息和依据，例如，若患者诉有夜磨牙病史，这就提示我们机械因素可能是牙列重度磨耗的主要病因。如果通过病史询问确定患者有胃食管反流症，这就提示我们化学因素（酸蚀症）可能是牙列重度磨耗的主要病因。除此之外，谭建国教授团队提出的LAAC原则能很好地指导医生发现磨耗病因[1]。根据牙齿磨耗发生的部位（location）、磨耗面的表面特征（appearance）、上下颌相对牙齿的磨耗量对比（amount）、上下颌相对牙齿的磨耗面有无咬合接触（contact）等这4个主要因素来进行鉴别诊断，即LAAC原则（表1.2.1）。

表1.2.1 鉴别机械性磨耗和酸蚀的LAAC原则

	磨耗（attrition）	酸蚀（erosion）
部位（location）	如果磨耗是牙齿磨损的唯一病因，则磨耗应主要发生于牙齿接触面	不一定出现于牙齿接触面，可发生于没有咬合接触的牙齿唇颊面或舌腭面
表面特征（appearance）	边缘尖锐、表面光滑闪亮	表现为边缘圆钝，多呈杯状凹陷
磨耗量（amount）	对颌牙的磨耗量相似	一侧比对颌严重
接触特征（contact）	发生磨耗的牙必须和对颌牙有接触	发生缺损的部位可能和对颌无接触

本病例是一例典型的机械性磨耗造成的咀嚼功能障碍。患者18过萌未拔除，导致与对颌早接触干扰，正中关系位与牙尖交错位存在明显滑动，夜磨牙等副功能运动加剧了磨耗的发生，从磨耗部位、磨耗量及磨耗面的特征等分析其为水平运动导致的机械性磨耗[2-3]。病因诊断有助于分析咬合形式是垂直型磨耗还是水平型磨耗，从而影响咬合的设计和修复体类型的选择，水平型磨耗的患者前导往往较浅、功能运动范围大、咬合力大[4]，故此病例双侧第二

磨牙选择贵金属全冠修复，以提供固位，而贵金属与牙釉质相似的磨损性能有助于缓冲咬合力稳定咬合。最终修复完成后佩戴夜磨牙𬌗垫，定期复查敦促患者坚持佩戴，从病因上控制咬合磨损的进一步发生。

　　本病例从面部美学出发，发现𬌗平面左侧偏斜，分析唇齿关系，左侧露龈笑较右侧明显，参考学者的研究[5-7]从上颌中切牙切缘出发行美学设计，根据美学蜡型制作冠延长手术导板，指导牙周冠延长术，通过临时修复验证美学，最终修复实现美学，从而实现良好协调的唇齿关系；着眼于咬合，通过美学设计及咬合设计调整𬌗平面，采用八步法完成磨耗牙列的功能美学重建，最终获得了美学与功能的协调统一。经过5年的随诊观察，修复体美学咬合稳定，更长期的临床效果有待进一步随诊观察。

专家点评

谭建国教授点评：

　　磨牙症是临床上常见的口腔副功能疾病，是导致机械性牙列重度磨耗的主要病因之一，磨牙症病因复杂，难以治愈。患者常具有咬合力大、咬合接触时间长、下颌功能运动轨迹独特等特征。因此对于磨牙症导致的牙列重度磨耗患者的全口重建中的咬合重建设计尤为重要，特别是非正中咬合的设计，包括引导牙、引导斜度以及个性化的下颌功能运动轨迹。本病例中的患者就具有典型的水平型磨耗，表明患者具有个性化的水平型下颌功能运动特征。

　　要做好非正中咬合中个性化下颌功能运动轨迹的设计，首先在修复前要全面详尽地检查、记录和分析患者原有的下颌功能运动特征，可以通过口内牙齿磨耗特征的检查、转移面弓上𬌗架研究模型分析，以及通过使用下颌运动轨迹分析仪、口内扫描动态咬合等数字化方法记录和分析下颌功能运动轨迹特征，结合患者的颞下颌关节和咀嚼肌健康状况，得出初步的、基准的全口重建咬合设计。然后通过多种类型的诊断性临时修复体，从无创到有创，从可逆到不可逆，逐级磨合、调改、复制、转移，得到患者最终的咬合设计。最后再将以上确定的最终咬合设计精确地复制、转移到最终修复体上。

　　除此之外，还需要注意磨牙症患者的牙列重度磨耗功能美学重建中修复体类型和修复材料的选择。修复体类型不要过于追求所谓微创、少磨牙，而应倾向于选择固位和抗力良好的全冠类修复体。本病例的双侧第二磨牙选择了金合金全冠修复，金合金不仅具有良好的机械性能，其与牙釉质相似的磨损性有利于通过患者的自身磨合，消除可能出现的微小的非正中咬合干扰。

参考文献

[1] 谭建国. 牙列重度磨耗的病因和鉴别诊断[J]. 中华口腔医学杂志, 2020, 55(8):599–602.

[2] 骆小平. 牙齿磨损的病因、分类及修复重建治疗进展[J]. 中华口腔医学杂志, 2016, 51(10):577–582.

[3] Moreno–Hay I, Okeson JP. Does altering the occlusal vertical dimension produce temporomandibular disorders?A literature review[J]. J Oral Rehabil, 2015, 42(11):875–882.

[4] Mehta SB, Banerji S, Millar BJ, et al. Current concepts on the management of tooth wear: part 4. An overview of the restorative technique and dental materials commonly applied for the management of tooth wear[J]. Br Dent J, 2012, 212(4):169–177.

[5] Kois JC, McGowan S. Diagnostically generated anterior tooth preparation for adhesively retained porcelain restorations: rationale and technique[J]. J Calif Dent Assoc, 2004, 32(2):161–166.

[6] 谭建国, 李德利. 一步一步做好前牙美学设计[J]. 中华口腔医学杂志, 2020, 55(10):799–802.

[7] Fradeani M. 口腔固定修复中的美学重建[M]. 王新知译. 北京: 人民军医出版社, 2009.

积跬步·筑高台——牙列重度磨耗多学科功能美学重建

本病例是以"改善牙齿"为主要诉求而就诊的中年女性，但经过检查分析以后我们发现，问题远不止于此。患者不仅有美学缺陷，还有全身体态问题和口腔副功能，需要进行的治疗也不仅仅只是美学修复，而是美学与功能兼具的咬合重建。在临床上，面对患者诉求，我们需要拨开表象，看清真实的问题根源。这也需要医生系统全面的检查、仔细的分析，按照全牙列咬合重建临床诊疗体系一步一步地抽丝剥茧、溯本求源，完成美学和功能的重建。

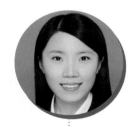

朱晓鸣

口腔修复专业博士
副主任医师

单位

北京大学口腔医院

简介

中华口腔医学会口腔美学专业委员会青年委员、青年讲师

中华口腔医学会"一步一步"口腔临床实用技术规范化培训系列继续教育项目授课和示教讲师

2022年，第七届中华口腔医学会口腔美学专业委员会最佳病例展示奖

2019年，国际牙科粘接会议优秀研究奖

2017年、2018年，中华口腔医学会口腔美学专业委员会优秀壁报奖

发表中英文论文10余篇

主持国家自然科学基金青年项目1项，获得发明专利4项，参与编著2部

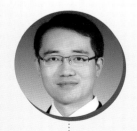

李德利

口腔修复专业博士
副主任医师

单位

北京大学口腔医院

简介

北京大学口腔医院第二门诊部医疗副主任、修复科主任

中华口腔医学会口腔美学专业委员会委员及青年讲师

中华口腔医学会口腔修复学专业委员会青年委员

北京口腔医学会颞下颌关节病学及殆学专业委员会委员

中华口腔医学会口腔美学专业委员会病例展评一等奖

主持北京大学口腔医院新技术新疗法2项，教改课题2项

科研方向：口腔美学、下颌运动、牙种植生物力学

临床专长：重度磨耗功能美学重建、无牙种植修复、重度牙周炎修复

基本资料

初诊年龄：60岁。

性别：女。

主诉：自觉下前牙牙齿变短3年余。

现病史：患者8年前在外院行上前牙修复，近年来发现牙齿逐渐变短，因影响美观，就诊要求修复。另外，近4年来患者陆续于外院拔除多颗牙齿，自诉时有关节与肌肉疼痛，近日不适频率增加。自诉时有日间磨牙、紧咬牙习惯，否认夜间磨牙。

既往史：定期进行牙周维护治疗。

过敏史：否认过敏史。

家族史：无特殊。

全身情况：重度失眠、重度骨质疏松，曾有双膦酸盐类药物静脉滴注和口服史，已停药8个月。

临床检查

面部检查

面部左右基本对称，上唇长度适中，息止颌位未见上前牙暴露，上颌中切牙切端位于上唇下缘上方约2mm；微笑时上前牙暴露量不足，低位笑线（图1.3.1a，b）。

关节检查

双侧关节区、颞区压痛；开口度三横指；双侧关节区未闻及弹响。电子面弓检查结果见图1.3.2。

口内检查

上颌中线正，下颌中线右偏1mm；13-23烤瓷冠，腭侧部分崩瓷，边缘欠密合，叩痛（-），不松动，牙龈未见明显红肿，有一定量退缩。14全瓷冠，边缘欠密合，叩痛（-），不松动，牙龈未见明显红肿，有一定量退缩。15金属全冠，叩痛（-），不松动，牙龈未见明显红肿，有一定量退缩。26𬌗面见银汞充填物，叩痛（-），不松，牙龈充血。44远中𬌗面牙色充填物，𬌗面磨耗，叩痛（-），不松动，牙龈充血。35-43𬌗面磨耗，叩痛（-），不松动，牙龈充血，有一定量退缩。16、17、24、25、27、36、37、45-47缺失，剩余牙槽嵴中度吸收，近远中间隙正常，𬌗龈间距较小，黏膜未见明显异常（图1.3.1c～e）。口腔卫生良好，牙石（-），PD 2～4mm。

影像学检查

CBCT显示双侧髁突形态基本对称，皮质骨完整，关节后间隙较小（图1.3.3）；15-13、11-22有根充影像，根尖周未见明显异常。12、23、26、35-43未见根充影像，根尖周未见明显异常（图1.3.4）。

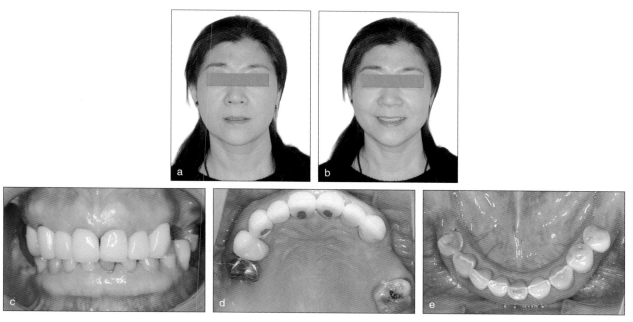

图1.3.1　患者口外像及口内像。a. 息止颌位；b. 微笑位；c. 口内正中咬合像；d. 上颌𬌗面像；e. 下颌𬌗面像

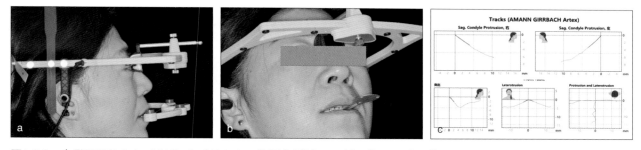

图1.3.2　电子面弓Zebris JMAOptic（Zebris，德国）测试。a. 侧面像；b. 𬌗叉放入；c. 水平位及矢状位左右侧方轨迹

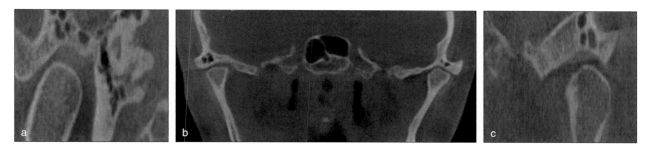

图1.3.3　双侧髁突CBCT。a. 右侧髁突影像；b. 双侧髁突冠状面影像；c. 左侧髁突影像

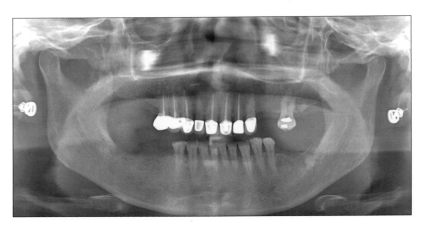

图1.3.4　全景片

诊断

1. 15-23、26、35-44牙体缺损。

2. 上下颌牙列缺损。

3. 磨牙症。

4. 颞下颌关节紊乱病。

5. 慢性牙周炎。

治疗计划

1. 综合医院就诊：理疗、姿势体态训练及抗焦虑治疗。

2. 关节病专家评估关节状况及治疗风险。

3. 牙周系统治疗。

4. 15-23拆除修复体后重新修复，16、24、25、36、45、46种植修复。

治疗过程

第一步：磨耗病因的诊断和风险评估

患者虽有日间磨牙和紧咬牙习惯，但从症状体征表现来看，相比于牙列磨耗，患者的颌面部咀嚼肌群疼痛更应当引起重视。引起咬合疼痛的原因有：

1. **咬合因素：**患者因上下颌牙列缺损，后牙支持丧失，上前牙为全冠修复体，下前牙重度四环素牙牙釉质缺损，同时患者伴有日间磨牙的习惯，导致发生牙列重度磨耗，颌位关系发生改变，从而影响了颌面部口腔肌群的平衡。

2. **体态因素：**患者因长期久坐工作，头部前倾并有腰椎间盘疾病，都是诱发口腔颌面部肌群疼痛的原因。

对患者进行个性化的步态和运动分析，发现患者在静止站立和运动时身体重心会偏向右侧，与患者静息坐正时肩颈部倾斜一致（图1.3.5）。

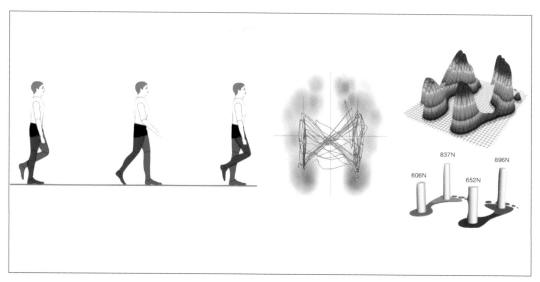

图1.3.5 个性化步态和运动分析

3. 心理因素：患者由于工作原因出现长时间的焦虑、失眠状态。对患者进一步进行SCL-90自评量表分析，发现患者躯体化、焦虑和饮食睡眠阳性因子数偏高，紧张造成了咬合肌肉疼痛和口腔副功能症状。

综上所述，为了缓解因咬合因素引起的咬合疼痛、后牙咬合丧失、前牙磨耗等问题，咬合重建恢复功能和美学是必要的。

第二步、第三步：多学科治疗设计、美学重建设计

首先根据前牙美学四要素，确定上颌中切牙切缘切龈向、唇舌向位置及下前牙的位置和形态，形成以美学为引导的功能重建设计（图

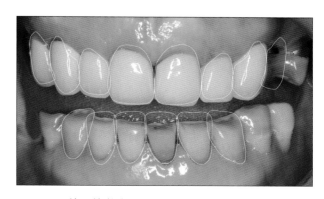

图1.3.6 前牙美学分析

1.3.6）。

根据咬合重建的CEO原则确定后牙咬合的设计（图1.3.7）。

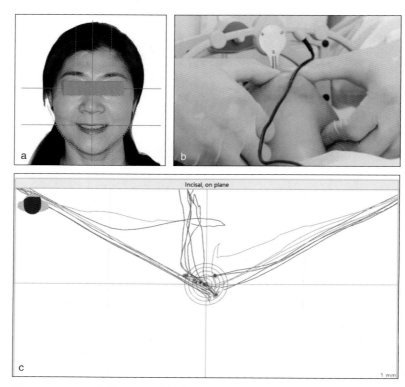

图1.3.7   a～c.电子面弓手法复位确定髁突位置可重复性

第四步：咬合重建设计

1.殆垫诊断性临时修复：进行诊断性殆垫修复体的制作，初步确立下颌诊断性颌位关系。

戴用殆垫后对诊断性颌位关系进行验证，咬合型为传统尖型，表明非正中咬合无干扰、正中咬合稳定、咬合力均衡、髁突位置稳定（图1.3.8）。患者主观感受戴用殆垫前后偏侧咀嚼习惯有改善，咀嚼肌疼痛缓解，效能增高。

2.后牙区种植体植入：进行了外科手术导板的设计，在导板的指示下完成了种植手术，骨结合良好（图1.3.9和图1.3.10）。

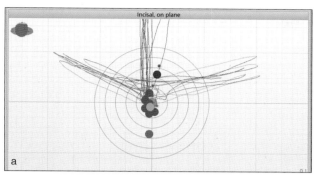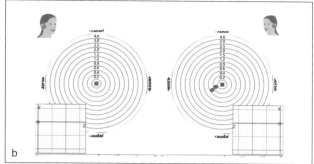

图1.3.8　a，b. 电子面弓诊断性颌位关系的验证与分析

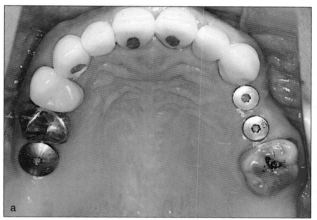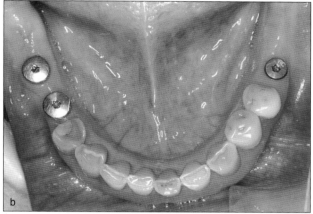

图1.3.9　种植体植入。a. 上颌种植体；b. 下颌种植体

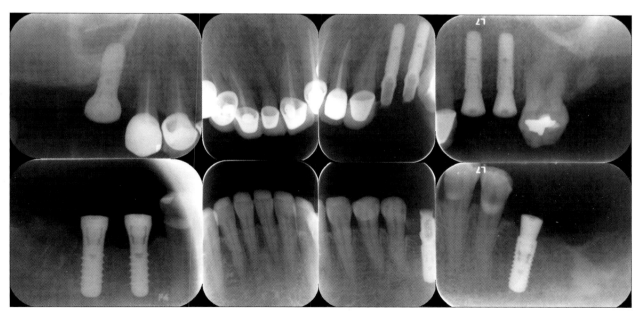

图1.3.10　种植体植入根尖片

第五步、第六步：诊断性临时修复、美学和咬合的复制转移

我们建立了诊断性颌位关系数字化的转移流程，通过扫描𬌗垫咬合记录材料和上下颌牙列，将𬌗垫建立的颌位关系进行数字化的转移，在通过结合待用𬌗垫时的电子面弓数据进行虚拟排牙，完成诊断蜡型的3D打印。

对下前牙进行口内直接临时修复。对上前牙进行修复治疗，拆除上前牙烤瓷冠，戴入数字化切削完成的临时冠修复体。后牙区进行种植临时冠修复（图1.3.11）。

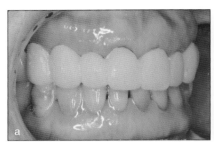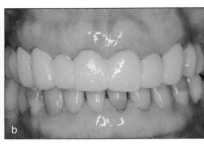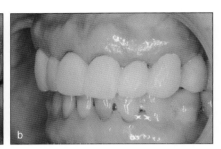

图1.3.11　上颌临时修复体。a. 右侧咬合像；b. 正中咬合像；c. 左侧咬合像

在完成了临时修复体后，我们再一次对患者进行了电子面弓和步态分析，髁突位置的可重复性高，咀嚼效能大幅度增高，肌力提高（图1.3.12～图1.3.14）。

应用电子面弓记录戴用临时修复体适应后的正中咬合和非正中咬合状态。上下颌制取硅橡胶印模后对印模和咬合记录进行仓扫，数字化软件配准。

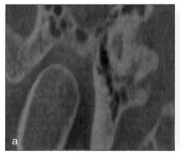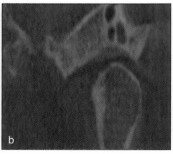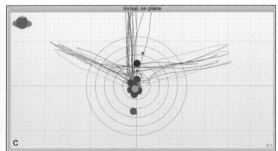

图1.3.12　髁突位置的可重复性高。a. 右侧髁突位置；b. 左侧髁突位置；c. 电子面弓测试髁突位置可重复性

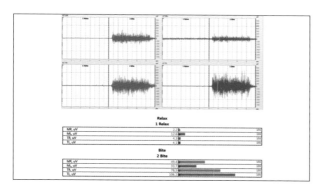

图1.3.13 肌电测量

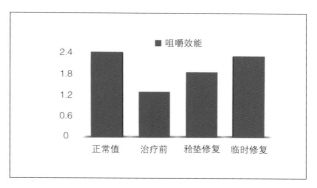

图1.3.14 咀嚼效能测量

第七步：修复体类型和材料的选择

本病例在进行材料选择时，同时兼顾三方面要求：

1. 满足能够进行全数字化流程的制作。

2. 满足前后区修复体强度的要求。

3. 满足颜色美学要求。

氧化锆，机械强度大于600MPa，高于玻璃陶瓷，再配合专用16色染色液可模拟牙齿的各种颜色，具有优异的美学性能。

二硅酸锂增强型玻璃陶瓷，机械强度达到400MPa，满足前牙贴面修复强度要求，模拟牙釉质的高透光率，同样具有优异的美学性能。因此，前牙选择可切削玻璃陶瓷材料，后牙选择高透分层氧化锆材料（魅影，爱尔创，中国）。

第八步：最终修复完成

将最后的修复分为两部分进行，首先应用扫描杆完成后牙区种植体数字化印模的转移。在电子面弓确认的颌位关系下复制临时种植体外形，完成后牙区修复治疗（图1.3.15）。然后用同样的方法，完成前牙区修复体的制作和口内戴牙（图1.3.16）。

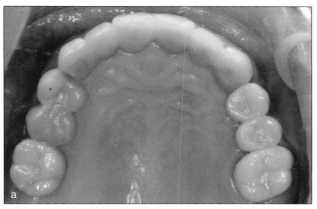
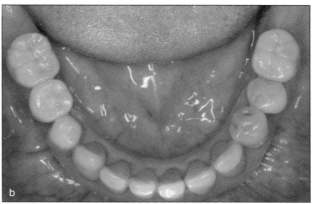

图1.3.15 a，b. 后牙区修复体治疗完成

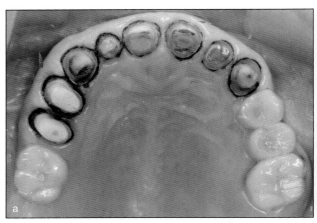 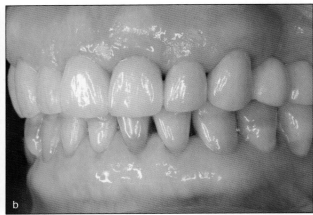

图1.3.16　a，b. 前牙区修复体治疗完成

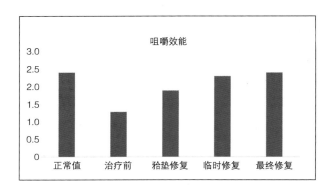

图1.3.17　咀嚼效能测量

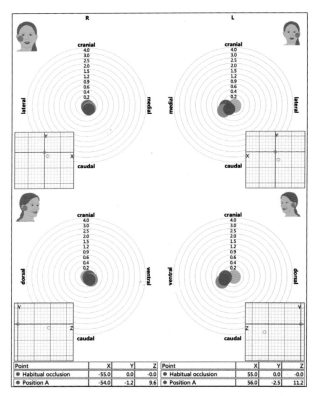

图1.3.18　髁突电子位置测量

在完成最终修复的制作之后，再一次验证患者的正中和非正中咬合状态，与临时修复体确立的颌位关系一致。髁突位置可重复性高，咀嚼效能提高到正常水平（图1.3.17和图1.3.18）。

复查

修复完成1个月后，咬合、牙周效果稳定（图1.3.19和图1.3.20）。

修复完成6个月后，美学功能效果稳定（图1.3.21）。

修复完成1年后，粉白美学效果稳定（图1.3.22）。肌力、体态、心理、咬合都有稳定的维持和改善。

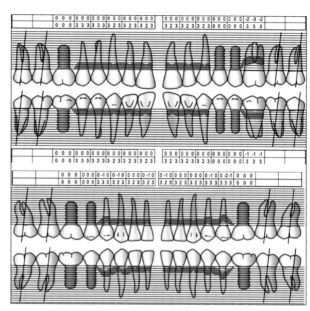

图1.3.19　修复完成后1个月牙周复查

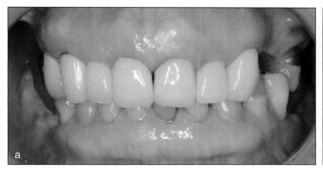
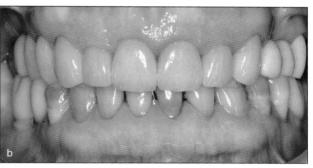

图1.3.20　修复完成前后对比。a. 修复前；b. 修复后

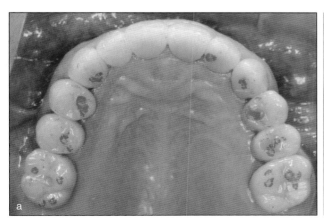
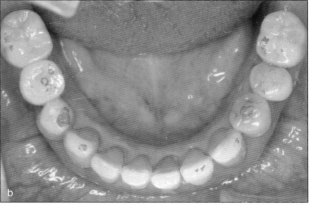

图1.3.21　修复完成6个月口内正中咬合。a. 上颌正中咬合记录点；b. 下颌正中咬合记录点

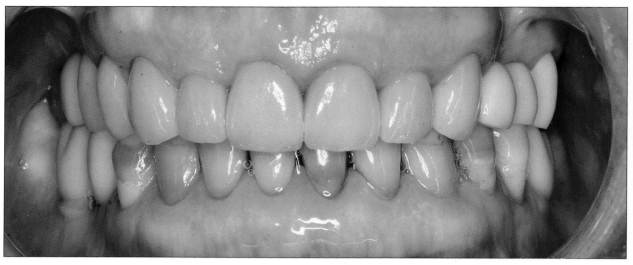

图1.3.22　修复完成1年复查

分析和讨论

　　积跬步、筑高台。面对这样一个具有心理、体态、口腔副功能问题的咬合重建病例，想要真正地解决患者的问题，需要按照全牙列咬合重建临床诊疗体系一步一步地抽丝剥茧、溯本求源，才能最终完成美学和功能的重建。

　　首先需要做到明确病因诊断。从咬合角度出发，稳定的咬合功能有利于口颌肌群的平衡，咬合异常可能会导致这种平衡被打破，从而诱发颞下颌关节紊乱病[1]。从全身体态方面，口腔颌面部咀嚼肌群的疼痛可能跟全身肌肉链条相关，肩颈部和不良姿势可能会从生物力学与神经学因素导致肌肉张力增加，诱导颞下颌关节紊乱病的发生[2-3]。从心理健康方面，颞下颌关节紊乱病情况下的心理因素可以分为行为症状（如磨牙症）、情感症状（压力、焦虑和抑郁）和认知，以及与记忆相关的方面[4-5]。心理学研究表明，颞下颌关节紊乱病患者的心理状况和心理功能障碍与其他慢性肌肉、骨骼疼痛障碍相似。因此，从咬合因素、体态因素和心理因素都可能会造成牙列病理性磨耗，导致咀嚼肌群疼痛不适（图1.3.23）。

　　在患者的美学与功能重建中，本病例遵循了前牙美学四要素和咬合重建的CEO原则，以

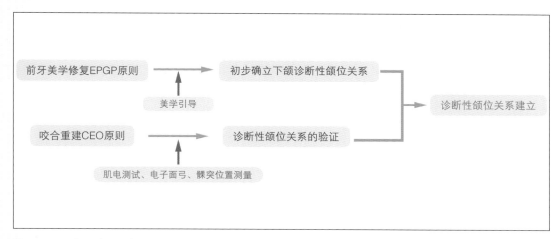

图1.3.23 病因分析思维导图

美学为引导完成全牙列功能重建设计[6-7]。在完成诊断性殆垫修复后，对患者的颌位关系、髁突位置、肌电生理和咀嚼效能进行检测，发现患者的非正中咬合无干扰、正中咬合稳定、咬合力均衡、髁突位置稳定、咀嚼效能增高，并且患者主观的咀嚼肌疼痛症状明显好转。下一步就是将殆垫确立的诊断性颌位关系转移复制成临时修复体的颌位关系，如何将稳定的、经过验证的殆垫诊断性颌位关系进行准确的转移呢？本病例应用了谭建国教授课题组提出的诊断性颌位关系数字化的转移流程[8]，通过扫描殆垫咬合记录材料和上下颌牙列，将殆垫建立的颌位关系进行数字化的转移。

修复完成后患者自述颌面部咀嚼肌群疼痛症状明显好转，咀嚼无力问题得到了解决。在本病例的修复过程中，每一阶段的临时修复体戴用后都会对患者的颌位关系、髁突位置、肌电生理和咀嚼效能进行检测，因此才能做到最终美学、功能效果的实现。

专家点评

傅开元教授点评：

这是一个复杂的牙列缺损伴重度磨耗的病例，同时还存在明显的心理、关节问题，以及头颈部肌肉姿势等问题。作者按照全牙列咬合重建临床诊疗体系一步一步最终完成美学和功能的重建，特别是还定量评价了咀嚼效能和肌力的改善。从颞下颌关节病学专业这一角度，在以下几个方面还需要改进或完善：

1. 这个病例存在关节、肌肉症状，并有明显的心理问题，所以应该是一个高风险的病例。在治疗前应明确诊断，但作者只是诊断为颞下颌关节紊乱病，这还不够。对于这个病例，我们应充分询问病史、详细地进行临床检查，及必要的影像学检查，最后应该明确诊断是单纯的咀嚼肌疼痛，还是合并有关节盘移位和/或骨关节病。在治疗前充分告知患者，避免治疗中或治疗后因症状加重引起医疗纠纷。

2. CBCT影像。作者提供的图像是冠状位和矢状位图像，这个层面的图像不能正确显示髁突形态及髁突在关节窝中的位置。图像扫描及重建完成后，应调整髁突影像的角度。将冠状位调整为矫正斜冠状位（与髁突头的长轴平行），将矢状位调整为矫正斜矢状位（与髁突头的长轴垂直）〔这一点可参考文章：傅开元,胡敏,余强,等.颞下颌关节紊乱病CBCT检查规范及诊断标准的专家共识[J].中华口腔医学杂志,2020,55(9):613-616〕。在这些层面上进行浏览分析，才能做出准确的判断。

参考文献

[1] 姜婷.颞下颌关节紊乱病和咬合异常的关系——从历史到现状[J].中华口腔医学杂志,2021,56(8):6.

[2] Wright EF, Domenech MA, Fischer JR Jr. Usefulness of posture training for patients with temporomandibular disorders[J]. J Am Dent Assoc, 2000, 131(2):202-210.

[3] Khan MT, Verma SK, Maheshwari S, et al. Neuromuscular dentistry: Occlusal diseases and posture[J]. J Oral Biol Craniofac Res, 2013, 3(3):146-150.

[4] Fillingim RB, Ohrbach R, Greenspan JD, et al. Psychological factors associated with development of TMD: the OPPERA prospective cohort study[J]. J Pain, 2013, 14(12 Suppl):T75-T90.

[5] Sójka A, Stelcer B, Roy M, et al. Is there a relationship between psychological factors and TMD?[J]. Brain Behav, 2019, 9(9):e01360.

[6] 谭建国,李德利.一步一步做好前牙美学设计[J].中华口腔医学杂志,2020,55(10):799-802.

[7] 杨振,刘明月,郑苗,等.重度牙侵蚀症患者的功能和美学重建[J].中华口腔医学杂志,2019,54(6):403-406.

[8] 谭建国.一步一步做好牙列重度磨耗咬合重建中咬合关系的复制和转移[J].中华口腔医学杂志,2021,56(8):825-828.

主题2

多学科融合
Multi-disciplinary Team

陈济芬　陈庆生　郑胜　代露露

多学科诊疗是现代医疗广为推崇的诊疗模式，在面对复杂病例时，各个学科各司其职，又紧密相连。

牙列重度磨耗的多学科诊疗涉及牙周、牙体牙髓、正畸、关节、修复、种植、颌面外科，甚至整形、心理、康复等多个学科。它绝不仅仅是简单的面面俱到，而是在治疗方案的制订、治疗序列的安排、患者管理等多个环节实现学科之间的配合，在治疗理念甚至技术上达成学科相互的融合。就如同一个交响乐团，协同合作，才能奏出华美乐章。

02

牙釉质发育不良伴重度磨耗患者美学与功能修复

牙列重度磨耗患者病因复杂、表现多样，影响患者的美观和口颌功能。但是现实生活中往往只有美观严重受影响时才能得到患者很好的重视，从而求医就诊。而其治疗却是一个复杂漫长的过程，往往需要多学科协作治疗才能完成。本病例是一例牙釉质发育不良伴重度磨耗的患者，在关节、牙周、牙体专业的保驾护航下，正畸与修复联合进行美学和功能的重建。

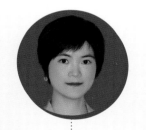

陈济芬

硕士
主任医师

单位
大连市口腔医院
简介
毕业于武汉大学口腔医学院
大连医科大学兼职副教授
2011年，北京大学口腔医学院进修学习1年
中华口腔医学会口腔美学专业委员会委员、青年讲师
辽宁省口腔医学会口腔美学专业委员会副主任委员
以第一作者身份在国家级口腔专业统计源期刊发表论文8篇
多次于全国性口腔学术会议发言
数次获全国口腔美学修复大赛银奖
辽宁省口腔美学修复大赛金奖

基本资料

初诊年龄：23岁。

性别：女。

主诉：上前牙牙色不佳多年。

现病史：3年前自觉前牙形态不好、颜色不佳，影响美观，求诊是否能通过贴面进行美观改善。

既往史：7年前在外院行拔牙后正畸治疗，正畸后保持器未按要求佩戴；近年来经常感觉晨起时下颌偏斜，活动后慢慢缓解；2年前曾经有一次晨起时发生张口受限。自诉无夜磨牙症状。

过敏史：无。

临床检查

面部检查

面部左右基本对称，比例协调；双侧颞下颌关节未闻及弹响、肌肉无压痛；开口度正常，开口型异常，右偏；直面型（图2.1.1）。

口内检查

14、24、34、44缺失；12–22、32–42轻中度磨耗，唇面牙釉质凹坑状缺损；13–18、23–28、33–38、43–48中重度磨耗，𬌗面牙釉质缺损，牙本质暴露；15–18、25–28牙槽骨代偿性下垂；右侧后牙反𬌗，左侧后牙对刃𬌗；牙龈无明显红肿；牙尖交错位不稳，无良好的尖窝锁𬌗；𬌗曲线不良；前伸时11、21前导（图2.1.2）。

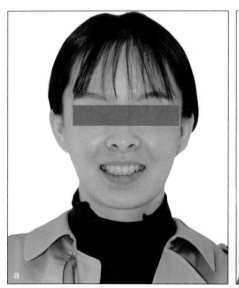
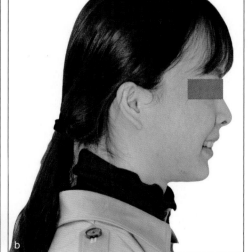

图2.1.1　治疗前口外像。a. 正面像；b. 侧面像

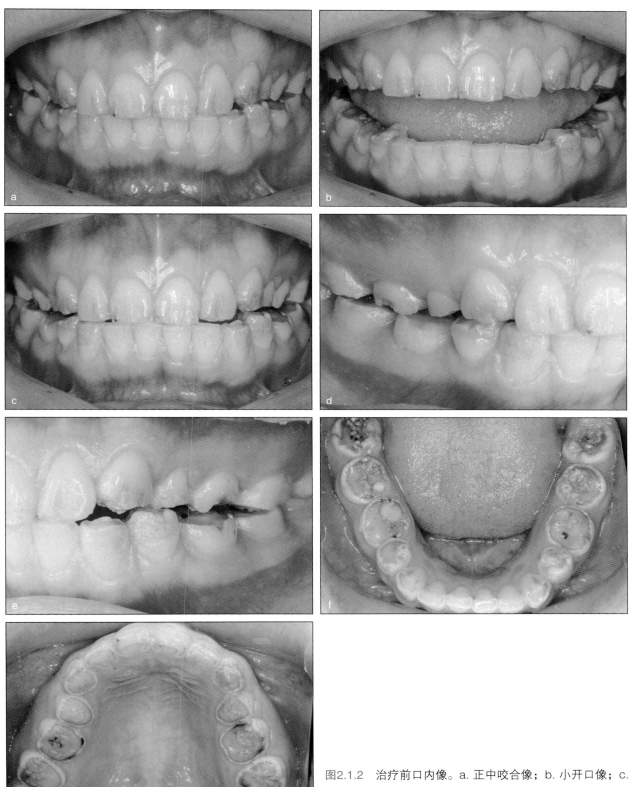

图2.1.2 治疗前口内像。a. 正中咬合像；b. 小开口像；c. 前伸咬合像；d. 右侧咬合像；e. 左侧咬合像；f. 下颌𬌗面像；g. 上颌𬌗面像

影像学检查

头颅侧位片检查见图2.1.3。

全景片检查，上下颌牙槽骨未见明显吸收（图2.1.4）。

CBCT检查，双侧颞下颌关节位置基本正常，双侧颞下颌关节皮质骨连续（图2.1.5）。

诊断

1. 牙体缺损（牙釉质发育不良）。
2. 安氏Ⅰ类错𬌗畸形。
3. 牙齿重度磨耗。

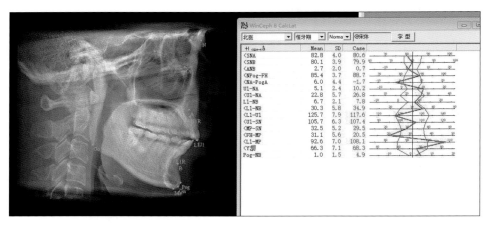

图2.1.3　术前头颅侧位片

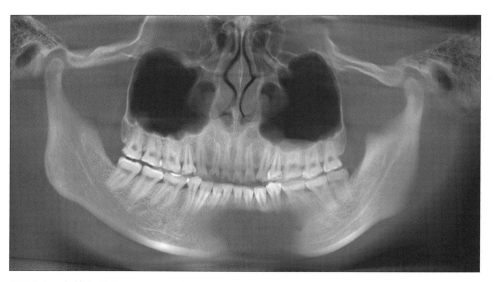

图2.1.4　术前全景片

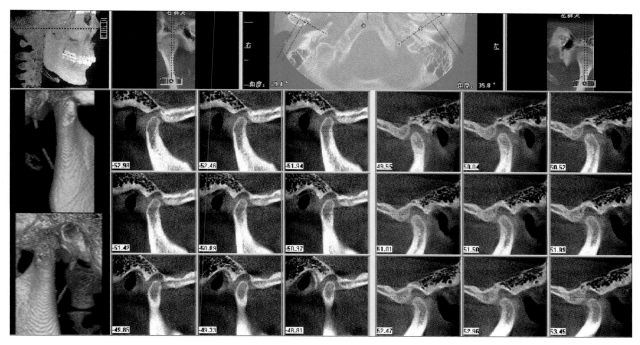

图2.1.5 术前颞下颌关节CBCT

美学分析

面部分析

面部左右基本对称，比例协调；面下1/3未见明显降低；瞳孔连线、口角连线与水平线平行；双侧颞下颌关节无压痛；开口型异常；殆平面左右无明显偏斜；直面型（图2.1.6）。

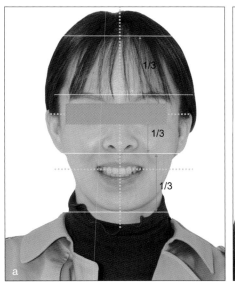
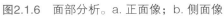
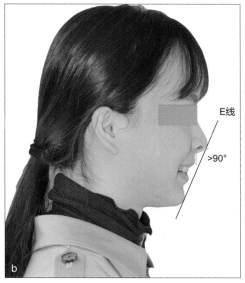

图2.1.6 面部分析。a.正面像；b.侧面像

唇齿分析

息止颌位时息止颌间隙约2mm；大笑：中高位笑线，笑线与下唇曲线协调；颊廊过大（图2.1.7）。

牙列及牙齿分析

上颌牙牙长轴基本正常；11、21宽长比90%；11、12、13宽度比：1.25∶1∶0.73；21、22、23宽度比：1.49∶1∶0.81；上颌龈缘曲线左右对称，11、21龈缘曲线低；上颌切缘形态不佳；下前牙牙长轴异常，切缘曲线异常；下颌牙弓曲线较正常；上颌牙弓曲线异常（图2.1.8和图2.1.9）。

语音分析

语音分析无异常（图2.1.10）。

问题列表

美学问题列表

1. 中高位笑线。

2. 颊廊过大，上后牙舌倾。

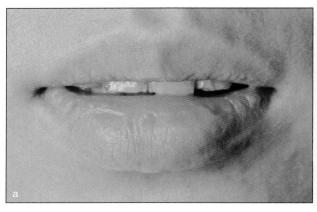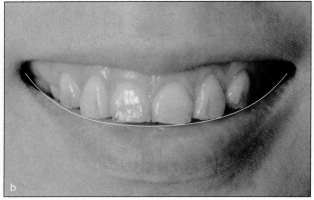

图2.1.7　唇齿分析。a.息止颌位像；b.微笑像

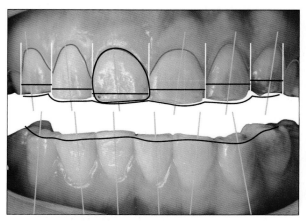

图2.1.8　牙列分析及牙齿分析图

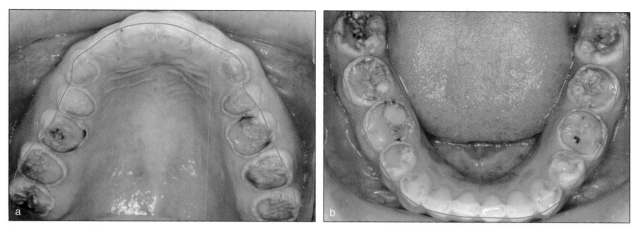

图2.1.9 牙弓分析图。a. 上颌；b. 下颌

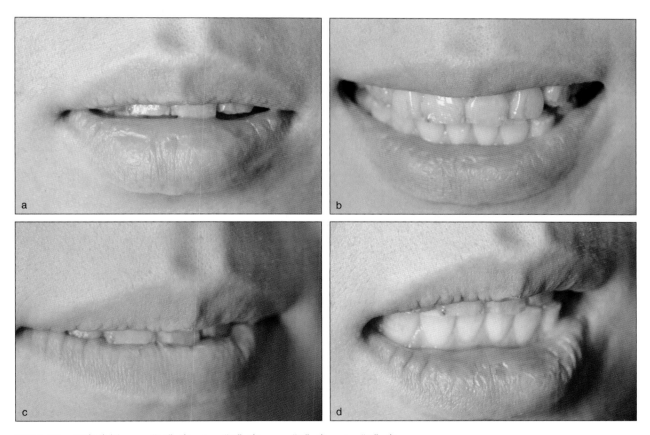

图2.1.10 语音分析。a. "M"音；b. "E"音；c. "F"音；d. "S"音

3. 龈缘曲线不良。

4. 切缘曲线不良。

5. 中切牙宽长比不良。

修复问题列表

1. 颌位不稳定。

2. 后牙修复空间不足。

3. 𬌗曲线不良。

4. 多数牙釉质缺损，牙本质大量暴露。

5. 牙弓曲线不良。

6. 上颌后牙区骨性下垂，临床冠短。

治疗计划

1. 关节专家会诊评估关节情况和治疗风险，建议可以进行正畸治疗或修复治疗。

2. 正畸专家会诊，建议压低前牙，抬高后牙咬合，调整𬌗曲线及牙弓曲线，为修复预留空间并稳定颌位。

3. 牙体专家会诊评估口内牙髓状况，建议可以临时直接修复。

4. 修复系统美学修复治疗。

治疗过程

第一步：磨耗病因的诊断和风险评估

根据LAAC原则分析：磨耗位置多位于𬌗面及切缘，磨耗形态不规则，上下颌磨耗量对比基本一致，磨耗面部分有咬合接触，综合其他病史及口腔检查，判断磨耗病因为牙釉质发育不良＋机械性磨耗。

第二步：多学科治疗设计

患者息止颌位时上前牙牙体暴露2mm，属于正常范围；由于切端的磨耗同时牙槽骨代偿，使得微笑时上前牙切缘曲线与下唇曲线一致，但露龈笑明显，且前牙宽长比约90%，因而建议正畸治疗后恢复前牙正常的切缘及龈缘位置以解决露龈笑后再行修复治疗（图2.1.11）。

第三步：美学重建设计

依据面部引导所确定的治疗方案，通过正畸治疗确定好切缘的位置与龈缘的位置，最终确定符合美学设计的上下前牙的形态、大小、位置及排列（图2.1.12）。

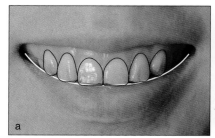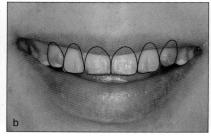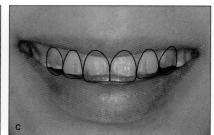

图2.1.11 a. 治疗前切缘位置；b. 正畸后切缘位置；c. 修复后预计切缘位置

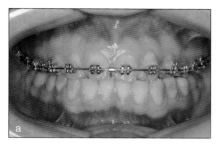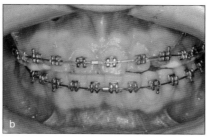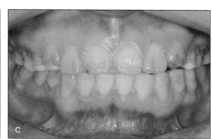

图2.1.12 a.上颌正畸；b.下颌正畸；c.正畸完成后

第四步：咬合重建设计

患者上下颌牙齿磨耗同时牙槽骨代偿，从而使垂直距离未明显降低，为保持患者面下1/3不发生明显变化，通过正畸治疗逐步压低上下颌后牙同时部分加高后牙咬合，为修复创造一定空间。首先，下颌根据下颌横𬌗曲线和纵𬌗曲线制作蜡型，翻至口内形成树脂𬌗贴面。其次，在正畸过程中稳定咬合关系后通过CAD/CAM技术制作上颌树脂𬌗贴面，维持稳定咬合关系（图2.1.13和图2.1.14）。

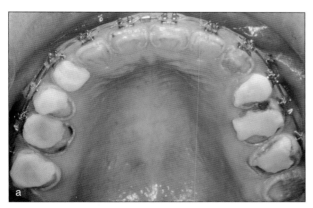
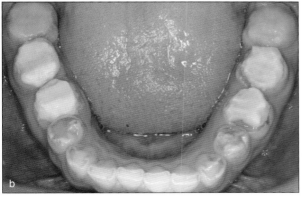

图2.1.13 a，b.正畸中玻璃离子抬高咬合

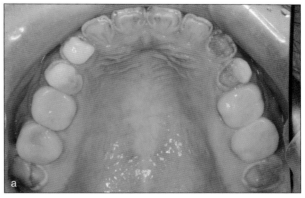
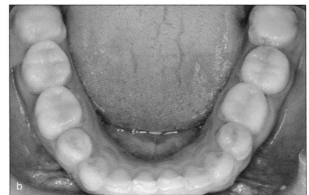

图2.1.14 a，b.正畸后后牙树脂𬌗贴面

正畸治疗完成后，患者的牙齿排列整齐，咬合关系基本达到修复前预期（图2.1.15～图2.1.19）。为了改善牙齿的颜色，为患者进行了皓齿家庭漂白治疗（图2.1.20）。

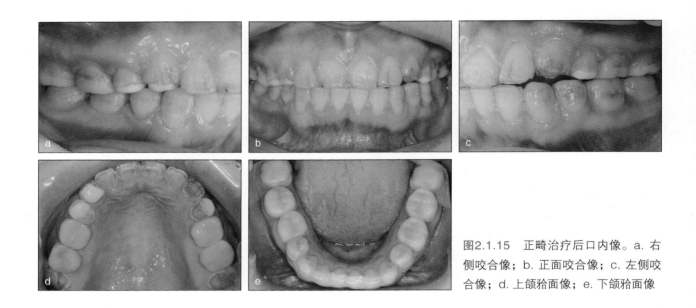

图2.1.15　正畸治疗后口内像。a. 右侧咬合像；b. 正面咬合像；c. 左侧咬合像；d. 上颌𬌗面像；e. 下颌𬌗面像

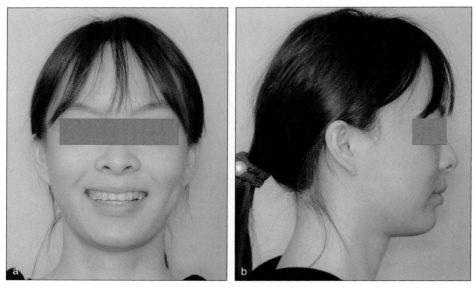

图2.1.16　正畸治疗后口外像。a. 正面像；b. 侧面像

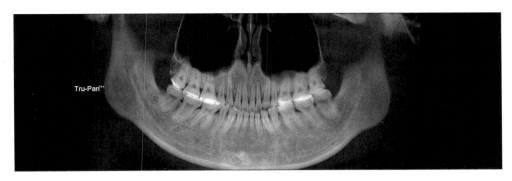

图2.1.17　正畸治疗后全景片显示无明显异常

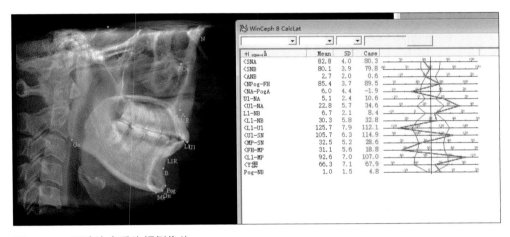

图2.1.18　正畸治疗后头颅侧位片

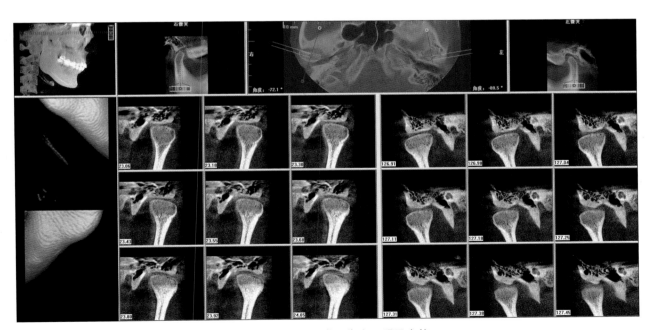

图2.1.19　正畸治疗后CBCT显示双侧颞下颌关节位置无异常，临床无明显症状

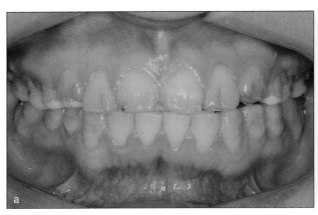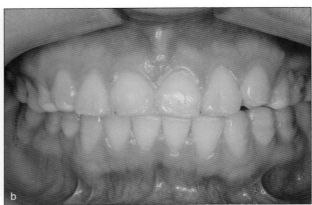

图2.1.20　a. 家庭漂白前；b. 家庭漂白后

第五步：诊断性临时修复

通过数码照片对患者进行前牙美学设计，患者满意后，按照微笑设计行初步牙体预备制作临时修复体。临时修复体修复2个月，患者对美观和咬合表示满意（图2.1.21）。

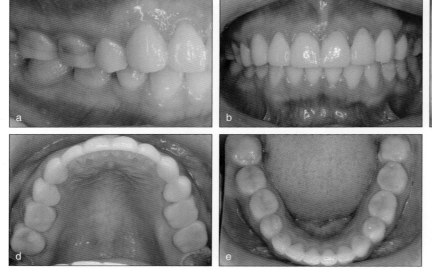

图2.1.21　前牙临时修复体口内像。a. 右侧咬合像；b. 正面咬合像；c. 左侧咬合像；d. 上颌𬌗面像；e. 下颌𬌗面像

第六步：美学和咬合的复制转移

扫描临时修复体数据，最终修复体尽量匹配临时修复体进行美学形态与咬合设计（图2.1.22）。

第七步：修复体类型和材料的选择

上颌前牙最终修复体选用二硅酸锂玻璃陶瓷瓷块制作，后牙采用微创的殆贴面修复。在正畸过程中，稳定咬合后选用含80%纳米陶瓷颗粒的树脂基陶瓷制作（图2.1.23）。

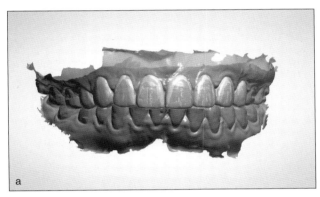
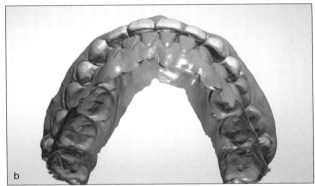

图2.1.22　a.前牙修复体设计正面像；b.前牙修复体设计咬合像

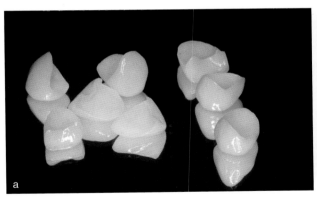
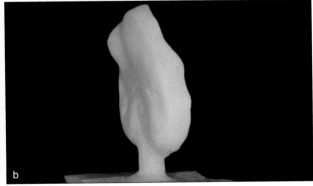

图2.1.23　a.前牙玻璃陶瓷修复体；b.后牙树脂基陶瓷修复体

第八步：最终修复完成

技师复制临时修复体的美学设计和咬合设计，最终修复体戴入口内。患者的美观和功能均达到满意状态（图2.1.24和图2.1.25）。

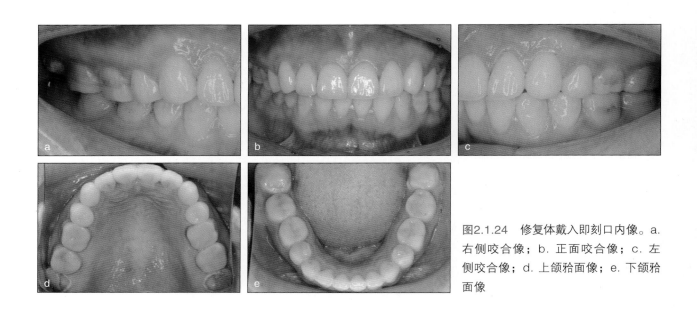

图2.1.24　修复体戴入即刻口内像。a.右侧咬合像；b.正面咬合像；c.左侧咬合像；d.上颌𬌗面像；e.下颌𬌗面像

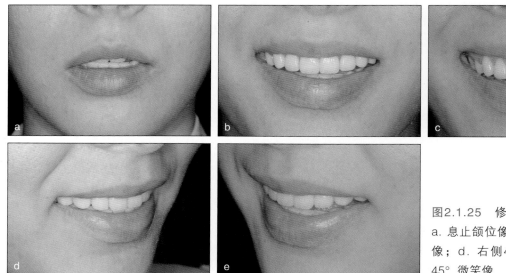

图2.1.25　修复体戴入即刻口外像。a.息止颌位像；b.微笑像；c.大笑像；d.右侧45°微笑像；e.左侧45°微笑像

复查

6个月后复查，息止颌位时息止颌间隙约2mm；大笑时中高位笑线，笑线与下唇曲线协调；牙长轴正常；11、21宽长比85%；11、12、13和21、22、23宽度比：1.37：1：0.75；龈缘曲线左右对称，协调；切缘形态和谐；正中𬌗咬合稳定，左右侧咬合协调，侧方𬌗时组牙功能𬌗；𬌗曲线基本正常，上下牙弓曲线正常（图2.1.26～图2.1.28）。

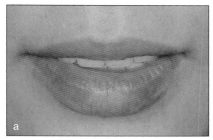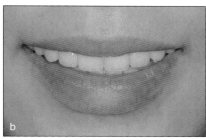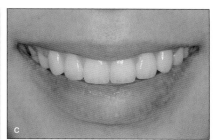

图2.1.26　复查时唇齿分析。a. 息止颌位像；b. 微笑像；c. 大笑像

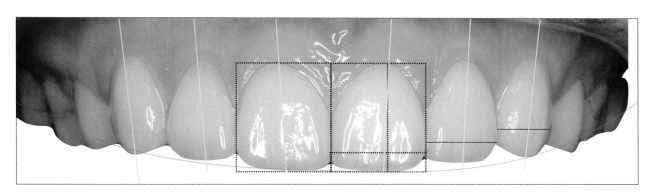

图2.1.27　复查时牙齿牙龈分析

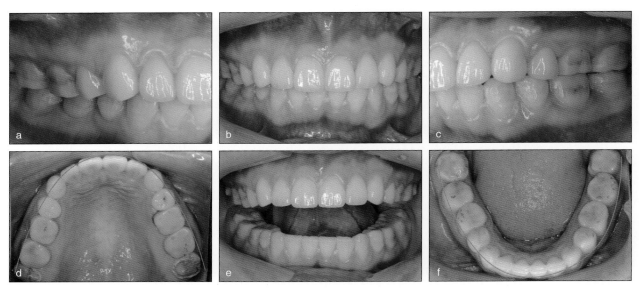

图2.1.28　复查时口内牙列咬合像。a. 右侧咬合像；b. 正面咬合像；c. 左侧咬合像；d. 上颌𬌗面像；e. 小开口像；f. 下颌𬌗面像

分析和讨论

　　本病例的全口牙列磨耗是一个渐进性的过程，由于患者天然的牙釉质发育不良导致部分牙釉质的缺失、牙本质的暴露，加上咀嚼等原因，本应使患者面下1/3垂直距离减少，但由于磨耗过程中牙槽骨的代偿，使得患者面下1/3距离未出现明显变化。这也是造成本病例修复困难的原因之一。依据现有的研究证据[1]，系统综合分析认为，垂直距离是否需要增加，应该根据修复体制作的需求和美学需求，并结合患者的适应能力综合判断，而面部形态也不能作为垂直距离增加的指导。在本病例中，尽量在不改变患者侧貌及不引起患者颞下颌关节问题的情况下，创造出最小的𬌗面修复空间。因而请正畸医生会诊，行后牙部分压低，并抬高咬合为修复创造合适的修复空间。

　　本病例以美学为最终的修复目标，依据美学目标引导的原则，首先进行最终修复目标的美学设计，称为美学引导的咬合重建[2]。本病例中上颌中切牙切缘的磨耗同时伴随上颌骨的代偿性生长，导致切缘位置从静态的息止位置到动态的语音发音都未见异常。但微笑时由于切缘磨耗表现出的宽长比不协调以及露龈笑问题，我们通过正畸压低上前牙，恢复正常龈缘位置后，再行修复治疗，恢复切缘位置，从而达到理想的美学效果。

　　决定正中咬合位置的重要因素是颞下颌关节和咀嚼肌，理想的正中咬合位置应该是颞下颌关节和咀嚼肌舒适及适应的功能位置。临床上可从颞下颌关节和咀嚼肌两个不同的方向入手[3]，最终确定颞下颌关节和咀嚼肌都舒适及理想的正中咬合位置。但是无论采用何种方法确定的正中咬合位置都不是最终的正中咬合颌位，致使建立了最适合的基准诊断性颌位，通过殆垫、诊断饰面、临时冠等诊断性临时修复体从无创、微创到有创，将咬合设计流程中建立的诊断性咬合关系逐级验证、调改、磨合[4]，最终获得患者的最终修复体咬合关系。本病例中，后牙咬合升高过程中，先用了玻璃离子直接加高，逐渐到微创预备的树脂殆贴面[5]。直到患者获得较为稳定的咬合关系。而前牙的美学重建中，先进行了无创性、可预见性的3D微笑设计[6]，患者对美学效果满意之后再进行临时修复体的制作，从无创到有创渐进性治疗，待患者适应后进行最终的修复体制作。最终修复体采用数字化复制的方法[7]，完全复制效验好的、美学效果满意的临时修复体。已有很多研究显示数字化完成的陶瓷修复体与常规印模法完成的修复体适合性和密合度无明显差别[8]。

专家点评

卢海平教授点评：

该患者为牙釉质发育不良、全牙列磨耗、咬合关系不稳定，有减数正畸治疗史伴颞下颌关节症状的复杂的多学科合作咬合重建病例，作者通过多学科合作治疗取得了较好的效果。以下几点值得商榷：

1. 对面部对称性的描述需谨慎。实际上大部分患者面部结构都存在不同程度的不对称，该患者颧部、鼻唇沟、下颌均有轻度不对称，谨慎地描述可以避免医患之间不必要的误解。

2. 建议治疗后拍摄头颅定位侧位片进行对比，头影测量分析是分析垂直距离和面部形态变化的有效手段，对头影测量的标志点的选择尤为重要。

3. 正畸治疗计划中"抬高咬合"的描述实际是指用临时修复的方法尝试恢复后牙高度，而非正畸治疗抬高咬合，望能明确。

4. 该患者颌位不稳定与上下颌牙弓宽度不调有关，作者若能对其机制及治疗方案（通过正畸治疗或修复治疗手段）进行深入探讨，会让我们受益更多。

参考文献

[1] Abduo J, Lyons K. Clinical considerations for increasing occlusal vertical dimension: a review[J]. Aust Dent J, 2012, 57(1):2-10.

[2] 赵铱民. 口腔修复学[M].7版. 北京: 人民卫生出版社, 2012.

[3] 谭建国. 一步一步做好牙列重度磨耗的功能美学重建[J]. 中华口腔医学杂志, 2020, 55(9):696-700.

[4] Wassell R, Naru A, Steele J, et al. 实用猞学[M]. 杨晓江译. 北京: 人民军医出版社, 2013.

[5] 刘明月, 谭建国. 一步一步做好牙体缺损修复体类型的选择[J]. 中华口腔医学杂志, 2021, 56(07):720-725.

[6] 谭建国, 李德利. 一步一步做好前牙美学设计[J]. 中华口腔医学杂志, 2020, 55(10):799-802.

[7] 谭建国. 一步一步做好牙列重度磨耗咬合重建中咬合关系的复制和转移[J]. 中华口腔医学杂志, 2021, 56(8):825-828.

[8] Su TS, Sun J. Comparison of marginal and internal fit of 3-unit ceramic fixed dental prostheses made with either a conventional or digital impression[J]. J Prosthet Dent, 2016, 116(3):362-367.

病例2.2

牙列重度磨耗的咬合及美学重建

　　牙齿重度磨耗咬合重建属口腔医学中复杂的临床技术。咬合重建不仅考虑如何重建牙齿形态，同时要考虑如何重建患者个性化、舒适的口颌系统，以提高咀嚼效率，改善颞下颌关节功能，提高患者的生活质量。本病例是一例牙齿重度磨耗同时伴牙列缺损的咬合重建和美学重建的多学科联合治疗病例，在治疗过程中联合了修复、种植、正畸、牙周、颞颌关节等多学科联合治疗，使得本病例获得了长期稳定的咬合与美学重建效果。

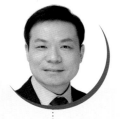

陈庆生

口腔医学硕士
主任医师

单位
杭州口腔医院
简介
毕业于浙江大学
杭州口腔医院城西院区副院长兼和睦院区院长
浙江中医药大学口腔医学院兼职教授
中华口腔医学会口腔修复学专业委员会委员
中华口腔医学会口腔美学专业委员会委员
华人美学牙科学会（CAED）常务理事
浙江省口腔医学会口腔修复学专业委员会委员
连续入围第二届至第四届中国口腔美学优秀临床病例展评总
决赛并获得全国十强

基本资料

初诊年龄：61岁。

性别：女。

主诉：牙齿不美观10余年。

现病史：患者自觉牙齿不美观10余年，尤觉下前牙"显短"，并伴有咬合不适，近2年加重来本院就诊。

既往史：体健，否认喜食酸性食物及碳酸饮料史，否认胃食管反流病史，否认夜磨牙史，否认其他系统疾病史。

过敏史：否认过敏史。

临床检查

面部检查

面部左右基本对称，面部比例基本匀称，中位笑线，侧面观直面型（图2.2.1）。

关节检查

双侧关节区、颞区、下颌角区未触及压痛；开口度三横指，双侧关节区未闻及弹响。

口内检查

上颌中线正，下颌中线右偏2mm，11、21近中轻微扭转，上前牙12-23腭面以及下前牙32-42切端牙体明显磨耗，牙冠高度明显变短，后牙区𬌗面可见程度不等的磨耗，17、25、36缺失，15、16、26、27金属烤瓷联冠修复，瓷部分崩落可见金属内冠。Spee曲线曲度2.0mm，口腔卫生可，龈缘稍红肿（图2.2.2）。

影像学检查

CBCT显示31、32、41、42根尖区均见低密度影像，24、16、26未行根管治疗。18、48垂直位阻生，髁突硬骨板完整，关节间隙未见明显异常（图2.2.3～图2.2.5）。

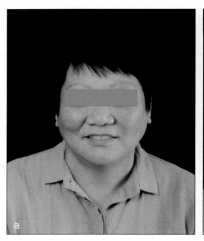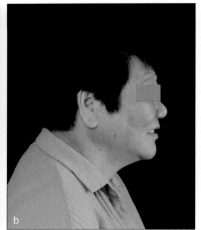

图2.2.1　治疗前口外像。a. 正面像；b. 侧面像

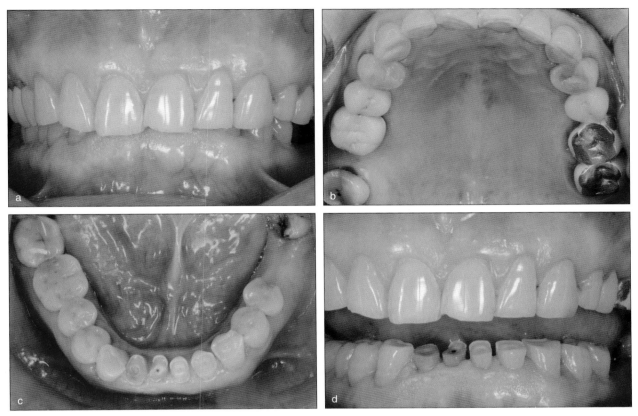

图2.2.2　治疗前口内像。a. 咬合像；b. 上颌殆面像；c. 下颌殆面像；d. 张口可见下颌前牙明显变短，上下颌中线不一致

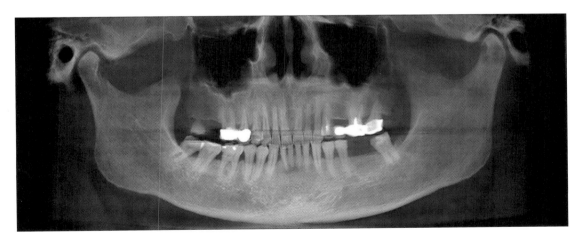

图2.2.3　全景片

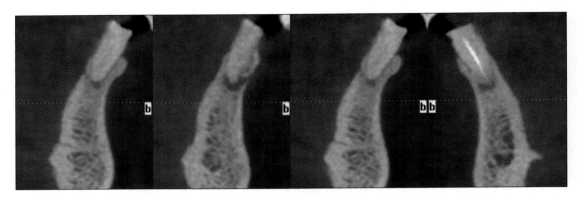

图2.2.4　CBCT显示，31、32、41、42根尖区均见低密度影像

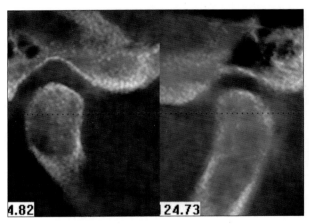

图2.2.5　两侧颞下颌关节影像

诊断

1. 上下颌牙列缺损。

2. 牙列重度磨耗。

3. 慢性牙周炎。

4. 错𬌗畸形。

5. 31、32、41、42慢性根尖周炎。

6. 18、48阻生齿。

治疗计划

1. 牙周基础治疗。

2. 戴入可摘𬌗垫，初步抬高咬合。

3. 拔除18、48阻生齿，32、31、41、42拔除；32、42种植冠桥修复。

4. 17、25、36种植体植入，16、24、26予以根管治疗。

5. 确定新的垂直距离和正中关系。

6. 牙体预备并制作树脂临时冠，戴入后调𬌗。

7. 正畸调整前牙排列及覆𬌗覆盖关系。

8. 确定理想的垂直距离和正中关系，并制作最终修复体。

治疗过程

第一步：磨耗病因的诊断和风险评估

从患者上前牙腭侧及下前牙切端的磨耗表现可以看出，主要是机械性磨耗为主。且下前牙磨耗程度明显大于上前牙，下前牙龈缘呈上突形，这说明：患者是内倾型深覆𬌗导致下颌前伸功能受限，长此以往导致下颌前牙区磨耗并伴有下颌前牙代偿性过萌，同时患者上颌两侧后牙区修复体导致下颌后牙区𬌗面磨耗（图2.2.6～图2.2.8）。本病例的风险主要是：①患者咬合垂直距离提升后，颞下颌关节及肌肉能否适应新的垂直距离；②患者的咬肌较发达，喜食较硬食物的习惯对修复材料材质强度有较高要求；③患者有牙列缺损，咬合关系不稳定，需要重新获得理想的正中关系位；④患者的磨耗情况是长时间积累形成的，咬合重建需要循序渐进，耗时会较长，需要患者有着良好的医从性和配合度[1]。

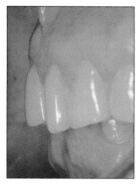 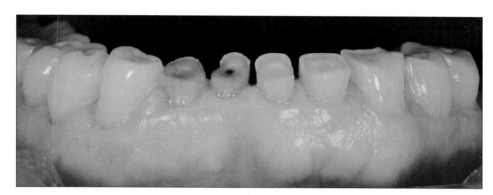

图2.2.6　内倾型深覆𬌗　　　图2.2.7　下颌前牙代偿性过萌

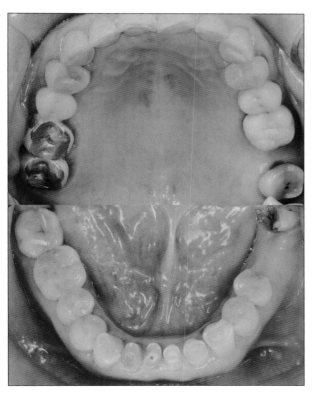

图2.2.8　上颌后牙区修复体导致下颌后牙区𬌗面磨耗

第二步：多学科治疗设计

该患者是全牙列磨耗同时伴有牙列缺损，进行咬合重建需要涉及修复、种植、牙周、正畸、颞颌关节等多学科联合治疗，环环相扣。

第三步：美学重建设计

以面部引导的口腔美学治疗设计理念，根据上颌切牙切缘显露量确定上颌中切牙切缘位置，依据前牙美学设计四要素[2]，设计上前牙，然后确定𬌗平面以及下颌牙设计（图2.2.9）。

第四步：咬合重建设计

首先给患者制作𬌗垫，𬌗垫厚度为2～3mm，让患者试戴6个月，期间制作𬌗垫的材料由软质逐步向硬质过渡，使得患者颞下颌关节及肌肉逐渐适应𬌗垫[3]，咬合稳定，无任何不适（图2.2.10和图2.2.11）。

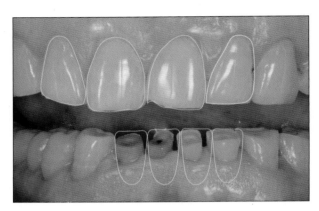

图2.2.9　前牙美学设计

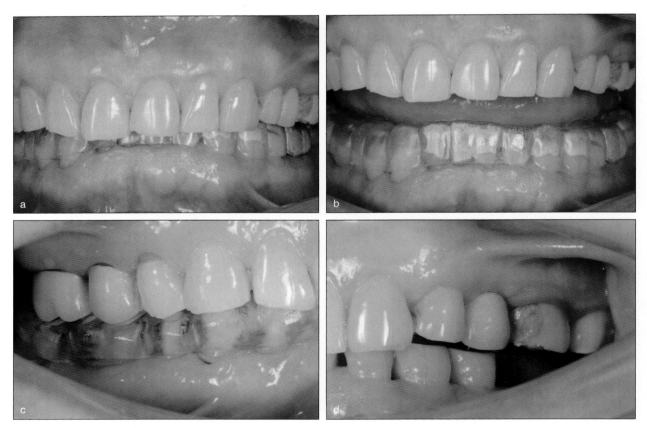

图2.2.10　a～d. 𬌗垫由软质逐步过渡至硬质，𬌗垫厚度为2～3mm

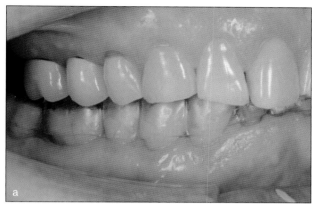
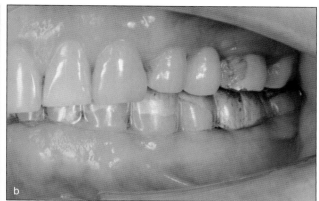

图2.2.11　a，b. 诊断性𬌗垫戴用6个月后的口内咬合情况，可见明显抬高

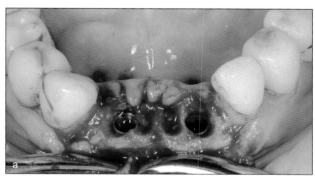
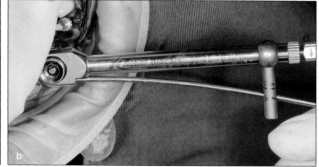

图2.2.12　a，b. 下颌前牙种植，初期稳定性良好

下前牙种植修复，32、31、41、42予以了拔除，修整牙槽骨，32、42两位点即刻植入2颗种植体（图2.2.12）并采用临时基台和树脂桥进行即刻临时修复（图2.2.13）。

上颌正畸治疗，采用了2×4正畸技术整平排齐前牙，改善了前牙覆𬌗覆盖关系（图2.2.14），全口牙列定期牙周检查并予以相应治疗。

正畸治疗结束后，应用Leaf Gauge法取正中关系位，面弓转移上𬌗架，依据前牙美学设计及咬合重建垂直距离完成诊断蜡型设计（图2.2.15～图2.2.17）。

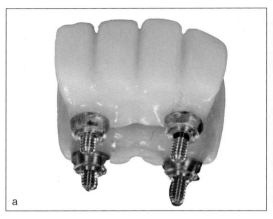

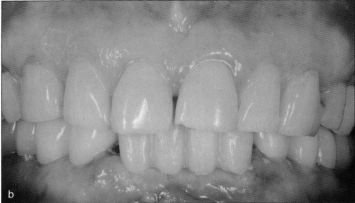

图2.2.13　a，b. 下颌戴入即刻临时修复体

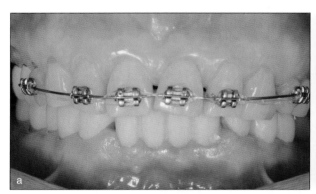

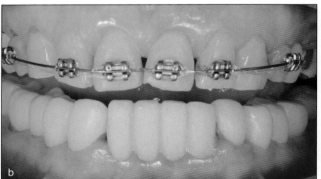

图2.2.14　a，b. 正畸排齐上前牙

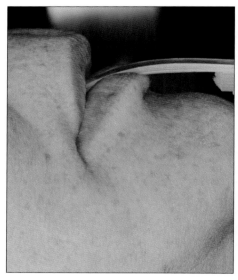

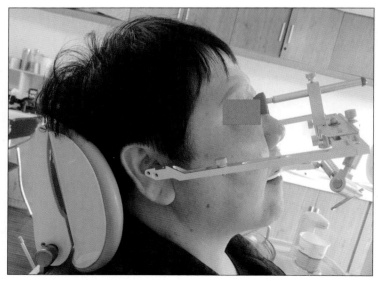

图2.2.15　Leaf Gauge法取正中关系位　　图2.2.16　面弓转移

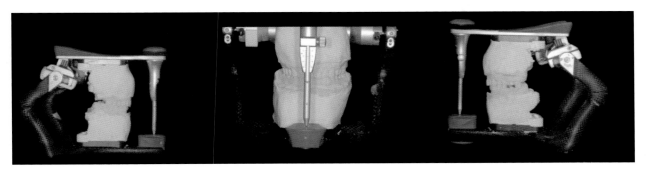

图2.2.17 将正中关系转移至𬌗架

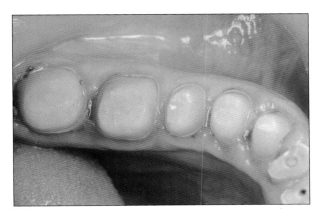

图2.2.18 牙体预备后

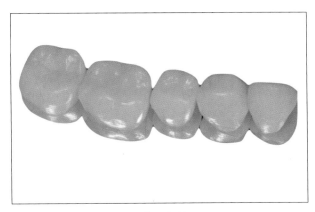

图2.2.19 诊断性临时树脂修复体

第五步：诊断性临时修复

利用诊断蜡型通过数字化扫描技术镜像制作诊断性临时树脂修复体（图2.2.18和图2.2.19）。临时修复体戴入初期患者有不适，逐步调𬌗3周后不适消除并最终获得理想的咬合关系，树脂临时修复体戴用共计约3个月（图2.2.20）。再次通过面弓转移上𬌗架的方法，将现有的咬合关系进行复制和转移，并用光固化树脂制作个性化切导盘，记录个性化的前伸和侧方运动轨迹（图2.2.21）。

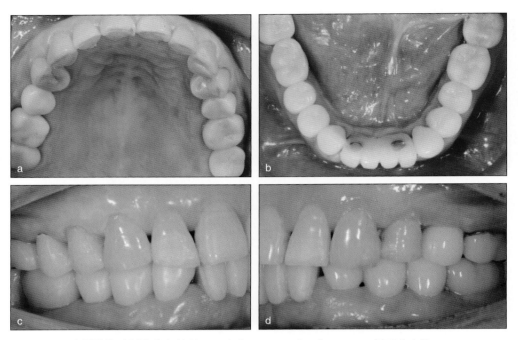

图2.2.20　诊断性临时树脂修复体戴入口内像。a，b. 𬌗面像；c，d. 侧面咬合像

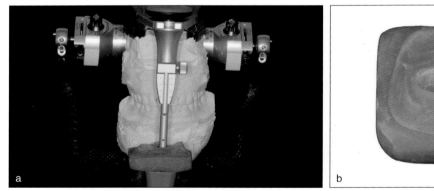
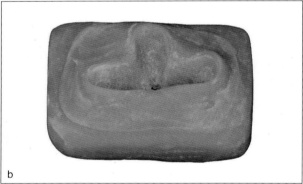

图2.2.21　a，b. 制作个性化切导盘

第六步：美学和咬合的复制转移

采用交叉上殆架转移正中关系（图2.2.22），分段牙体精细预备，采用数字化扫描技术镜像复制修复体[4]，制作氧化锆全冠修复体（图2.2.23），模型上戴入个性化切导盘转移非正中关系并对修复体调殆[5]（图2.2.24）。

第七步：修复体类型和材料的选择

本病例上颌前牙区11、21考虑美观因素选择的玻璃基陶瓷制作贴面，考虑强度其余牙均选择氧化锆制作全冠。

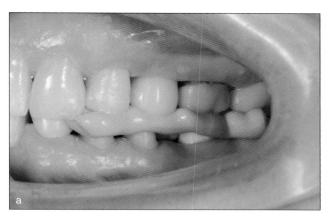
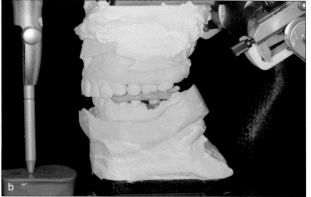

图2.2.22　a，b. 交叉上殆架

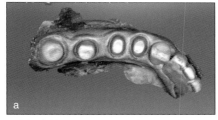
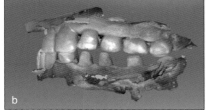
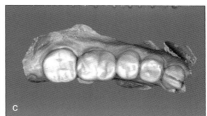
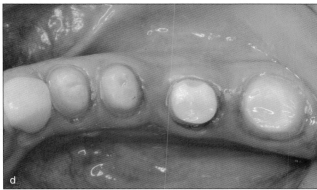
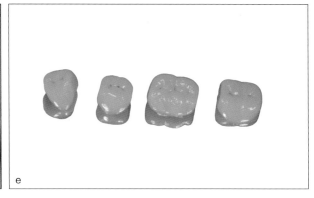

图2.2.23　a～e. 分段牙体预备，制作氧化锆全冠修复体

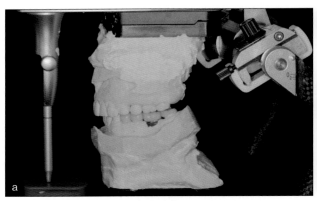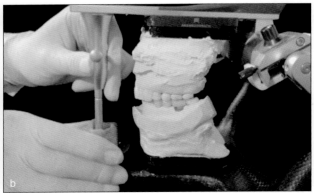

图2.2.24   a，b. 个性化切导盘复制非正中关系

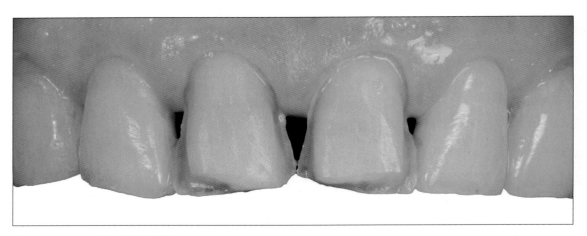

图2.2.25   11、21贴面牙体预备

第八步：最终修复完成

11、21玻璃基陶瓷贴面修复（图2.2.25和图
2.2.26），31、32、41、42种植氧化锆全冠桥修
复（图2.2.27），两侧上下颌后牙区氧化锆全冠
修复（图2.2.28）。

治疗效果评估

通过前后对比可见本病例实现了理想的咬合
重建与美学重建（图2.2.29～图2.2.33）。

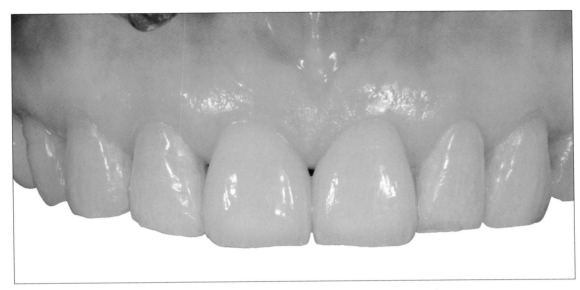

图2.2.26 11、21戴入玻璃基陶瓷制作的贴面

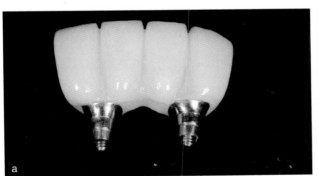
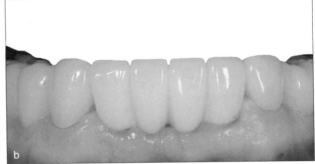

图2.2.27 a，b. 下颌前牙种植氧化锆桥修复，采用螺丝固位

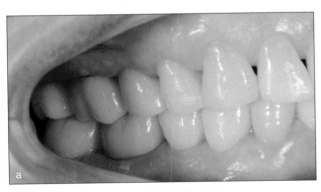
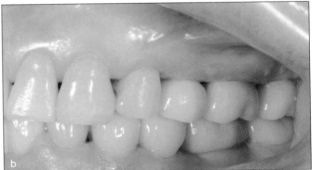

图2.2.28 a，b. 戴入氧化锆制作的全冠

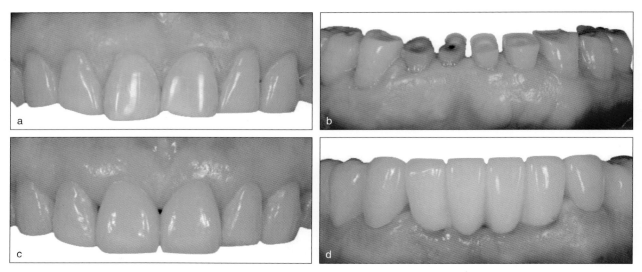

图2.2.29　a~d. 上下颌前牙区治疗前后对比像

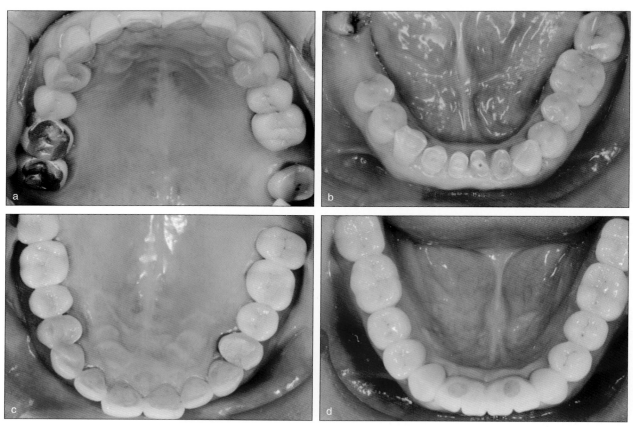

图2.2.30　a~d. 上下颌𬌗面治疗前后对比像

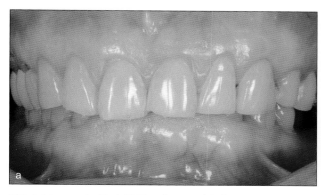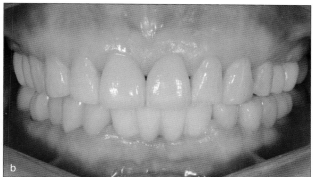

图2.2.31 a，b. 治疗前后口内正面对比像

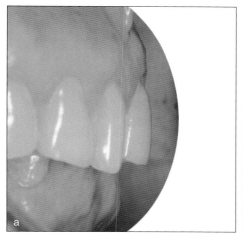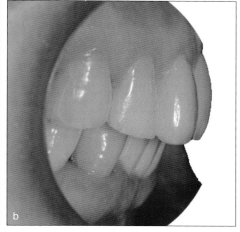

图2.2.32 a，b. 覆𬌗覆盖治疗前后对比像

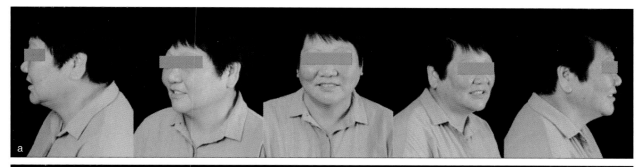

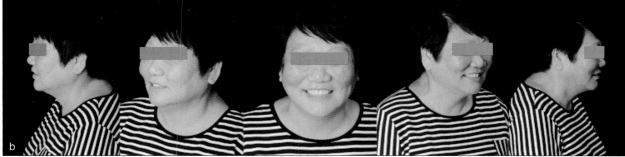

图2.2.33 a，b. 面部治疗前后对比像

复查

戴牙后2个月（图2.2.34）、3个月（图

2.2.35）、5年复查（图2.2.36），患者对治疗效果满意。

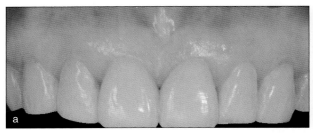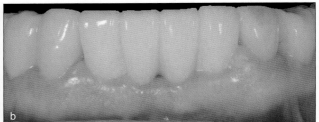

图2.2.34　a，b. 戴牙后2个月

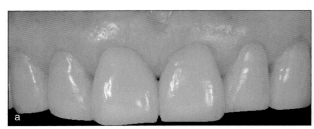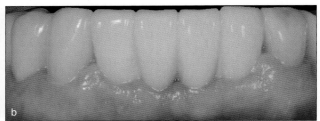

图2.2.35　a，b. 戴牙后3个月

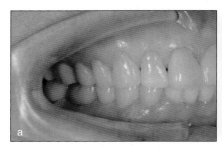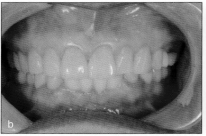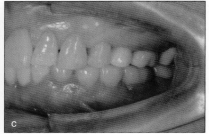

图2.2.36　a～c. 戴牙后5年

分析和讨论

　　咬合重建是一项技术敏感性高的临床技术，应按照标准的临床操作规范以避免咬合重建的并发症。本病例治疗过程在牙列重度磨耗功能美学重建的八步法的指导下，进行多学科联合的序列治疗步骤[6]，以面部引导的口腔美学治疗设计理念及前牙美学设计四要素进行了前牙美学设计和重建，并通过上颌牙列的局部正畸治疗，提供了更好的下前牙修复空间和前牙咬合关系。

　　在本病例中，应用Leaf Gauge法确定正中关系，采用个性化切导盘记录咬合轨迹，试用诊断性临时修复体，通过临时修复体的"试错–调整"的过程寻找能达到健康、功能良好且长期稳定的颌位关系，以确保最终的修复效果。对于咬合重建的垂直距离确定，因为本病例患者年龄较大，所以在正式治疗前采用了诊断性𬌗垫进行了6个月的佩戴，以使肌肉和关节能够适应新的垂直距离。这种非创伤治疗方式虽耗时6个月，但对后面成功地完成咬合重建起到了很好的铺垫作用。

专家点评

　　卢海平教授点评：

　　这是一位内倾型深覆𬌗伴全牙列重度磨耗、牙列缺失、牙髓及根尖病变的患者，作者对其进行了多学科合作的咬合重建治疗。两点体会：

　　1. 有关𬌗垫的使用及颌位确定：作者未详细介绍𬌗垫的类型，该𬌗垫对寻找并稳定颌位是否有帮助待商榷。

　　2. 作者在后牙及下前牙临时冠修复初步恢复咀嚼功能后，通过正畸治疗调整前牙位置及覆𬌗覆盖关系，为最终的修复奠定了良好基础。正畸治疗的介入时机把握得较好。

参考文献

[1] 谭建国. 牙列重度磨耗的病因和鉴别诊断[J]. 中华口腔医学杂志, 2020, 55(8):599-602.

[2] 谭建国, 李德利. 一步一步做好前牙美学设计[J]. 中华口腔医学杂志, 2020, 55(10):799-802.

[3] Zhang SH, He KX, Lin CJ, et al. Efficacy of occlusal splints in the treatment of temporomandibular disorders: a systematic review of randomized controlled trials[J]. Acta Odontol Scand, 2020, 78(8):580-589.

[4] 林潇, 梁超, 岳新新, 等. 数字化技术辅助无牙颌种植固定修复咬合重建的临床应用初探[J]. 中华口腔医学杂志, 2020, 55(11):891-896.

[5] 何凯讯, 张思辉, 陈江. 数字化咬合重建的流程管理[J]. 口腔医学杂志, 2021, 41(3):193-197.

[6] 谭建国. 一步一步做好牙列重度磨耗的功能美学重建[J]. 中华口腔医学杂志, 2020, 55(9):696-700.

殆·协·美——多学科联合治疗重建功能美学病例

本病例为口腔多学科联合治疗重建功能美学病例。患者因牙齿不美观6年前来就诊，要求改善牙齿不美观并恢复正常咬合。经临床检查和评估，患者为安氏Ⅲ类、骨性Ⅲ类高角错殆畸形，同时合并全口多颗牙尤其前牙美学区不同程度牙体缺损及牙髓病变，经全面的功能美学分析为患者制订个性化治疗方案，经牙体牙髓、正畸、修复等口腔多学科联合治疗，最终获得了功能稳定的美学效果。

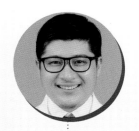

郑胜

口腔医学博士
副主任医师

单位
浙江中医药大学口腔医学院/浙江中医药大学附属口腔医院
简介
浙江中医药大学附属口腔医院种植科副主任
中华口腔医学会口腔美学专业委员会青年讲师
浙江省口腔医学会颞下颌关节病学及殆学专业委员会委员
全球官方口腔美学大师认证（DSD Master）
日本种植专科认证医师
《中国口腔种植临床精萃》编委、《美学新视野》编委
国际牙科学研究协会（IADR）会员
多次获得国内种植美学病例大赛奖项

基本资料

初诊年龄：19岁。

性别：男。

主诉：牙齿不美观9年。

现病史：患者9年前因"地包天"于外院就诊，诊断为安氏Ⅲ类错𬌗畸形，予以金属托槽固定矫治；患者自述矫治结束时咬合关系基本正常，但矫治结束后未遵医嘱佩戴保持器致反𬌗复发，口腔卫生习惯欠佳，全口多颗牙龋损，影响美观及功能，6年前于我院就诊，要求改善牙齿美观，恢复正常咬合。

既往病史：否认药物过敏史与系统疾病史，不吸烟，不嗜酒。

家族史：否认家族遗传史。

临床检查

面部检查

颌面部检查：面下1/3比例稍大，下颌轻度右偏；凹面型；颞下颌关节区检查：双侧关节活动度较对称，无疼痛；开口型略向右偏斜，张口度约4.5cm，肌肉无压痛（图2.3.1）。

口内检查

1. 牙体检查：11近中邻面龋，龋损累及近中切角，舌侧开髓孔有充填物，叩痛（+）；12舌侧窝沟龋，17𬌗面窝沟龋，探诊卡顿感，冷热诊同对照牙；21、22舌侧已充填，充填物边缘继发龋；31近中邻面已充填，充填物表面及边缘不光滑，32唇面中1/3龋，远中邻面有缺损，冷热

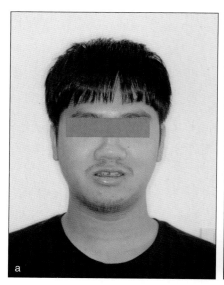
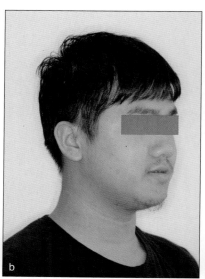
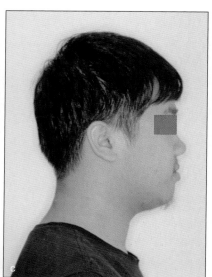

图2.3.1　a～c.治疗前患者面像

诊同对照牙；41、42唇面颈部已充填，边缘继发龋，冷热诊敏感；43大面积龋损，舌侧开髓孔有充填物，叩痛（+）；36、44大面积缺损，𬌗面有充填物，充填物部分脱落，叩痛（+）；余牙唇面原托槽粘接周围有白色脱矿斑（图2.3.2）。

2. 牙列检查：恒牙列；上下牙弓不匹配，双侧磨牙、尖牙近中关系；前牙及前磨牙区反覆𬌗反覆盖，上下前牙区散隙，中线不齐，下颌中线右偏2mm；下颌后退时，上下前牙可形成对刃𬌗（图2.3.3）。

3. 牙周检查：口腔卫生尚可，探诊深度均小于3mm；33龈退缩，CEJ暴露。

4. 软组织检查：舌、口底、前庭沟、唇颊、软硬腭、腺体等软组织及系带附着未见异常，保留婴儿期吞咽习惯。

影像学检查

1. 全景片示：11、41、42、43、44、36邻面低密度透射影，近髓或已及髓，根管内无填充物，根尖区低密度影像；31近中、32远中、33近中邻面有低密度透射影，尚未及髓；18、28阻生，根尖孔尚未闭合；38、48近中阻生（图2.3.4a）。

2. 侧位片示：骨性Ⅲ类，高角，上下前牙唇倾（图2.3.4b，c）。

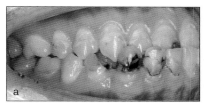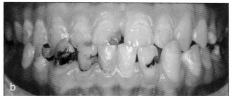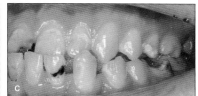

图2.3.2　a～c. 治疗前咬合情况

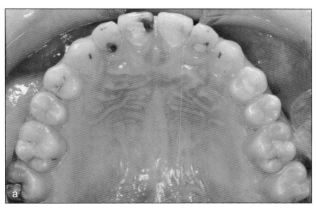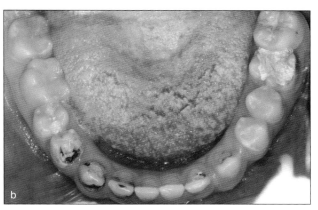

图2.3.3　a，b. 治疗前上下颌牙列检查

诊断

1. 安氏Ⅲ类、骨性Ⅲ类错殆畸形（高角）。

2. 11、41、42、43、44慢性牙髓炎，36慢性根尖周炎。

3. 17、12、21、22、31、32深龋。

4. 18、28、38、48阻生齿。

美学分析

面部分析

1. 正面观

水平关系：瞳孔连线、口角连线、水平线三者相互平行。

垂直关系：颏部轻度右偏。

面部比例：面下1/3稍长（图2.3.5a）。

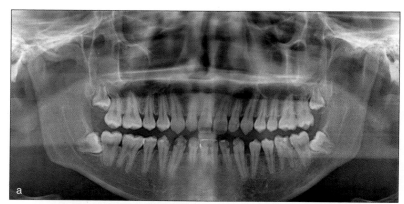

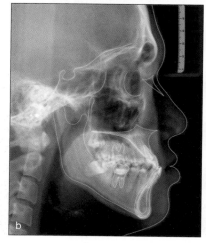

SNA	81.6°
SNB	82.6°
ANB	−1°
MP-FH	37.6°
Y-AX	67.1°
U1-SN	119.2°
L1-MP	86.8°
U1-L1	117°
NLA	92.3°
H角	9.6°

图2.3.4　a.全景片；b.头颅侧位片；c.头影测量分析

2. 侧面观

侧面型：凹面型。

E线：上唇位于E线后，下唇位于E线前。

唇形：中等厚度，下唇轻度外翻（图2.3.5b）。

唇齿分析

1. 笑线：中位。

2. 颊廊：正常。

3. 𬌗平面与口角连线关系：平行。

牙齿分析

1. 排列：前牙及前磨牙段反𬌗，磨牙近中关系。

2. 颜色与形态：多颗牙龋损致色深，不同程度牙体缺损。

患者的要求与期望

患者希望恢复正常咬合关系，美学修复后牙齿亮白，治疗过程尽可能微创，治疗结果能长期稳定。

治疗计划

根据上述检查结果及患者诉求，拟订可选治疗方案如下：

方案一：正畸-正颌联合治疗，纠正骨性Ⅲ类错𬌗，建立正常覆𬌗覆盖，最终通过美学修复治疗改善笑容，终身保持，长期做舌肌功能训练。

方案二：正畸掩饰性治疗，通过前牙部分代

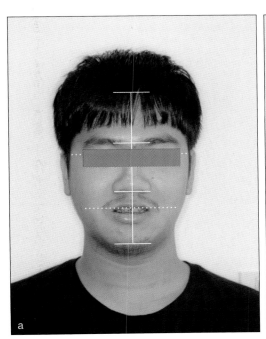
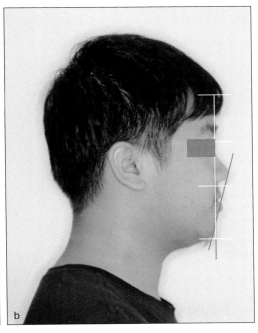

图2.3.5　a，b.治疗前正面及侧貌分析

偿纠正反𬌗，稳定咬合关系，最终通过美学修
复治疗改善笑容，终身保持，长期做舌肌功能
训练。

　　向患者详细交代病情及可选治疗方案，同时
告知患者相应的治疗程序、可能出现的并发症、
预后、费用、治疗过程中及治疗结束后所需的
维护及预防等相关问题，患者知情同意，选择方
案二。

　　具体治疗计划如下：

　　1. 牙体牙髓病治疗并进行口腔卫生宣教。

　　2. 正畸治疗纠正错𬌗畸形，适时应用临时修
复体改善咬合关系。

　　3. 正畸治疗结束保持1年，评估咬合关系稳
定后再行美学区修复治疗。

　　4. 终身保持+长期舌肌功训练，定期随访、
维护。

治疗过程

　　正畸治疗过程：正畸治疗由浙江中医药大学
口腔医学院冯剑颖教授完成，正畸治疗基本维
持原有骨面型，上前牙唇倾，下前牙代偿性舌
倾获得前牙正常覆𬌗覆盖关系及中性关系（图
2.3.6 ~ 图2.3.8）。

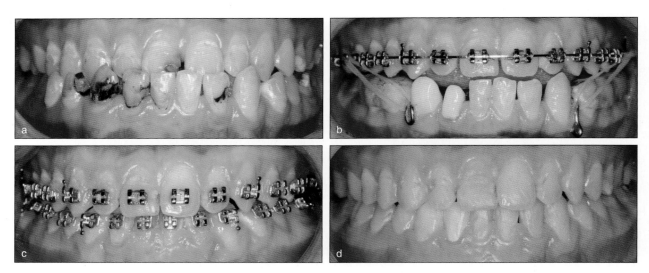

图2.3.6　正畸治疗前后对比。a. 初诊像；b. 1年后复诊像；c. 2年后复诊像；d. 托槽拆除

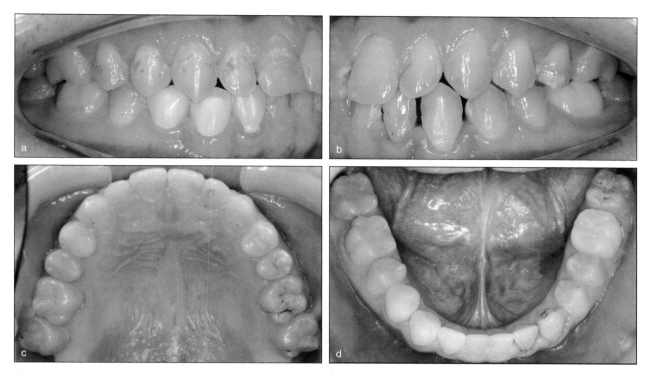

图2.3.7　a~d. 正畸治疗后口内情况

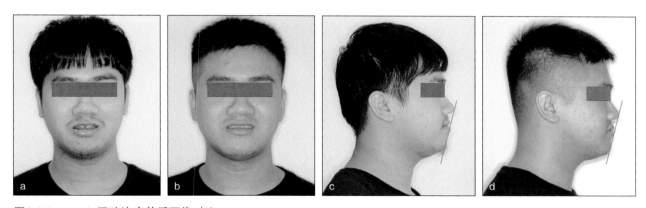

图2.3.8　a~d. 正畸治疗前后面像对比

正畸结束保持1年后行美学分析，微创美学修复治疗。

第一步至第三步：以面部引导的多学科治疗与美学重建设计

治疗方案为多学科联合治疗，已完成正畸阶段治疗。按照面部引导的治疗方案设计原则，根据患者宽微笑、息止位及发音状态时的露牙量，进行上前牙的形态、位置和排列设计（图2.3.9）。

正畸后（修复前）美学缺陷分析：牙齿唇面有色素沉着、颜色暗黄，与患者诉求的牙齿亮白相去甚远。同名牙形态不对称，中切牙长度不一，息止位/发"Ma"音时露牙量不等（图2.3.10～图2.3.12）。

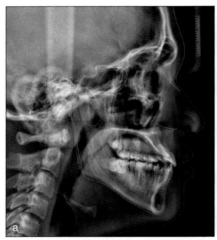

SNA	81.3°
SNB	82.5°
ANB	−1.2°
MP-FH	35.6°
Y-AX	68.7°
U1-SN	121.2°
L1-MP	76.9°
U1-L1	127.7°
NLA	81.5°
H角	9.1°

图2.3.9　a，b. 正畸后头影测量分析

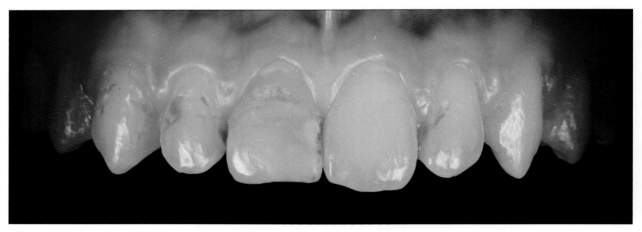

图2.3.10　修复前上前牙正面像

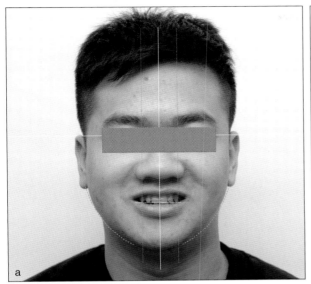
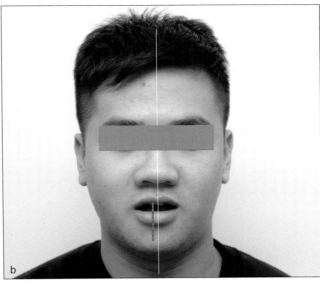

图2.3.11　修复前正面微笑像及发音情况。a，b. 发 "Ma" 音时前牙暴露量（11：1mm，21：2mm）

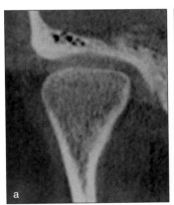
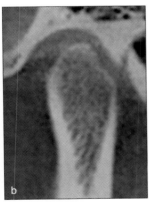
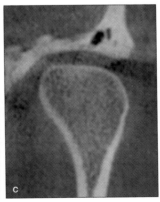
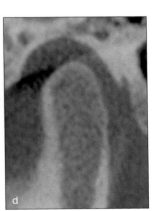

图2.3.12　a~d. 修复前双侧关节CBCT

　　在开始修复前，我们根据下颌功能运动、语音分析、颞下颌关节等，进行修复前功能分析，确定最终咬合和功能协调稳定的修复目标，并进行3D美学设计。

　　1. 下颌功能运动分析：下颌前伸运动前牙引导、侧方运动尖牙引导，工作侧与非工作侧无咬合干扰（图2.3.13）。

　　2. 语音分析：通过视频及照片记录患者发 "Ma" "E" "F" "S" 音时的唇齿关系，可清晰准确地发以上音符（图2.3.14）。

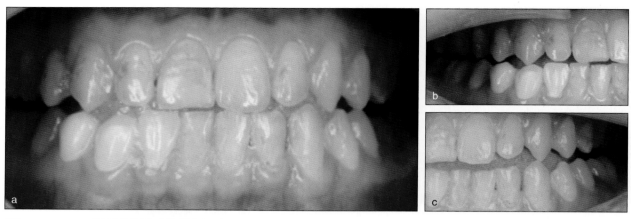

图2.3.13　a~c.下颌前伸运动和侧方运动

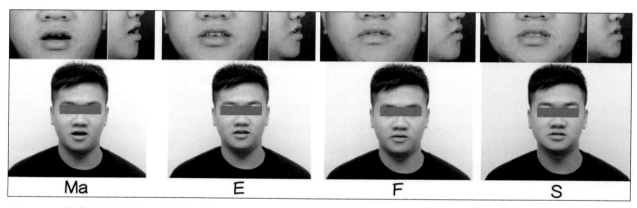

图2.3.14　修复前患者发音时面像及唇齿关系

3. 颞下颌关节区检查：双侧关节活动度较对称，无疼痛，开口度约4.5cm，肌肉无压痛。

第四步、第五步：咬合重建设计与诊断性临时修复

修复前美学修复设计（基于咬合功能协调稳定美学设计）。

1. 正面宽微笑照+上颌STL文件导入3D美学软件设计。

设计时协调面中线与牙中线关系，中切牙切缘平面与瞳孔连线及水平面关系，龈缘曲线、龈乳头曲线与微笑曲线三者关系（图2.3.15）。

2. 获得治疗性诊断饰面及最终美学修复预期结果，设计中切牙宽长比78%（图2.3.16）。

制作诊断性临时修复体：3D打印诊断饰面并进行口内诊断饰面试戴（图2.3.17）。

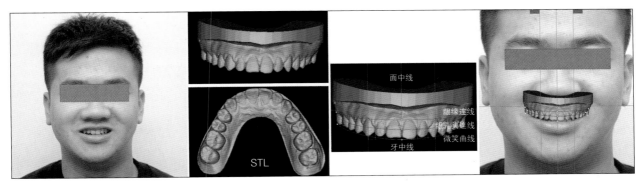

图2.3.15 上前牙数字化美学分析

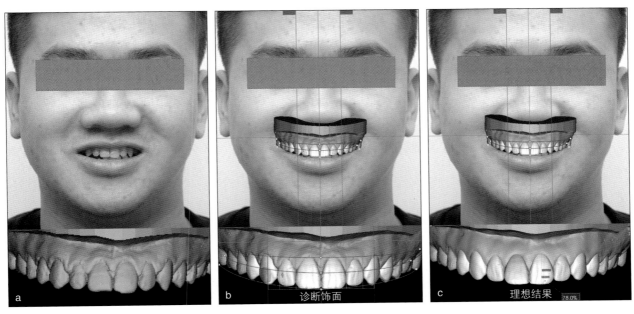

图2.3.16 a～c. 上前牙3D数字化美学设计

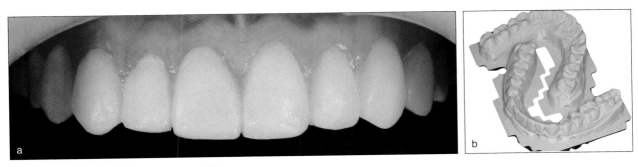

图2.3.17 a，b. 诊断饰面的制作和试戴

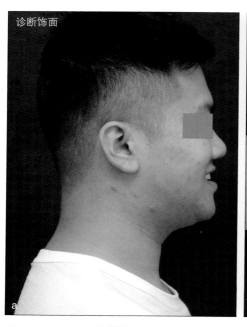 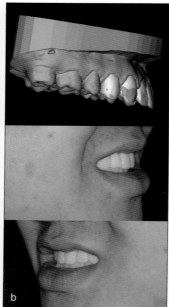 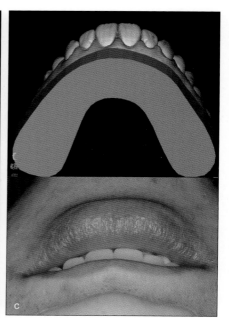

图2.3.18　a~c. 诊断饰面与美学设计对比

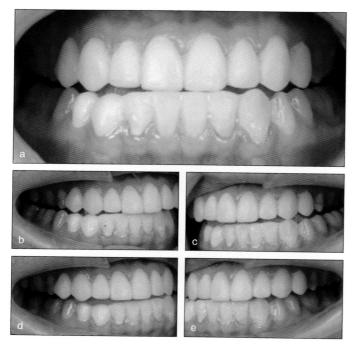

图2.3.19　a~e. 诊断饰面调殆

制作诊断饰面后，上前牙美学区颜色形态及微笑曲线改善明显，微笑时唇齿关系良好，美学效果良好（图2.3.18）。

下颌功能运动功能验证分析：予以调殆最终建立前伸运动前牙引导，侧方运动尖牙引导，工作侧与非工作侧均无咬合干扰（图2.3.19）。

第六步：美学和咬合的复制转移

面弓转移，制作个性化切导盘、上𬌗架再次检查咬合（图2.3.20）。

开始正式修复，进行牙体预备：在诊断饰面上行牙体预备，控制牙体预备量，显微镜下操作精修抛光（图2.3.21）。

比色照片记录基牙比色，偏振滤镜比色（图2.3.22）。

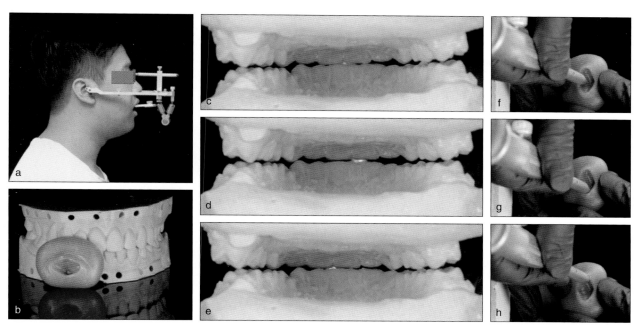

图2.3.20　a~h. 面弓转移上𬌗架并制作个性化切导盘

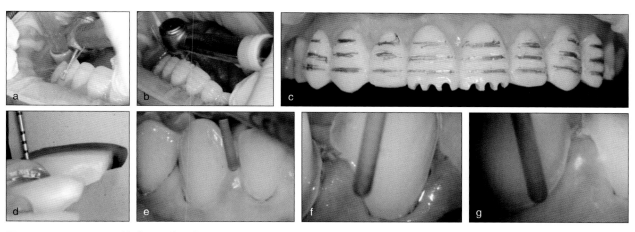

图2.3.21　a~g. 上下前贴面牙体预备

第七步、第八步：修复体类型和材料的选择及最终修复完成

技师采用交叉上𬌗架的方法，使用个性化切导盘，转移和复制临时修复体确定的美学设计及咬合设计到工作模型，并制作全瓷修复体，完成最终修复体的制作与戴入。

在橡皮障下完成修复体粘接，去除多余粘接剂、调𬌗抛光（图2.3.23）。

全部修复体完成粘接，制作压膜式保持器，2周后（2019年9月11日）复诊检查。

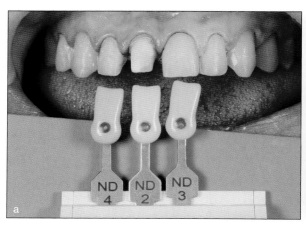
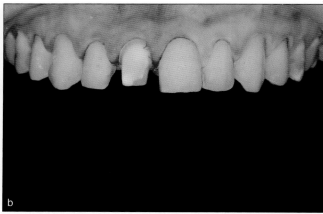

图2.3.22　a，b. 牙体预备后比色

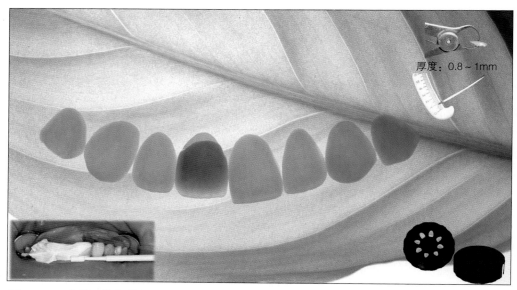

图2.3.23　上前牙修复体的试戴粘接

　　此时，前牙覆𬌗覆盖关系正常，上下前牙牙龈健康（图2.3.24）。

　　前牙美学修复后再次进行功能分析：前伸运动前牙引导，侧方运动尖牙引导，工作侧与非工作侧均无咬合干扰（图2.3.25）。

　　语音分析：记录患者发"Ma""E""F""S"音时的唇齿关系，可清晰、准确地发以上音符（图2.3.26）。

　　最终美学修复效果对比（图2.3.27）。

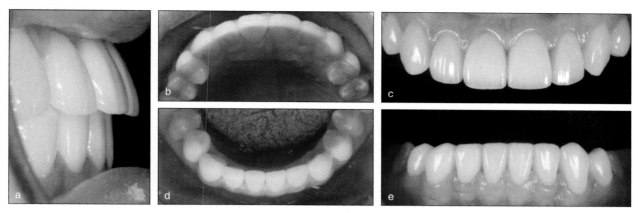

图2.3.24　a～e. 修复体试戴粘接完成

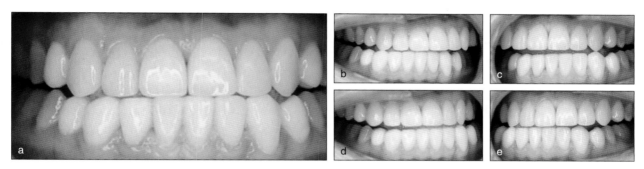

图2.3.25　a～e. 修复后前伸运动和侧方运动

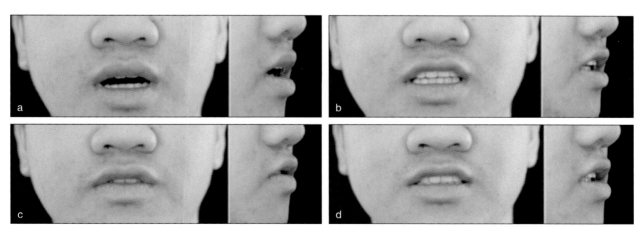

图2.3.26　a～d. 修复后发音检查

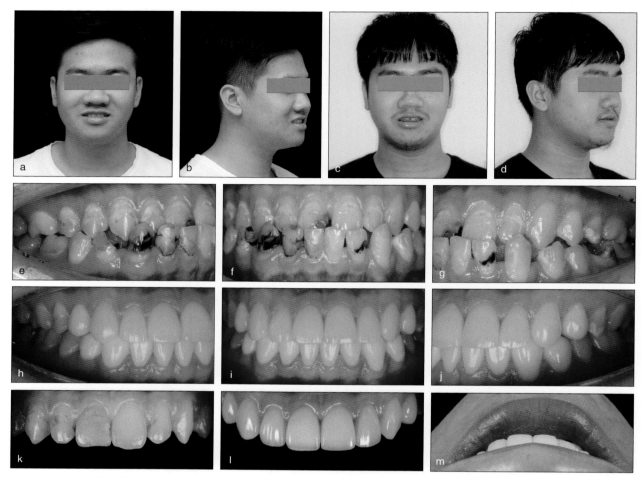

图2.3.27　a~l. 修复前后面像及口内牙列对比；m. 修复后12点钟位置微笑时，上牙切缘连线与下唇干湿线协调

复查

1. 定期检查，评估咬合及修复体情况。

2. 美学修复2年后复诊，修复体完好，龈缘健康（图2.3.28）。

3. 下颌前伸运动及侧方运动协调稳定（图2.3.29）。

4. 颞下颌关节区检查：双侧关节活动度对称，无疼痛，开口度约4.5cm，肌肉无压痛。

CBCT示：牙根均位于牙槽骨内，唇侧骨板完整（图2.3.30）。

关节CT示：双侧髁突形态及其位于关节窝位置基本对称（图2.3.31）。

5. 随访及维护：告知患者戴牙后注意事项，进行口腔卫生宣教，一定遵医嘱佩戴保持器，并长期进行舌肌功能训练，定期复诊。

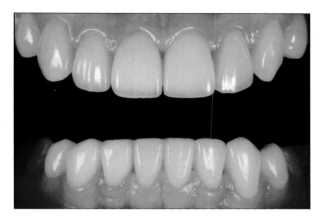

图2.3.28　修复后2年复诊，上下前牙修复体及软组织情况

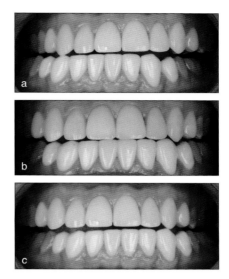

图2.3.29　a，c.侧方运动检查；b.前伸运动检查

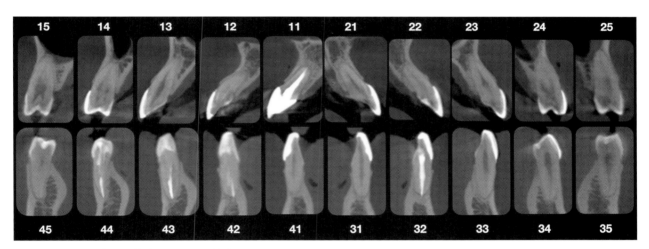

图2.3.30　上下前牙及前磨牙区CBCT检查

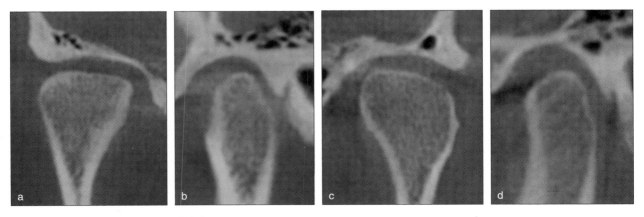

图2.3.31　a~d.双侧颞下颌关节检查

分析和讨论

　　患者为安氏Ⅲ类、骨性Ⅲ类错𬌗畸形（高角）。与患者充分沟通后，采用正畸掩饰性治疗，通过前牙部分代偿纠正反𬌗，稳定咬合关系，并建议终身保持，长期做舌肌功能训练。故本病例在美学修复治疗之前，进行了1年的保持，避免正畸术后复发影响修复阶段的美学分析与最终修复效果[1]。

　　本病例为二次正畸病例，初诊时口内可见大量龋齿与托槽周围的牙釉质脱矿。有试验证明，使用固定矫治器的青年龋病活跃度增加，龋病敏感度增强。正畸治疗的患者比不治疗的患者发展龋白斑（white spot lesion，WSL）明显有更高的风险。所以我们在正畸治疗过程中，需通过充分的口腔卫生宣教、口腔综合防治、氟化物的应用以及合理的临床操作，来减少正畸患者的患龋风险[2-3]。

　　本病例设计最终咬合为尖牙保护𬌗。贴面作为单独的修复体，强度较全冠低，但完成粘接后形成的复合体，具有足够的强度来承担尖牙引导功能[4-6]。但基牙脱矿、龋坏也让贴面修复难度增加，牙体预备、比色、印模制取、贴面粘接的准确操作尤为重要[7-8]。

　　已有许多学者和文献在研究错𬌗畸形与牙齿磨耗的关系[9]，二者在临床的发生发展上具有一定的相关性，例如像本病例这样的Ⅲ类高角患者，由于前牙没有稳定的咬合接触，在咀嚼过程中可能所有的咬合负担都被后牙承担，久而久之，可能出现后牙重度磨耗，而前牙的反覆𬌗会加深。文献也报道了磨耗发生后的类型、结果特点与高低角有关系：高角与后牙磨耗相关性较高，低角则与前牙磨耗相关。当然，临床观察到的相关性并不能说明错𬌗畸形与磨耗存在因果关系，本病例的患者也暂未出现后牙的明显磨耗，但我们仍然能够得到启发：正畸+修复治疗后咬合的稳定性非常重要，对酸蚀和磨耗病因的预防也是不可少的。

　　作者感悟：本病例为口腔多学科联合治疗并重建功能美学病例，自2016年3月4日初诊至2019年8月27日完成最终修复，临床时长约42个月，诊疗过程以谭建国教授的八步法序列治疗体系为指导，分别于正畸前后进行以面部引导的多学科治疗与美学重建设计，并以八步法序列治疗为临床诊疗清单，遵循执行，最终在医患技三方共同努力下获得较满意的临床效果。

专家点评

卢海平教授点评：

本病例为高角骨性Ⅲ类患者，合并严重龋损。作者通过牙体牙髓、正畸、修复等口腔多学科联合治疗，取得了较好的治疗效果。骨性Ⅲ类的正畸代偿治疗，可以舌移下切牙或唇移上切牙，或两者结合，需根据骨骼畸形的程度、上下颌切牙倾斜度及其唇舌侧骨壁厚度而定。建议随访复查时要特别关注上颌切牙是否有咬合创伤，下前牙位置以及舌功能的长期保持是本病例能否长期稳定的关键。能否加大下颌切牙舌侧移动，尽量减少上颌切牙唇倾，在"边缘"处寻找巧妙的平衡是本病例很有意思的挑战点。

谭建国教授点评：

本病例虽然不是一个严格意义上的牙列重度磨耗患者，但是其设计和治疗运用了牙列重度磨耗八步法序列治疗的理念。通过本病例，我们可以看到八步法序列治疗不仅可以应用于牙列重度磨耗患者的治疗，八步法序列治疗的理念、思维以及理论和技术还可以应用到种植、修复、正畸、正颌等其他复杂的全口重建病例的治疗。

本病例治疗程序前三步的多学科治疗设计和美学重建设计同样遵从了"面部引导的治疗设计"原则。上颌中切牙切缘位置的确定同样是修复、种植以及正畸、正颌等复杂的全口重建治疗方案设计的关键。

参考文献

[1] Ustun O, Ozturk AN. The evaluation of stress patterns in porcelain laminate veneers with different restoration designs and loading angles induced by functional loads: a three-dimensional finite element analysis study[J]. Niger J Clin Pract, 2018, 21(3):337-342.

[2] Oulis CJ, Tsinidou K, Vadiakas G, et al. Caries prevalence of 5, 12 and 15-year-old Greek children: a national pathfinder survey[J]. Community Dent Health, 2012, 29:29-32.

[3] 胡素萍, 刘乃革. 青年固定矫治中龋病活跃性变化的观察[J]. 青岛医药, 2002, 34:113-114.

[4] 谭建国. 一步一步做好牙列重度磨耗的功能美学重建[J]. 中华口腔医学杂志, 2020, 55(9):696-700.

[5] 谭建国. 一步一步做好牙列重度磨耗咬合重建中咬合关系的复制和转移[J]. 中华口腔医学杂志, 2021, 56(8):825-828.

[6] 谭建国. 牙体缺损微创修复的贴面类型和应用[J]. 中华口腔医学杂志, 2020, 55(7):515-518.

[7] 刘晓强, 谭建国. 一步一步做好美学修复印模[J]. 中华口腔医学杂志, 2021, 56(5):502-506.

[8] 陈立, 谭建国. 一步一步做好口腔美学修复临床比色[J]. 中华口腔医学杂志, 2021, 56(7):715-720.

[9] Li Z, Yang Z, Lan T, et al. Worn is born: The role of the maxillo-mandibular relation in management of worn dentition[J]. Med Hypotheses, 2017, 104:156-159.

数字化助力——美学引导重度牙列磨耗的功能美学重建

牙列重度磨耗是一种常见的口腔美学缺陷疾病，主要为牙齿硬组织美学缺陷，涉及牙齿形态和颜色美学缺陷，也可同时伴牙周组织美学缺陷和牙列空间美学缺陷。本病例的患者既有牙齿的重度磨耗，又有露龈笑的问题，因此我们联合修复和牙周治疗，改善美观，重建功能。

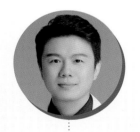

单位

杭州博凡口腔医院

简介

杭州博凡口腔医院修复科学科带头人

口腔医学和口腔工艺技术双专业

口腔美学大师认证（DSD Master）

中华口腔医学会口腔美学专业委员会会员

上海交通大学第九人民医院口外牙种植专科进修

国际种植牙医师学会（ICOI）会员

华人美学牙科学会（CAED）会员

第一届浙江省杭州市口腔医学会优秀病例奖

第二届海峡两岸口腔跨学科优秀病例奖

第一届福建省泉州市口腔医学院优秀病例展评

第六届中华口腔医学会口腔美学专业委员会病例大赛优秀奖

中华口腔医学会民营口腔医疗分会全科病例大赛20强

浙江省口腔医学会病例大赛二等奖

代露露

主治医师

基本资料

初诊年龄：45岁。

性别：女。

主诉：牙齿咀嚼敏感无力。

现病史：患者自觉牙齿咀嚼无力，牙齿较小且咬合较深，并自觉牙齿磨损，进食咀嚼敏感酸痛，要求改善美观及咀嚼酸痛。

既往史：体健，无系统疾病史，有牙科就诊史，有夜磨牙史。

过敏史：否认过敏史。

临床检查

面部检查

面部一般检查发现患者面部未见明显异常，面下垂直距离降低，高位笑线。触诊发现颞肌中份和颞肌后份及颞下颌关节未扪及明显异常（图2.4.1）。

口内检查

患者双侧磨牙为安氏Ⅰ类关系，上下前后牙重度磨损，全口卫生状况不良（图2.4.2和图2.4.3）。

影像学检查

全景片及CBCT显示，双侧颞下颌关节及咀嚼肌未见明显异常（图2.4.4和图2.4.5）。

诊断

1. 牙列重度磨耗。

2. 微笑美学缺陷（高位笑线）。

3. 38近中水平阻生。

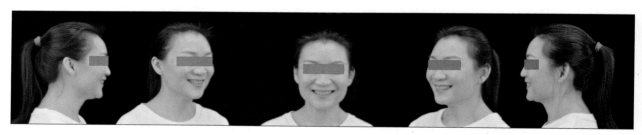

图2.4.1　初诊面像

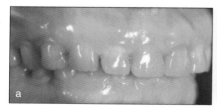
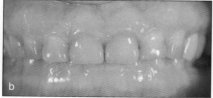
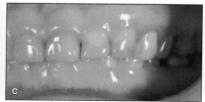

图2.4.2　a～c. 口内初诊咬合像

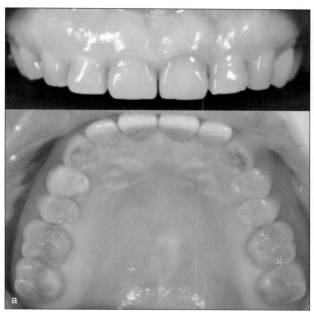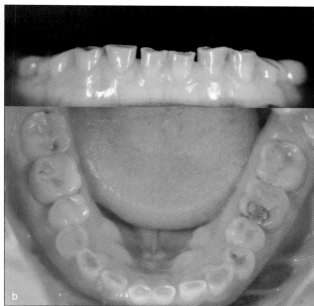

图2.4.3　a，b. 口内初诊殆面像

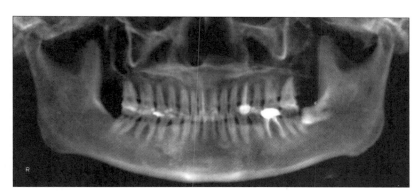

图2.4.4　初诊全景片

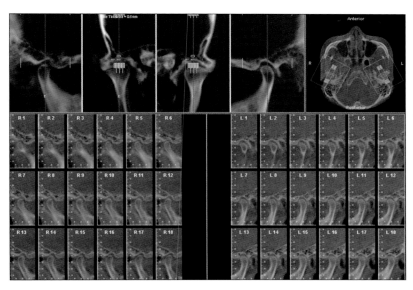

图2.4.5　颞下颌关节CBCT

治疗计划

1. 牙体牙髓、牙周基础治疗。
2. 目标：恢复磨损牙体，修复重建稳定咬合关系。
3. 改善微笑美学缺陷，正畸科会诊，调整高位笑线龈缘高度并设计正畸压低方案（患者拒绝）和冠延长术方案。
4. 全生命周期口腔健康维护。

治疗过程

第一步：磨耗病因的诊断和风险评估

根据LAAC原则：牙齿磨耗发生的部位（location）、磨耗面的表面特征（appearance）、上下颌相对牙齿的磨耗量对比（amount）、上下颌相对牙齿的磨耗面有无咬合接触（contact），综上分析（图2.4.6），化学因素为主、机械因素为辅的多病因混合、交替导致。

第二步：多学科治疗设计

患者高位笑线，并且前牙磨损短小，增加因磨耗变短上前牙牙冠高度有两种方法：①切缘直接增加临床冠高度；②于龈方增加上前牙临床冠高度，可采取正畸压低或者冠延长术增加临床冠高度后再全冠或贴面改善前牙形态。本病例经前牙美学设计并且与患者方案沟通，确定切缘位置及牙冠高度后，决定行冠延长术。

牙周检查口内及全景片显示未见明显异常，11、24、36显示根管有高密度影像，根尖未见明显异常；38近中水平阻生（图2.4.7和图2.4.8）。

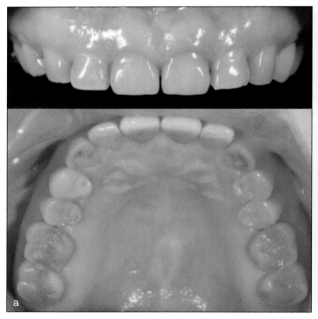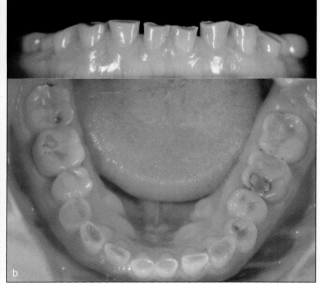

图2.4.6　a，b. 磨耗病因分析口内像

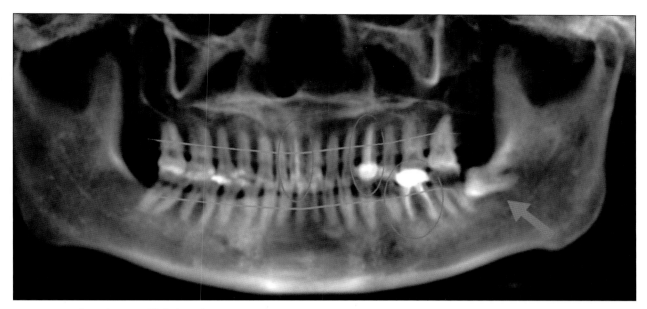

图2.4.7 牙体牙髓、牙周检查全景片

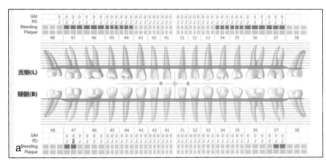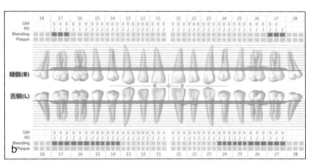

图2.4.8 a，b. 牙周检查记表

第三步：美学重建设计

符合美学标准的牙齿形态、大小、位置和排列，依前牙美学设计4个重点要素：上颌中切牙切缘的位置、临床冠的长宽比、龈缘的位置、上前牙的宽度比，美学设计见图2.4.9～图2.4.13。

第四步：咬合重建设计

正中咬合：患者有稳定的牙尖交错位，且颞下颌关节和咀嚼肌无明显异常，故设计颌位参考原有牙尖交错位设计。

非正中咬合：该患者设计前伸切牙引导，侧方咬合为尖牙保护粭，前伸和侧方运动时后牙咬合分离角最小。

垂直距离：根据修复所需要空间，增加最小垂直距离（图2.4.14）。

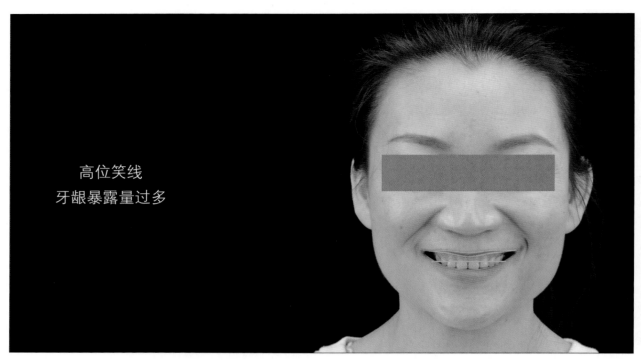

高位笑线

牙龈暴露量过多

图2.4.9 微笑美学缺陷分析

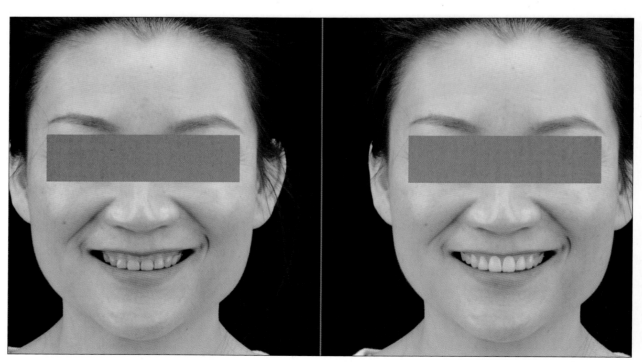

图2.4.10 前牙区2D美学设计

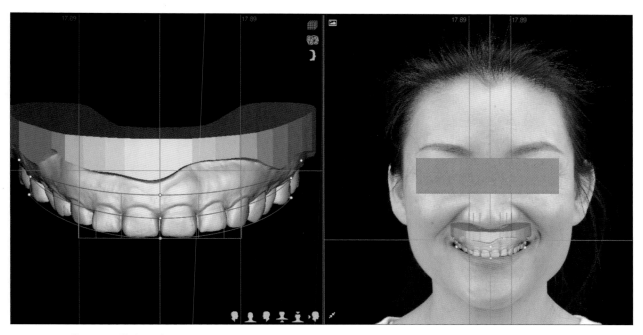

图2.4.11　前牙区3D美学设计

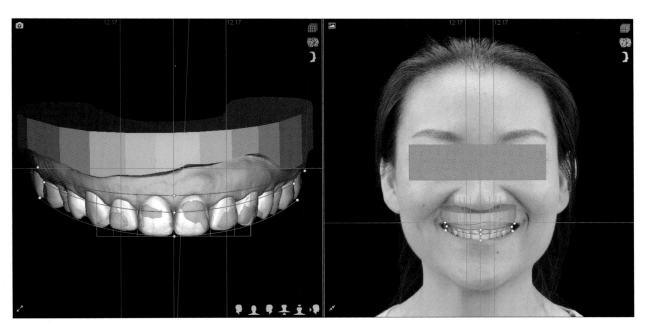

图2.4.12　3D美学设计生成

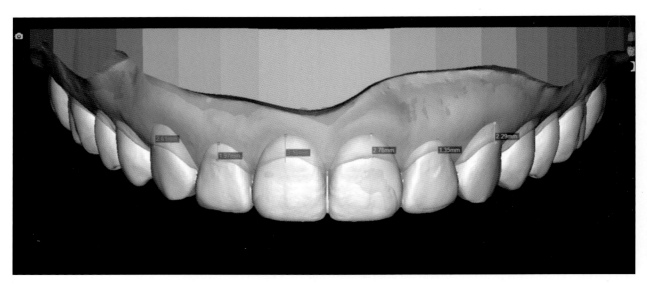

图2.4.13   上前牙区龈缘轮廓–冠延长术参考数据

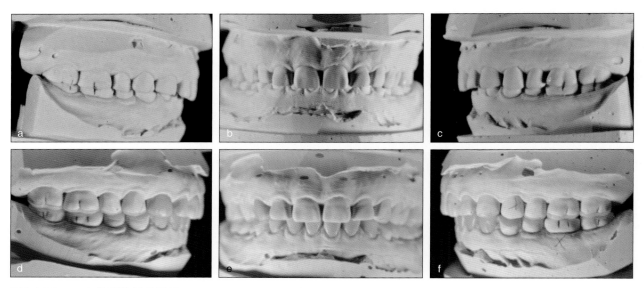

图2.4.14   a~f. 临时修复体设计

第五步：诊断性临时修复

间接法在𬌗架设计临时修复体，口内粘接后并进行微调𬌗，患者3天后就自觉适应了垂直高度，并且观察3个月并没有明显咀嚼肌不适，及颞下颌关节不适症状（图2.4.15）。

第六步、第七步：美学和咬合的复制转移及修复体类型和材料的选择

上前牙冠延长术后3个月修复，采取单颗切削，全冠设计并且数字化复制咬合及前牙牙齿形态。𬌗架及个性化切导验证正中与非正中关系（图2.4.16～图2.4.21）。

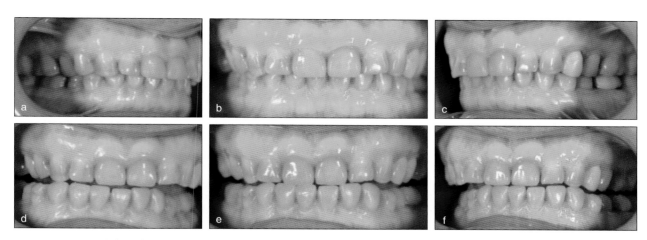

图2.4.15　a～f. 诊断性临时修复体

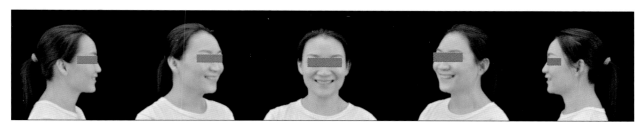

图2.4.16　前牙区美学诊断饰面

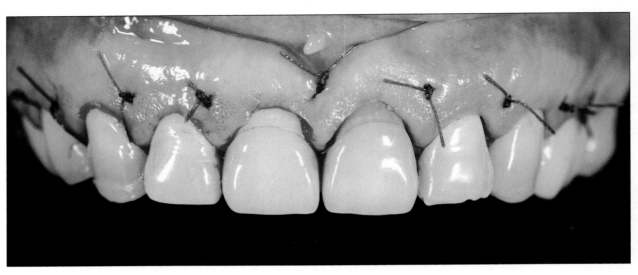

图2.4.17　前牙美学区冠延长术

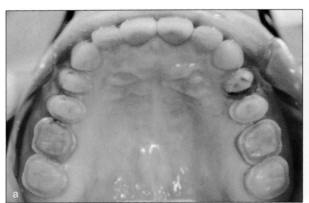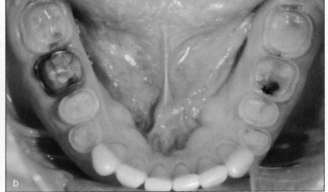

图2.4.18　a，b. 后牙区段牙体预备

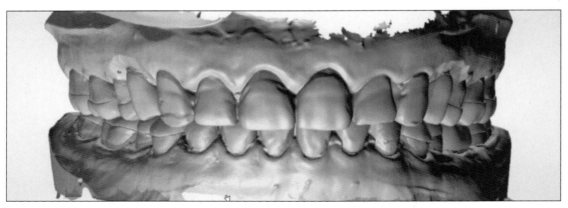

图2.4.19　后牙数字化设计

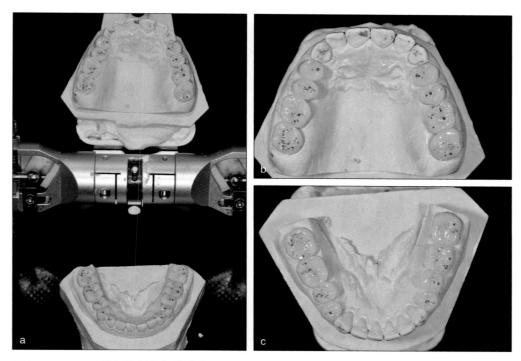

图2.4.20　a～c.𬴃架验证修复体咬合

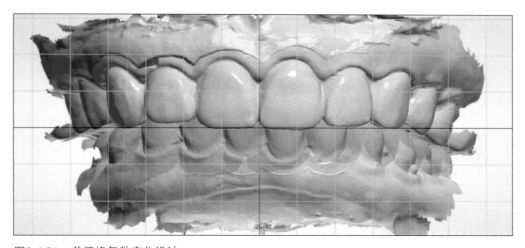

图2.4.21　前牙修复数字化设计

第八步：最终修复完成

　　数字化结合传统修复，双向验证咬合及美学区设计，戴牙即刻患者非常满意，实现了最初设计，戴牙后1周、1个月、6个月，复查效果稳定，牙周健康。后续制订6个月复查计划，至今完成3年，复查稳定（图2.4.22～图2.4.26）。

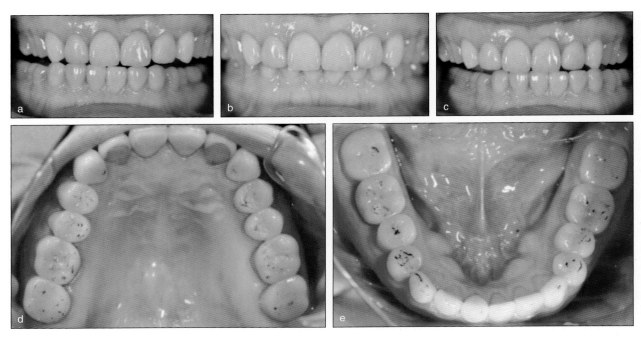

图2.4.22　a～e. 最终修复

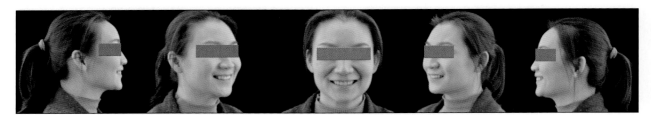

图2.4.23　最终修复颜面微笑像

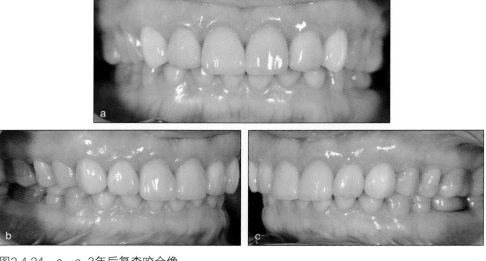

图2.4.24　a～c. 3年后复查咬合像

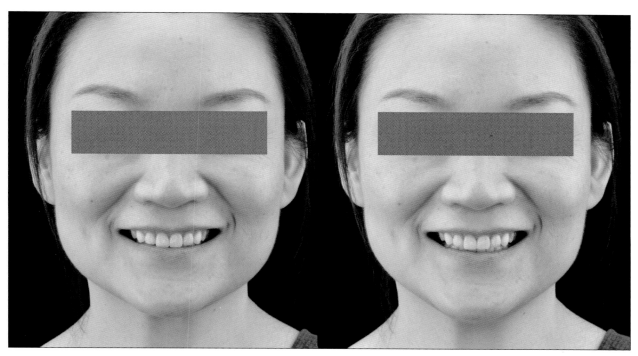

图2.4.25　3年后复查微笑像

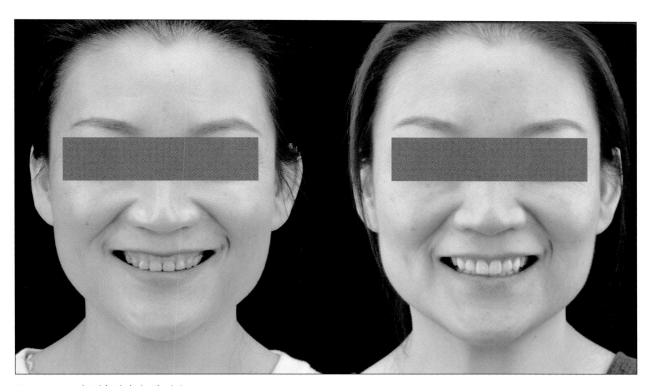

图2.4.26　3年后复查与初诊对比

分析和讨论

　　牙列重度磨耗的功能美学重建是一个复杂的、序列的治疗过程[1-2]。医生需要详细了解患者的主观美学诉求，对口颌面、唇、齿、牙周软组织等进行全面客观的检查；在正确诊断的基础上进行个性化的美学设计、咬合设计；借助各种手段，准确、真实、直观地将医生的美学设计思想表达给患者，进行医患沟通并形成以终为始的美学修复设计；最后通过医技沟通，指导技师完成修复体制作。在本病例中，虽然患者以"咀嚼功能障碍"为主诉来就诊，但通过检查和分析我们发现，牙列重度磨耗也给患者带来了美学缺陷，即前牙变短，同时伴有露龈笑。因此本病例遵循"面部引导的口腔美学治疗设计"理念[3]，从美学出发，引导咬合功能的设计和重建，最终采用微创、精准的治疗方法，选择适当的全瓷材料与修复方法[4]，获得了美学和功能俱佳的治疗效果。

　　数字化美学设计的目的是直观、准确地向患者传达治疗方案和治疗步骤，进行医患、医技沟通。随着数字化技术的发展，数字化印模、虚拟𬌗架、数字化加工等技术逐渐在口腔临床得到应用，虚拟设计结合模型与功能𬌗架能大大减少咬合设计的误差。数字化技术还能准确地将最终经过患者检验无误的临时修复体复制到正式的修复体上，大大提高了治疗效果的可预期性[5]。笔者相信牙列重度磨耗的功能美学重建也将逐渐向数字化全流程发展。

　　作为口腔医生，在面对牙列重度磨耗的患者时，我们在提供修复治疗的同时还应当遵循"防大于治"的理念[6]，对于牙齿已经发生中度或重度磨耗但并未出现主诉症状的患者，应建议其定期复查，及时监控以判断磨耗是否处于进展期。我们在修复重建时也应遵循动态修复的理念，尽量采取微创的治疗方法。本病例后牙修复选择𬌗贴面的修复类型，能在抬高咬合、重建咬合关系的同时最大限度地保留患者健康的牙体组织。当然𬌗贴面的成功与准确的预备、印模和粘接都息息相关[7-8]，每一步精细的操作才能保证后续长久的效果。

专家点评

栾庆先教授、谭建国教授点评：

本病例检查全面，尤其是纳入了关节和牙周的系统检查，针对牙列的磨耗进行了正确的诊断和合理的治疗设计，一步一步地完成了美学修复，并对长期疗效进行了观察。如能在问诊中增加是否饮用碳酸饮料、是否有胃反酸等内容，加深对病因的了解会更好。近中埋伏阻生的38因与37远中牙周的健康密切相关，因此38的治疗设计也应该有所交代。关于冠延长术后修复的时机，文献中多数提出需要3周，但这个数据多是西方人群的研究，亚洲人群的牙龈薄龈型较多，牙龈的位置和形态稳定可能需要更长的时间，牙龈完全稳定后可能与术前设计会略有差异。所以3周后，对于前牙区有美学要求的病例可进行临时修复体修复，但正式修复建议在3～6个月后进行，必要时可对龈缘进行少量的激光修整、改善外形。冠延长术后的临时修复体也要求边缘密合性较高、不能造成菌斑的堆积，并且在牙体预备时都把生物学宽度保留住。

本病例前牙外形短小，并伴有露龈笑，为改善前牙的露龈笑，作者进行了冠延长术。但出现露龈笑的原因有很多，尤其是伴有牙列重度磨耗的患者，是否是单纯的被动萌出不足还是因磨耗而出现的代偿性过萌？这一点非常重要，是指导多学科治疗设计的关键。鉴别点包括切端磨耗量与露龈笑的程度是否一致、上前牙釉牙骨质界的位置、龈缘是否协调等。由于本病例上颌中切牙已进行全冠修复，无法直接判断切端的磨耗量，因此需仔细检查前牙釉牙骨质界的位置。若是单纯的被动萌出不足，应在牙周探诊时探不到釉牙骨质界；此时进行冠延长术是合理的。而若在牙周基本健康的情况下，前牙的釉牙骨质界位于龈上，那么很有可能是切端磨耗后牙齿出现了代偿性萌出；此时则需要正畸的方法压低上前牙，再通过修复恢复切端，而不是单纯进行冠延长术。

参考文献

[1] 谭建国. 一步一步做好牙列重度磨耗的功能美学重建[J]. 中华口腔医学杂志, 2020, 55(9):696-700.

[2] 谭建国. 牙列重度磨耗的病因和鉴别诊断[J]. 中华口腔医学杂志, 2020,55(8):599-602.

[3] Sarver DM, Ackerman MB. Dynamic smile visualization and quantification: Part 2. Smile analysis and treatment strategies[J]. Am J Orthod Dentofacial Orthop, 2003, 124(2):116-127.

[4] 中华口腔医学会口腔美学专业委员会, 中华口腔医学会口腔材料专业委员会. 全瓷美学修复材料临床应用专家共识[J]. 中华口腔医学杂志, 2019, 54(12): 825-828.

[5] 谭建国. 数字化技术在牙列重度磨耗功能美学重建中的应用[J]. 中华口腔医学杂志, 2022, 57(10):1009-1014.

[6] Loomans B, Opdam N, Attin T, et al. Severe Tooth Wear: European Consensus Statement on Management Guidelines[J]. J Adhes Dent, 2017, 19(2):111-119.

[7] 谭建国, 杨洋. 一步一步做好全瓷修复粘接[J]. 中华口腔医学杂志, 2021, 56(1):119-123.

[8] 刘晓强, 谭建国. 一步一步做好微创修复的贴面牙体预备[J]. 中华口腔医学杂志, 2021, 56(3):306-310.

咬合重建
Occlusal Rehabilitation

吴为良　王楠　陈文龙　王昊

咬合重建，是医学科学与艺术的融合。

口腔咀嚼系统精妙绝伦，小到一个牙尖的形态，大到个体的姿势甚至性格，都与之息息相关，这也正是咬合重建治疗复杂的原因。"八步法序列治疗"中一个关键的理念，即"面部为引导"的美学和功能重建。垂直距离是否需要抬高？最大牙尖交错位和正中关系位如何取舍？如何保证重建的牙列能在恢复咀嚼功能的同时，保持口颌面部的平衡与稳定？

"谋定而后动，知止而有得。"

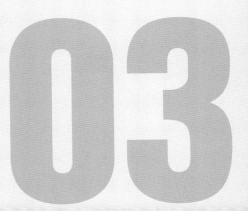

数字化辅助——重度磨耗的功能与美学重建

　　牙列重度磨耗表现为全牙列或牙列中多颗牙的牙冠表面硬组织出现明显缺损，严重影响患者的口腔美观和功能。患者的病因复杂，鉴别诊断困难，治疗方案涉及多个学科，不仅需要美学重建，还需要功能重建，是一项复杂且精细的工作。近年来，数字化技术已经越来越多地应用于牙列重度磨耗的功能美学重建[1]。本病例是一例咬合磨耗伴酸蚀性磨耗的重度磨耗患者美学与功能重建，本病例阐述数字化技术辅助在牙列重度磨耗的八步法序列治疗中的应用，以期为临床提供参考。

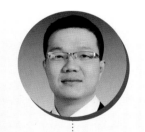

吴为良

口腔医学在读博士
副主任医师

单位
福建医科大学附属口腔医院
简介
中华口腔医学会口腔美学专业委员会委员兼秘书、首届青年讲师
福建省口腔医学会口腔美学专业委员会常务委员兼秘书
主持福建省自然科学基金项目、福建省中青年教师教育科研项目等3项
以第一作者或通讯作者身份发表学术论文10余篇
多次在中华口腔医学会等主办的病例展评中获奖
临床专业特长：口腔美学修复、口腔种植修复

合作作者：张思慧　阮坚勇　谢长富　许鑫　陈江

基本资料

初诊年龄：43岁。

性别：男。

主诉：后牙咬合刺激痛，冷热刺激敏感，前牙变短不美观3年余。

现病史：多年来，感觉后牙咬合刺激痛，咀嚼时咬不烂，部分牙齿冷热刺激敏感，上前牙变短不美观，现来我院就诊。10年来，后牙在外院有多颗牙烤瓷冠修复。患者自述喜欢喝酒，但是酒量又一般，为了多喝点经常催吐，自诉酒后经常胃反酸，导致上前牙腭侧有化学性磨耗。

既往史：体健，曾多次到外院进行牙体治疗，口内有多个烤瓷冠修复体，否认其他病史。

过敏史：否认过敏史。

临床检查

面部检查

左右对称，微笑时上前牙中线与面中线重合；上颌中切牙切缘连线与口角连线平行及水平面平行（图3.1.1）。

口内检查

上颌中切牙切端磨损变短，牙本质暴露。上下前牙切缘有部分牙本质暴露，上前牙较为严重（图3.1.2和图3.1.3）。上颌17、24、25、27烤瓷冠修复（图3.1.4）。上下颌后牙可见牙本质暴露；局部牙本质暴露大于表面的1/3。根据Smith简化牙齿磨耗等级分类[2]，磨耗指数3级，属于重度磨耗。上前牙腭侧有化学性磨耗（图3.1.5）。

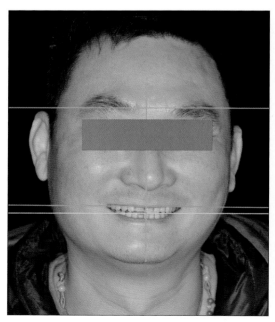

图3.1.1　面部检查

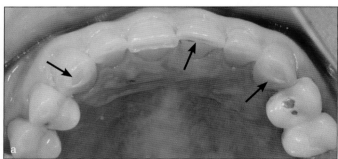
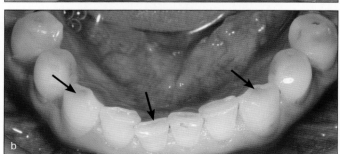

图3.1.2　a，b.前牙磨耗𬌗面像

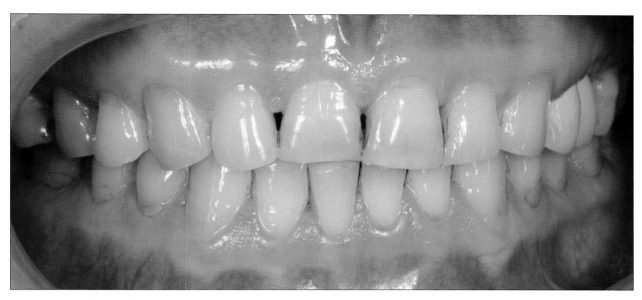

图3.1.3　前牙磨耗正面像

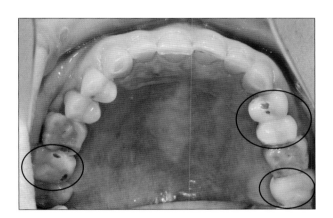

图3.1.4　口内修复体

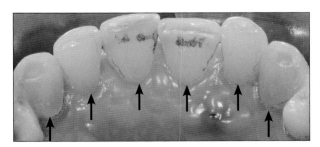

图3.1.5　上前牙腭侧化学性磨耗

图3.1.6　牙周检查表

菌斑	✕✕✕✕✕✕✕✕✕✕✕✕✕✕✕✕																BOP
溢脓																	
牙齿松动度	0	0	0	0	0	0	0	0	0	0	0	0					
根分叉病变																	B / L
BI（出血指数）																	B / L
AL（附着丧失）																	B / L
龈缘-CEJ																	B / L
PD（探诊深度）																	B / L
牙位	8	7	6	5	4	3	2	1	1	2	3	4	5	6	7	8	
PD（探诊深度）																	L / B
龈缘-CEJ																	L / B
AL（附着丧失）																	L / B
BI（出血指数）																	L / B
根分叉病变																	L / B
牙齿松动度	0	0	0	0	0	0	0	0	0	0	0	0					
溢脓																	
菌斑	✕✕✕✕✕✕✕✕✕✕✕✕✕✕✕✕																

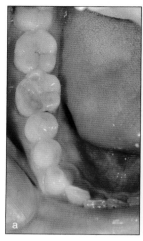 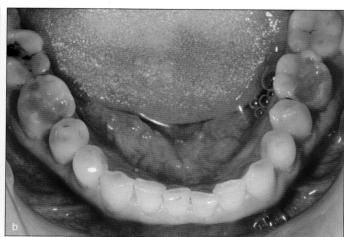 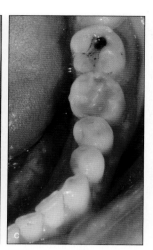

图3.1.7   a～c. 牙周检查

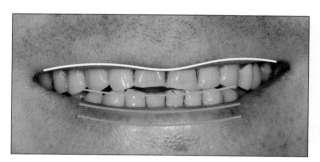

图3.1.8   微笑曲线

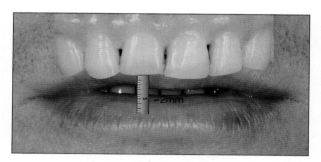

图3.1.9   口唇休息位时上颌中切牙暴露量

牙周检查患者舌侧可见牙石，探诊出血，但无深牙周袋，BI=0～1，PD=1～3mm（图3.1.6和图3.1.7）。

粉白美学分析

　　通过以上静息时上颌中切牙切缘位置、中切牙牙冠位置、上前牙正面观宽度比例、上前牙龈缘位置，微笑时上前牙切缘连线等5点进行粉白美学分析。微笑时为平均笑线，可见上前牙临床冠偏短（图3.1.8）。口唇休息位时上颌中切牙的暴露量为-2mm（图3.1.9）。上颌中切牙宽长比偏大，宽度比接近Preston比例。因此考虑不改变上前牙的宽度，适当加长中切牙的长度（图3.1.10）。

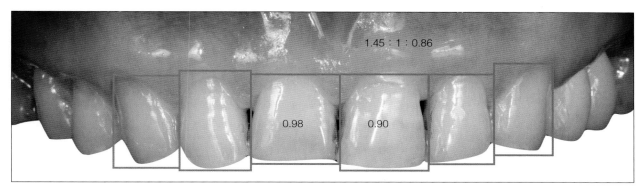

图3.1.10 上颌中切牙宽长比、上前牙宽度比

关节检查

关节无弹性，无明显异常。患者咬肌比较发达，口裂较小，开口度小。

影像学检查

全景片示46、24、27根尖有阴影，4颗智齿位置正常（图3.1.11）。CBCT显示患者双侧关节骨质及间隙无明显异常（图3.1.12）。

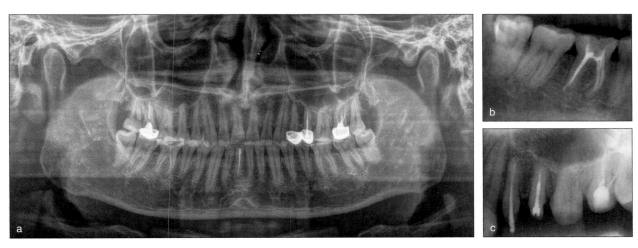

图3.1.11 a.术前全景片；b.46根管治疗后根尖片；c.24、27根管治疗后根尖片

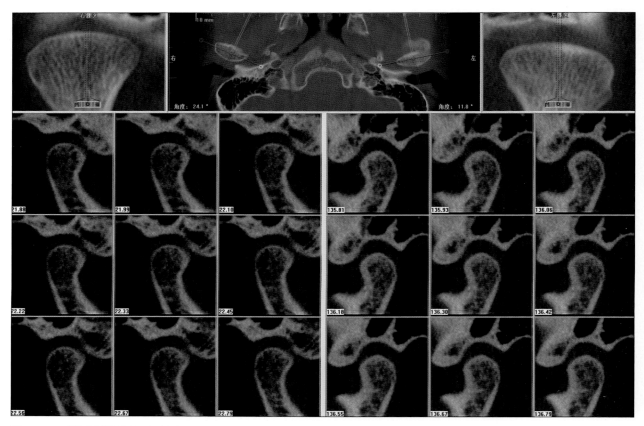

图3.1.12　颞下颌关节CBCT检查

诊断

1. 牙列重度磨耗。

2. 慢性牙龈炎。

3. 46、24、27慢性根尖周炎。

治疗计划

1. 牙体牙髓及牙周系统治疗。

2. 上颌17-27，下颌35-37、45-47全冠修复。

3. 下颌34-44保守观察。

治疗过程

通过3次面弓转移上𬌗架调整咬合、数字化辅助复制与传统的交叉上𬌗架方法复制相互验证，完成最终的功能与美学重建。

第一步：磨耗病因的诊断和风险评估

患者咬肌发达，喜咬硬物致上下颌后牙机械性磨耗；患者喜饮酒，经常催吐，自诉酒后常胃反酸，导致上前牙腭侧有化学性磨耗。

因此，病因可判断为机械性磨耗+化学性磨耗，需从饮食习惯上进行控制，必要时控制饮酒并进行内科治疗。

第二步：多学科治疗设计

功能美学设计[3-4]，按照临床检查和粉白美学检查分析结果设计，确定上前牙的切缘位置，加长上前牙3mm，使静息时上前牙暴露量1mm。中切牙切缘连线与口角连线平行；使微笑曲线与下唇线呈近似平行关系。上前牙邻面接触点距离牙槽嵴顶5mm左右（图3.1.13）。

第三步、第四步：美学及咬合重建设计

首先面弓转移，按照牙尖交错位关系上𬌗架制作个性化切导盘。利用Leaf Gauge法获取患者的正中关系，下颌再次按照正中关系上𬌗架（图3.1.14和图3.1.15）。根据徐军老师在𬌗重建时对垂直距离提出的16字箴言：治疗必要，可以抬高，够用即可，越少越好。切导针抬高1.5mm，

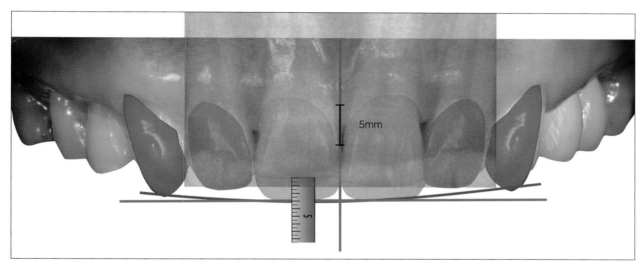

图3.1.13 功能美学设计

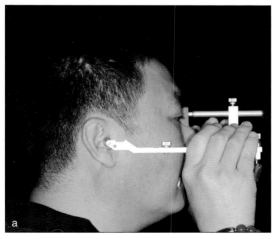

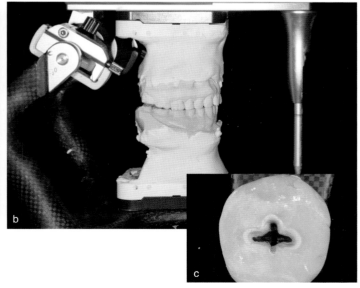

图3.1.14 a～c. 上𬌗架+个性化切导盘

满足前牙加长及后牙的修复空间[5]。同时根据个性化切导盘和美学设计制作出符合功能与美学标准的诊断蜡型，尽可能模拟患者原有的个性化前伸引导，左右侧方运动；考虑到前牙的宽长比，中切牙加长3mm，前伸引导时，后牙没有殆干扰。上颌中切牙切缘连线与口角连线平行（图3.1.16）。

第五步：诊断性临时修复

制作诊断饰面，患者对美观满意的情况下，二次制作较为牢固的诊断饰面。牙体表面清洁干净，涂布自酸蚀粘接剂，制作有一定强度的诊断饰面（图3.1.17）。在口内用流动树脂对诊断饰面的功能和美学标准微调。调殆，获得稳定的咬合关系，患者对诊断饰面形态表示满意（图3.1.18）。

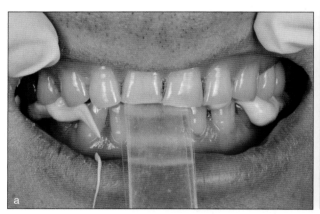
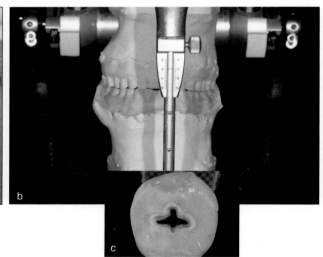

图3.1.15　a ~ c. Leaf Gauge法获取正中关系

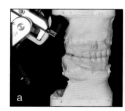
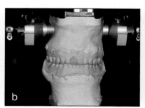
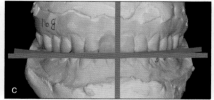
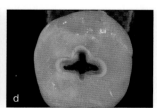

图3.1.16　a ~ d. 制作诊断蜡型

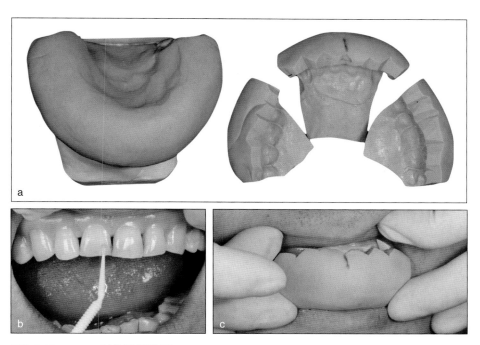

图3.1.17　a~c. 制作诊断饰面

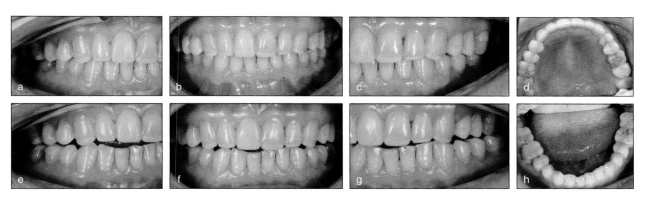

图3.1.18　a~h. 使用流动树脂（Luxaflow，DMG，德国）进行功能与美学微调

　　1个月后复诊检查，患者无任何关节及肌肉的不适，4个主诉问题得到明显改善。同时通过发音法测试评估诊断饰面最终形态、唇齿关系，以及发音功能。患者对诊断饰面功能和美学表示非常满意（图3.1.19）。

　　第二次面弓转移，记录下患者现在稳定的牙尖交错位，上𬌗架；并用电子面弓（Zebris，德国）测得患者个性化前伸及侧方髁导（图3.1.20和图3.1.21）。再次行诊断蜡型的设计，技师在患者现有牙尖交错位上，精修诊断蜡型的尖窝关系及牙尖斜度（图3.1.22）。

　　按照高透氧化锆全冠修复的空间，在诊断饰

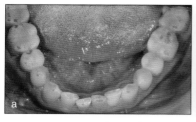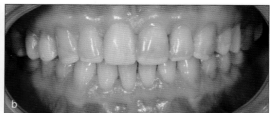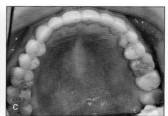

图3.1.19   a~c. 1个月后复诊检查

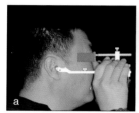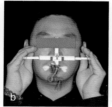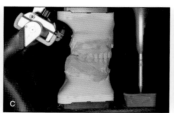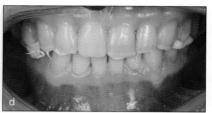

图3.1.20   a~d. 稳定的牙尖交错位，上𬌗架

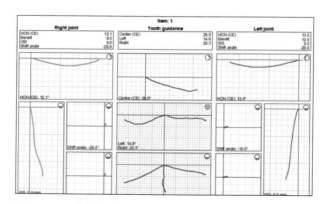

图3.1.21   个性化前伸及侧方髁导

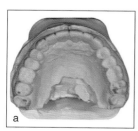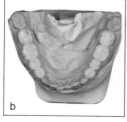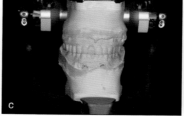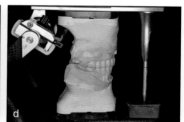

图3.1.22   a~d. 第二次诊断蜡型的设计

面上一步一步进行精确的牙体预备，常规排龈，精修（图3.1.23和图3.1.24）。制作临时修复体，精确的复制尖窝关系及牙尖斜度，同时通过流动树脂对临时修复体进行功能与美学微调，局部调𬌗，获得稳定的功能与美学重建。患者对临时修复体表示满意（图3.1.25和图3.1.26）。1个月后复诊，正中咬合有稳定的咬合接触点，非正中咬合时前伸运动为上颌中切牙引导，上前牙均匀接触；左右侧方运动为尖牙引导尖牙保护𬌗（图3.1.27和图3.1.28）。

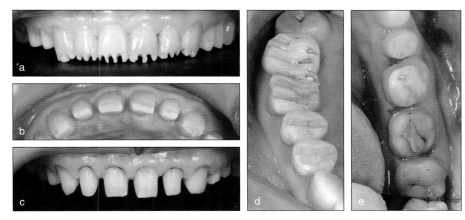

图3.1.23　a～e. 一步一步进行精确的牙体预备

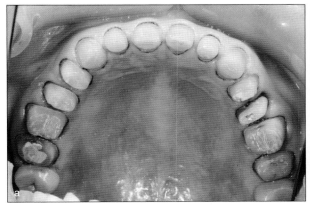
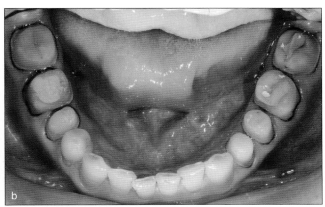

图3.1.24　a，b. 排龈，精修

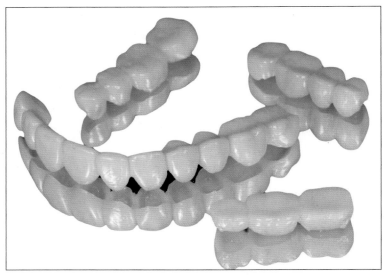

图3.1.25　制作临时修复体（Luxatemp，DMG，德国）

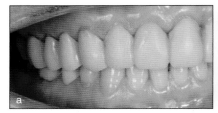 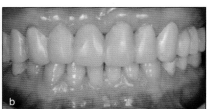 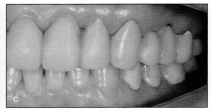

图3.1.26　a～c.第二次使用流动树脂进行功能与美学微调

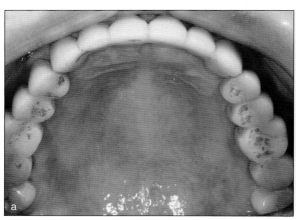 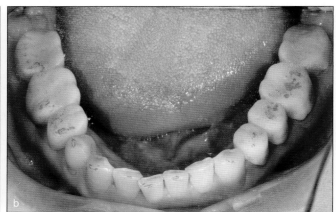

图3.1.27　a，b.临时修复体正中殆咬合接触点

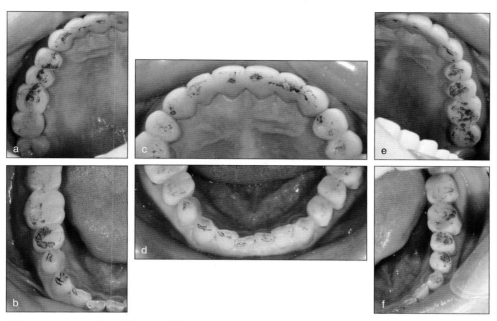

图3.1.28　a~f. 非正中殆咬合接触点

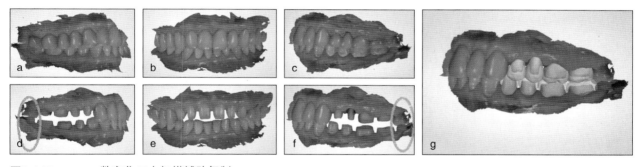

图3.1.29　a~g. 数字化口内扫描辅助复制

第六步：美学和咬合的复制转移

　　根据临时修复体制作时分为三分段[6-7]，前牙13-23为一组，两侧上下后牙各一组。同数字化口内扫描制取3份数据进行匹配。由于4颗智齿的保留，保证每段的前后都有牙体作为参照，减小数字化口内扫描复制的误差（图3.1.29）。同时用传统交叉上殆架的方法[8]，验证数字化复制的咬合精度。第三次面弓转移上殆架，制作个性化切导盘（图3.1.30和图3.1.31）。

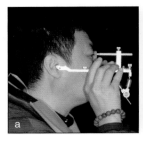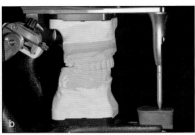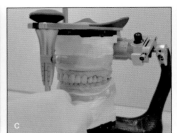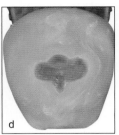

图3.1.30   a~d. 个性化切导盘

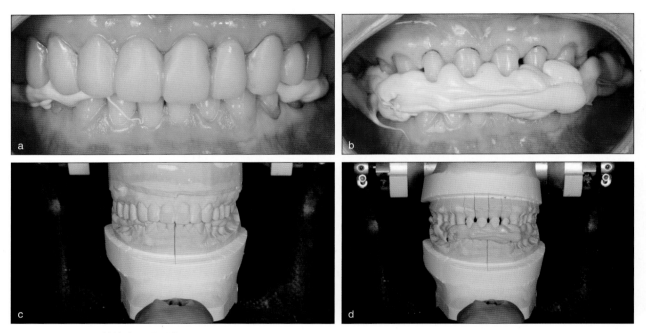

图3.1.31   a~d. 传统交叉上𬌗架

第七步：修复体类型和材料的选择

上颌前牙腭侧有化学性磨耗，切端有不同程度机械性磨耗。后牙𬌗面牙本质暴露超过2/3。因此前后牙均选择全冠修复的方案。患者对前牙颜色不是特别在意，且考虑尽量保留健康的牙体组织，减少牙体的预备量，选用CAD/CAM高透分层氧化锆（魅影，爱尔创，中国），制作单层氧化锆全瓷冠。

第八步：最终修复完成

技师根据医生提供的最终临时修复体，严格根据咬合关系及牙尖斜度大小；在不改变腭侧的𬌗面设计修复体的舌侧窝及边缘嵴；唇侧同样在不改变微型轮廓的基础上设计唇面的重建水平的线和嵴及发育沟等，设计最终修复体的解剖形态。最终制作好的高透氧化锆全冠修复体（图3.1.32）。制作好修复体在𬌗架上的工作模型验证咬合关系（图3.1.33）。

戴牙当天，上前牙之间存在小的"黑三角"（图3.1.34）。调𬌗，正中𬌗的咬合接触点均匀分布，同最终临时修复体一致。非正中𬌗，前

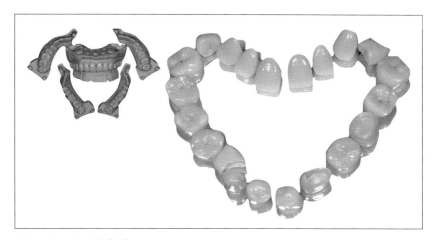

图3.1.32　正式修复体

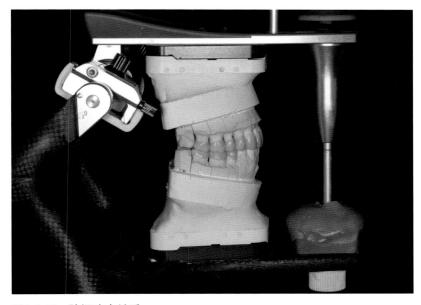

图3.1.33　验证咬合关系

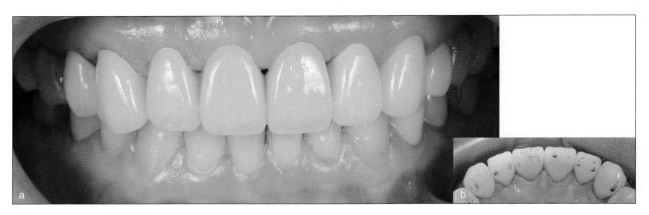

图3.1.34　a，b.戴牙当天

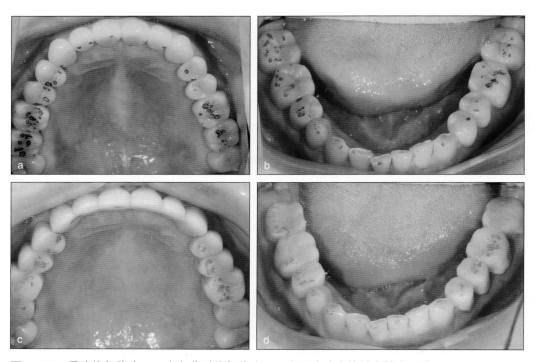

图3.1.35　最终修复体（a，b）与临时修复体（c，d）正中咬合接触点基本一致

伸引导前牙有均匀接触；左右侧方运动没有殆干扰，为尖牙保护殆。经过前期的努力，在整个戴牙过程中，只调改了一个咬合点。患者自觉13的正中殆时有咬合高点，调殆后正中殆时没有咬合点，这也是一个小小的遗憾（图3.1.35和图3.1.36）。最终修复体使用帕娜碧亚V5（可乐丽，日本）树脂水门汀粘接。

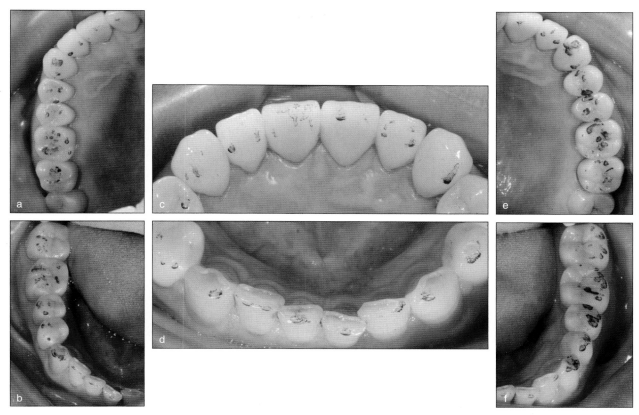

图3.1.36 非正中殆咬合接触点。a，b. 右侧方运动；c，d. 前伸引导；e，f. 左侧方运动

复查

戴牙后1个月复诊，通过粉白美学分析验证我们的美学设计，口唇休息位时上颌中切牙暴露量1mm，和术前美学设计一致（图3.1.37）。微笑时上前牙中线与面中线重合，左右对称，中切牙切缘连线与口角连线平行，同修复前一致（图3.1.38）。微笑曲线与下唇线呈近似平行关系（图3.1.39）。侧面观，美学E线略有改善（图3.1.40）。中切牙的宽长比略低于美学标准的宽长比，但仍然是可接受范围，上前牙宽度比接近Preston比例（图3.1.41）。虽然这个病例不尽完美，存在部分的美学瑕疵；但在患者接受的情况下，我们充分考量口颌功能及微创理念的基础上，实现了功能与美学的重建（图3.1.42）。患者修复前后的对比及修复后面像见图3.1.43和图3.1.44。

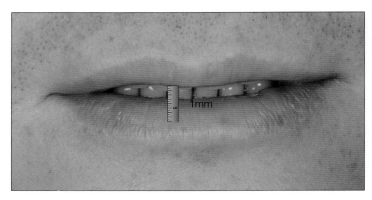

图3.1.37　口唇休息位时上颌中切牙暴露量

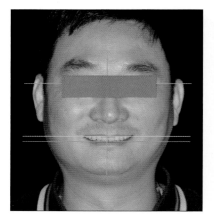

图3.1.38　上前牙中线与面中线一致

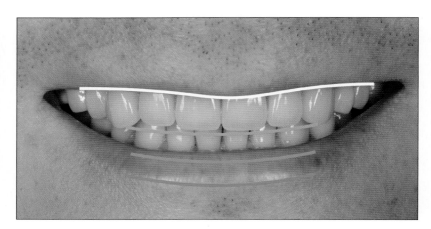

图3.1.39　微笑曲线

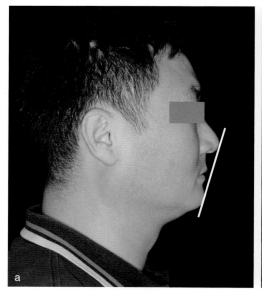
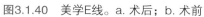
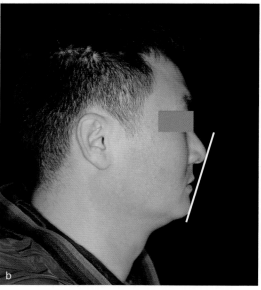

图3.1.40　美学E线。a. 术后；b. 术前

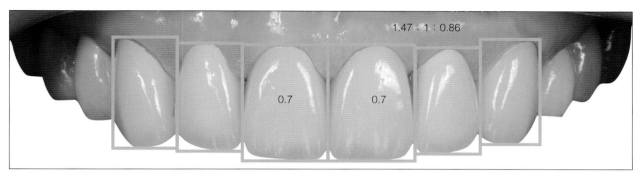

图3.1.41　上颌中切牙宽长比、上前牙宽度比

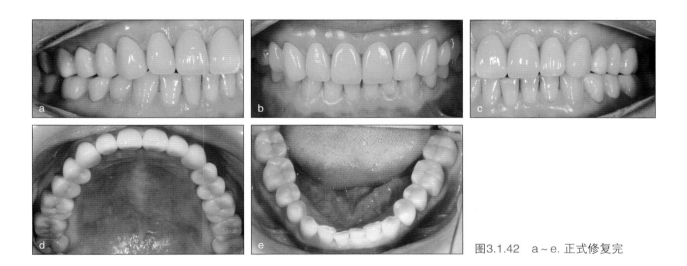

图3.1.42　a～e. 正式修复完

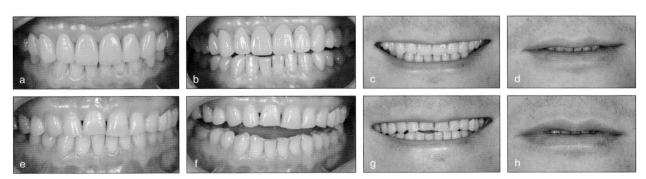

图3.1.43　a～h. 修复前后的对比

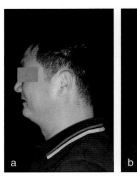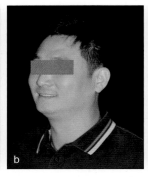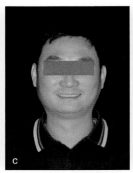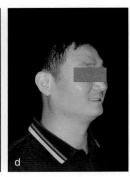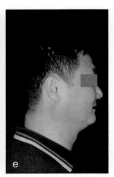

图3.1.44   a~e. 修复后面像

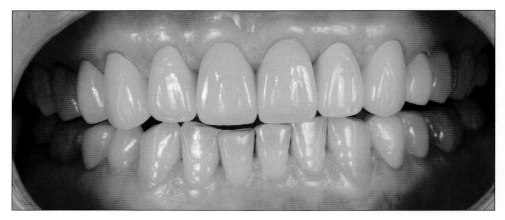

图3.1.45   修复后2年复诊

修复后2年复诊，患者咀嚼功能良好，冷热敏感消失，前牙变长，前牙粉红色龈乳头健康饱满，充满前牙"黑三角"。通过患者和医生5个多月的共同努力，解决了患者最初来就诊的4个主诉问题。同时用8μm的咬合纸，可以看到后牙保持稳定的咬合接触。后2年，局部正中𬌗咬合接触点，术与戴牙后1个月基本吻合（图3.1.45～图3.1.48）。

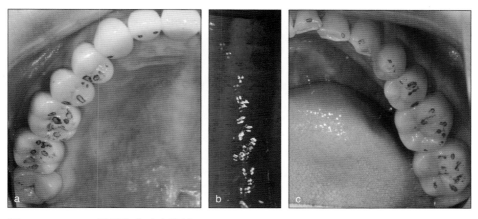

图3.1.46　a～c. 后牙稳定咬合接触

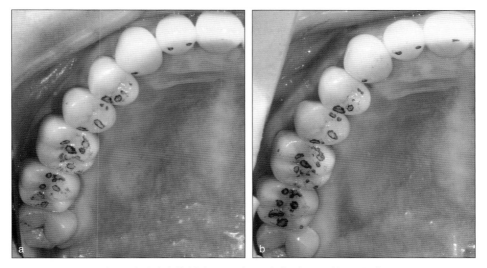

图3.1.47　上颌局部正中𬌗咬合接触点。a. 术后2年复诊；b. 戴牙后1个月

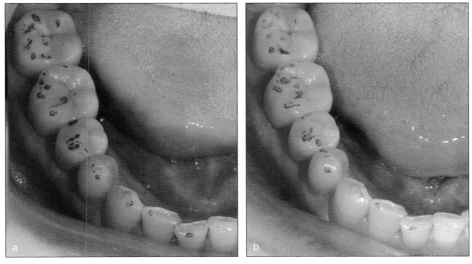

图3.1.48　下颌局部正中𬌗咬合接触点。a. 术后2年复诊；b. 戴牙后1个月

分析和讨论

　　牙列重度磨耗咬合重建材料的选择，多晶陶瓷、玻璃基陶瓷、树脂基陶瓷各有利弊，尺有所短，寸有所长。氧化锆强度高，虽然不利于患者戴牙后自身咬合的细微调节，但是作为精细化设计及数字化辅助下咬合重建的修复材料，却能在减少牙体预备量、保留健康牙体组织的同时，维持修复后咬合长期的稳定。

　　牙列重度磨耗患者，常伴有颌位关系的改变。因此在咬合重建时，建议在重复性好的正中关系位上建𬌗[9]；同时应考虑患者口颌系统协调及机体的适应性。本病例应用Leaf Gauge法确定正中关系，采用个性化切导盘设计非正中咬合，通过3次面弓转移上𬌗架调整咬合、数字化辅助复制与传统的交叉上𬌗架方法复制相互验证，完成最终的功能与美学重建，从无创到有创，循序渐进地进行功能与美学重建。

　　在多学科治疗中，我们需要注意磨耗患者的咬合关系，无论是修复前咬合关系的诊断，还是修复后咬合关系的稳定。本病例的治疗中将数字化技术与传统交叉上𬌗架相结合的方式来确定患者的咬合关系，体现了对咬合关系的高度重视。精准稳定的咬合关系能够帮助患者获得稳定的关节位，临床上咬合关系的恢复源于对修复前咬合关系的获取，咬合关系的稳定源于修复体制作的精准，全牙列重度磨耗患者治疗的核心是咬合关系的重建，在此基础上我们还应高度重视美学的设计，重视牙尖的塑造、引导尖和支持尖的作用恢复等方面。本病例采用了尖牙保护𬌗，对于重度磨耗病例，相对于组牙功能𬌗来说，能更加健康和低能耗。

专家点评

傅开元教授点评：

这是一例伴酸蚀性磨耗的重度牙列磨耗患者的美学与功能重建病例，作者在严格遵循牙列重度磨耗的八步法序列治疗中采用了数字化辅助技术，完成了最终的功能与美学重建。牙列重度磨耗患者，往往存在许多牙齿、牙周、颞下颌关节等多学科的临床问题，治疗前作者也很重视，并进行了详细的临床检查和诊断分析，但相关描述尚不够严谨。

1. 临床颞下颌关节检查，应该详细检查并记录开口度（测量上下颌中切牙切缘之间的距离）、开口型（有无偏斜）、有无弹响或杂音、有无关节区或/和咀嚼肌部位的压痛。

2. 严格一点，病史询问中也应该包括：①有无颞下颌关节区或面部疼痛史；②有无弹响史；③有无开口受限史或短暂的开口卡住史。

3. 结合病史和临床检查，基本可以判断该患者是否存在颞下颌关节紊乱病，如果初步判断有，那么应该考虑相关的影像学检查，如CBCT/MRI。

4. 影像学描述，应该包括髁突和关节窝形态骨质是否存在异常，如骨质磨损、骨质增生、骨质硬化、囊样变、短小畸形等；关节间隙是否存在异常，如关节间隙正常，髁突处于关节窝中性位等。

谭建国教授点评：

在口腔修复学中，有关垂直距离的争论从未停止过。在第9版《The Glossary of Prosthodontic Terms》中，垂直距离的定义为：在最大牙尖交错位时，上颌任意一点相对于下颌任意一点之间的垂直距离，通常选取鼻根点和颏下点作为标志点。但不同流派、各个修复界大师对于如何确定面下1/3的垂直距离、垂直距离是否可以被改变、垂直距离改变之后又会给患者带来什么样的影响都持有不同的观点。

其实，在生长发育中影响垂直距离的因素有很多。例如下颌升支的高度变化会对垂直距离或者面型高度产生很大的影响，而遗传因素是影响下颌升支高度的主要因素。当一位患者下颌升支较短，后牙萌出高度正常的情况下，该患者将表现为长面型并伴有前牙开𬌗。然而为了保持正常的𬌗接触，这类患者常常会表现为后牙𬌗面磨耗，而前牙过度萌出。反之，当一位患者下颌升支较短，后牙萌出高度正常的情况下，该患者将表现为面下1/3过短，通常伴有前牙的深覆牙合。另外牙齿的萌出也是影响垂直距离的重要因素。在正常的生长发育过程中，上下颌的牙齿随着面部的发育不断萌出，以维持稳定的咬合接触。在面部生长完成之后，牙齿会发生被动萌出以弥补日常的磨耗量，从而维持正常的垂直距离。如果磨耗过快或者磨耗量过多，以至于牙齿的被动萌出无法弥补，那么垂直距离就有可能随时间的变化而减低。

那么当面对牙列重度磨耗的患者，我们如何决定垂直距离是否抬高？如果需要抬高，抬高多少合适呢？

我们可以认为垂直距离是由升颌肌群肌纤维的长度决定的，而且垂直距离是一个高度适应性的位置。每一位患者的垂直距离恢复在一定范围内都是可以被患者所适应接受的，没有一个特定的垂直距离的值为其标准。因此，当我们在临床上遇到没有足够空间去改变切缘位置或是没有足够的修复体空间时，我们首先要做的就是评估：能不能利用恢复患者的垂直距离来获得我们所需要的最小空间。以修复为导向来决定垂直距离，以能满足牙列修复的美学和功能所需的最小空间作为恢复垂直距离的首要选择。当然，如果后牙未产生明显磨耗，那么前牙最好在现存的垂直距离状态下进行修复。如果恢复患者的垂直距离后仍然不足以获得修复空间，那么垂直距离必须被改变，但是改变的量需越少越好，并且给予患者充分的时间来适应新的垂直距离。

参考文献

[1] 谭建国. 数字化技术在牙列重度磨耗功能美学重建中的应用[J]. 中华口腔医学杂志, 2022, 57(10):1009–1014.

[2] Smith BG, Knight JK. An index for measuring the wear of teeth[J]. Br Dent J, 1984, 156(12):435–438.

[3] Fradeani M. 口腔固定修复中的美学重建[M]. 王新知译. 北京: 人民军医出版社, 2009.

[4] Tarnow DP, Magner AW, Fletcher P. The effect of the distance from the contact point to the crest of bone on the presence or absence of the interproximal dental papilla[J]. J Periodontol, 1992, 63(12):995–996.

[5] Millet C, Leterme A, Jeannin C, et al. Vertical dimension in the treatment of the edentulous patient[J]. Rev Stomatol Chir Maxillofac, 2010, 111(5–6):315–330.

[6] Gao H, Liu X, Liu M, et al. Accuracy of three digital scanning methods for complete-arch tooth preparation: An in vitro comparison[J]. J Prosthet Dent, 2022, 128(5):1001–1008.

[7] 谭建国. 一步一步做好牙列重度磨耗咬合重建中咬合关系的复制和转移[J]. 中华口腔医学杂志, 2021, 56(8):825–828.

[8] Gracis S. Clinical considerations and rationale for the use of simplified instrumentation in occlusal rehabilitation[J]. Int J Periodontics Restorative Dent, 2003, 23(1):57–67.

[9] Wassell R, Naru A, Steele J, et al. 应用牙合学[M]. 杨晓江译. 北京: 人民军医出版社, 2013.

全口重度磨耗咬合重建修复——DSD数字化美学设计辅助牙列重度磨耗的美学和功能重建

牙列重度磨耗患者严重影响美观和口腔功能，病因复杂，类型多样，治疗方案涉及多个学科，不仅需要美学重建，还需要功能重建，是一项复杂且精细的工作。随着3D-DSD数字化技术的不断发展，其高效、便捷的优点在咬合重建的治疗过程中的美学分析起着越来越重要的作用[1]，不仅可以更加直观地让医生和患者看到治疗后的效果，实现"预见"。并且达到了更为直接的医患沟通[2-4]。本病例采用3D-DSD数字化技术完成重度磨耗患者的美学与功能重建。

单位

杭州口腔医院城西分院

简介

杭州口腔医院钱江分院副院长

杭州口腔医院城西分院名医馆专家、数字美学工作室核心成员

中华口腔医学会口腔美学专业委员会会员

华人美学牙科学会（CAED）理事

欧洲美学牙科学会（ESCD）会员

Dentsply Sirona牙学院签约高级讲师

全国卫生产业企业管理协会数字化口腔产业分会（CSDDI）青年委员

隐适美Invisalign Go认证医师

曾多次赴国外深造美学、数字化微创修复及咬合重建修复

在国内多次开展数字化微创美学修复培训

第二届CEREC金牌培训师入围选手

第八届华人美学病例大赛三等奖

专业特长：数字化美学修复、种植修复、多学科联合治疗、全口咬合重建、以美学为导向的隐形矫治

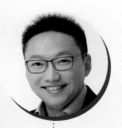

王楠

主治医师

基本资料

初诊年龄：67岁。

性别：男。

主诉：全口牙齿磨损严重，伴个别牙缺失，影响美观和咀嚼。

现病史：患者自述全口牙列磨耗严重，伴前牙不美观（图3.2.1），左侧后牙缺失，近来咀嚼冷酸食物牙齿不适。

既往史：否认夜磨牙史，无偏侧咀嚼，未诉其他系统疾病史。

过敏史：否认过敏史。

临床检查

面部检查

面部左右基本对称，面下1/3较短，瞳孔连线正常，面中线正常，上下颌切缘平面稍偏（图3.2.2a，b）。

关节检查

双侧关节区、颞区、下颌角区未查及压痛；开口度正常；开口型无偏斜；双侧关节区无明显关节弹响及杂音（图3.2.2c）。

口内检查

上下颌牙列重度磨耗，上下前牙可见锐利边缘，13、14、16、24、26、27、34、35、37、45、46、47殆面可见凹坑状形态；15残根，36缺失，44Ⅱ度松动，42-31金属烤瓷桥修复，探边缘不密合，全口牙龈无明显红肿，38、48阻生齿（图3.2.3）。

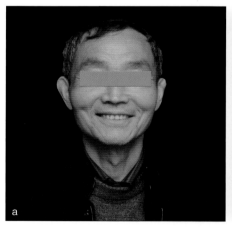
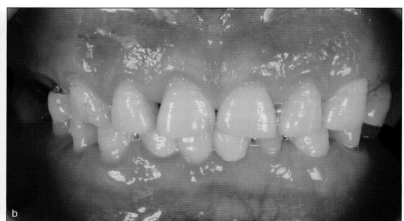

图3.2.1　牙列重度磨耗患者面像。a. 正面像；b. 牙尖交错位正面像

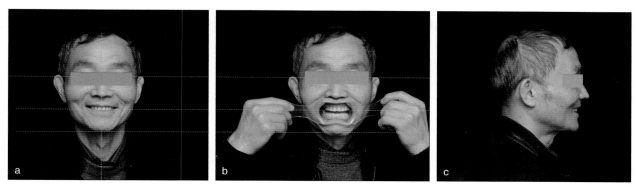

图3.2.2　牙列重度磨耗患者面像。a. 正面像左右基本对称；b. 瞳孔连线正常、切缘平面稍偏；c. 双侧关节区、颞区、下颌角区未查及压痛，关节无明显弹响及杂音

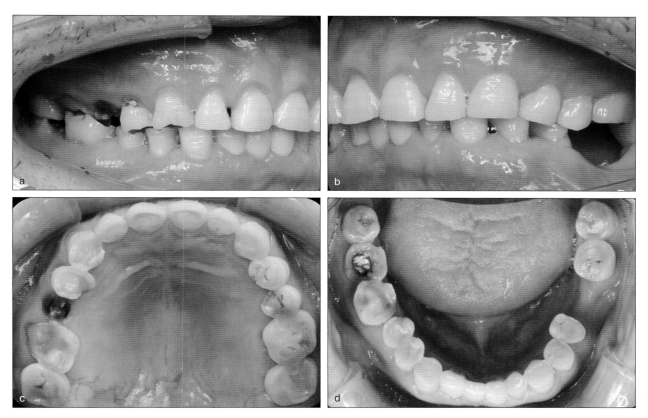

图3.2.3　初诊口内像。a. 右侧咬合像；b. 左侧咬合像；c. 上颌𬌗面像；d. 下颌𬌗面像

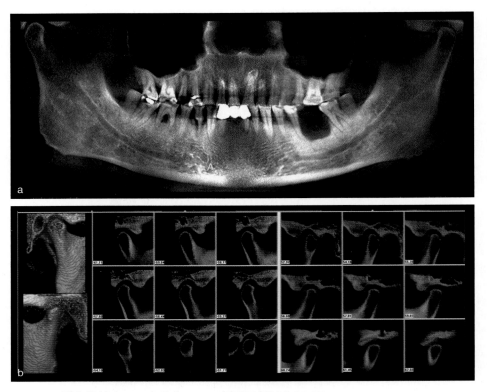

图3.2.4　影像学检查。a. 全景片；b. 双侧颞下颌关节CBCT

影像学检查

　　全景片示46牙槽骨吸收至根分叉、15残根、44根裂、36垂直向骨吸收（图3.2.4a）。CBCT示双侧颞下颌关节髁突无明显异常（图3.2.4b）。

诊断

　　1. 牙列重度磨耗。

　　2. 下颌牙列缺损。

　　3. 15残根、44根纵裂。

　　4. 慢性牙周炎，16、17、46根分叉病变。

　　5. 38、48阻生齿。

治疗计划

　　1. 第一阶段：①全口牙周基础治疗；②拔除15、44、38、48；③16、17、46局部牙周深度刮治；④美学及咬合重建设计。

　　2. 第二阶段：美学重建表达，美学重建实现。

　　3. 难点：抬高的垂直距离如何确定，颞下颌关节是否适应新的咬合位置，修复体与患者面型的协调，重建后的牙周维护。

治疗过程

第一步：磨耗病因的诊断和风险评估

牙与牙接触导致的机械性磨耗，后牙支持不足。磨耗特点：后牙磨耗为主，前牙次之，水平型磨耗。

第二步、第三步：多学科治疗设计、美学重建设计

以面部美学为引导，拍摄照片、视频、口内扫描（图3.2.5），进行上前牙5-5 3D-DSD美学设计（图3.2.6），先确定前牙美学标准，上颌切牙切缘显露量、笑线及发音确定上前牙的美

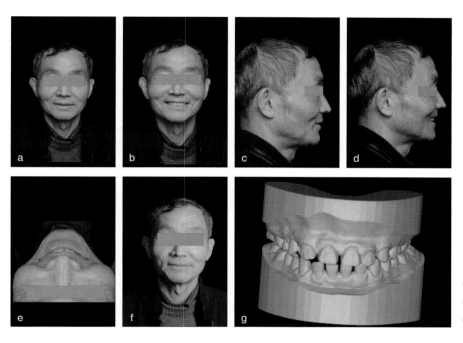

图3.2.5　a~g. 以面部美学为引导，拍摄5张照片、视频、口内扫描数据，进行3D-DSD美学设计

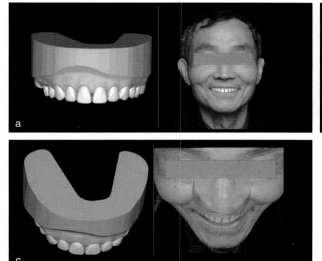

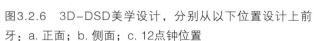

图3.2.6　3D-DSD美学设计，分别从以下位置设计上前牙：a. 正面；b. 侧面；c. 12点钟位置

学位置，再依据前牙美学设计四要素，设计上前牙龈缘位置、上前牙形态，3D打印出诊断蜡型（图3.2.7），在患者口内进行诊断饰面，验证3D-DSD美学设计，拍摄面部照片评估笑线及上前牙形态（图3.2.8a，b），转移面弓取个性化咬合记录后，参考DSD的美学设计确定𬌗平面以及下颌牙设计（图3.2.8c，d）。并且根据上下前牙的覆𬌗覆盖，抬高了后牙的咬合垂直距离，升高高度3mm（图3.2.9），制作并完成全口诊断蜡型（图3.2.10）。

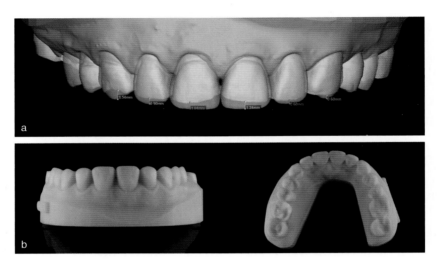

图3.2.7   a，b.3D打印出诊断蜡型

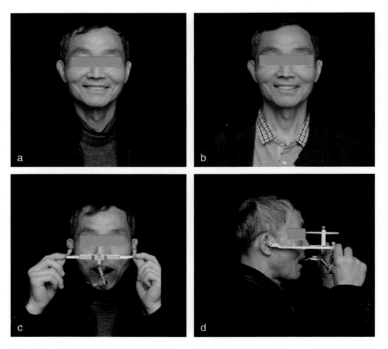

图3.2.8   诊断饰面戴至患者口内，进行面部照片拍摄。a. 初诊面部微笑像；b. 诊断饰面后面部微笑像；c，d. 转移面弓

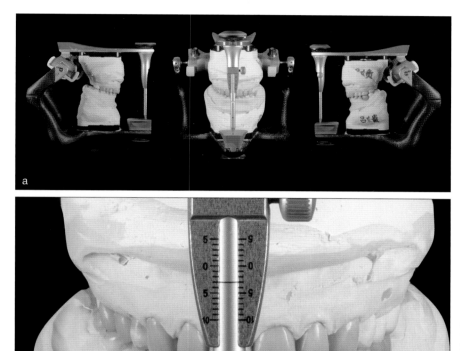

图3.2.9 a，b. 根据上下前牙的覆殆覆盖，升高后牙咬合垂直距离，升高高度3mm

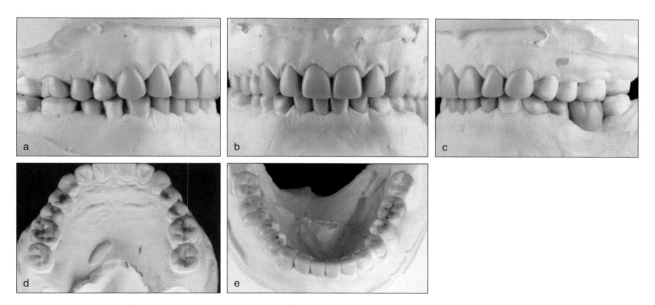

图3.2.10 全口诊断蜡型。a. 右侧蜡型像；b. 正面蜡型像；c. 左侧蜡型像；d. 上颌殆面蜡型像；e. 下颌殆面蜡型像

第四步：咬合重建设计

咬合重建的设计现在无外乎从功能或者从美学作为出发点进行设计，参考很多文献及病例汇报，咬合抬高的位置主要以正中关系位及牙尖交错位上进行咬合抬高。从病史来看，患者前牙存在美学缺陷，后牙存在咬合磨耗，面下1/3变短，但双侧关节无明显疼痛、弹响及不适，参考文献及病例汇报后决定本病例以美学为出发点，在牙尖交错位上直接抬高咬合垂直距离即可。

第五步：诊断性临时修复

应用透明硅橡胶加个别托盘的方式制作上下颌的临时修复体导板（图3.2.11），全牙列酸蚀、涂布粘接剂，松风流体树脂直接法制作诊断饰面（图3.2.12）。戴用3个月，咬合稳定，咀嚼功能良好，临时修复体无破损（图3.2.13），面型协调，面下1/3较初诊时，明显变长，发音测试良好（图3.2.14），实现了协调的唇齿关系。

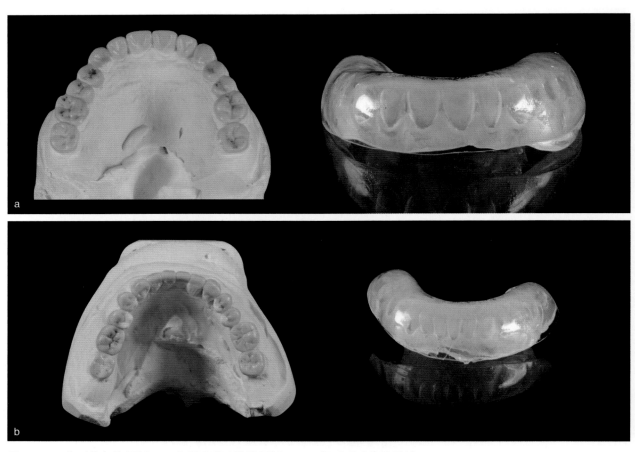

图3.2.11　临时修复体导板。a. 上颌透明硅橡胶导板；b. 下颌透明硅橡胶导板

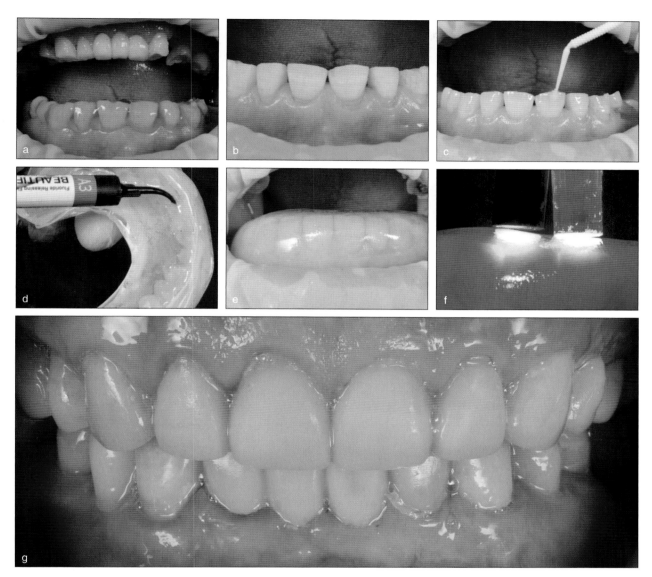

图3.2.12 临时修复体制作流程。a. 全牙列酸蚀；b. 牙面呈现白垩色；c. 涂布粘接剂；d. 导板内注射流体树脂；e. 透明硅橡胶导板就位；f. 光固化灯固化上下颌牙列一次完成；g. 上下颌牙列临时修复后正面咬合像

第六步：美学和咬合的复制转移

利用数字化口内扫描记录患者个性化牙齿形态和咬合，交叉上殆架转移制作最终修复体。

第七步、第八步：修复体类型和材料的选择及最终修复完成

3个月后，分区段完成全牙列修复：上前牙—左侧上下后牙—右侧上下后牙—下前牙（图3.2.15和图3.2.16）。

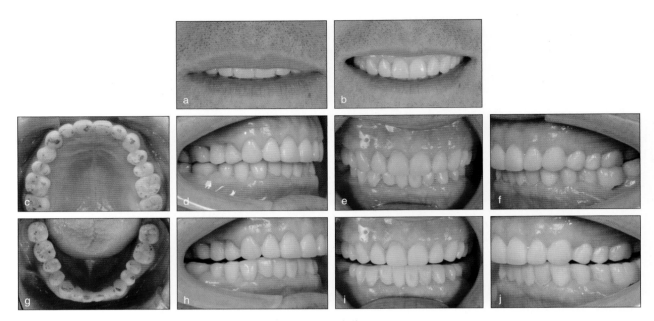

图3.2.13   a～j. 临时修复体佩戴3个月后口内静态以及动态咬合像

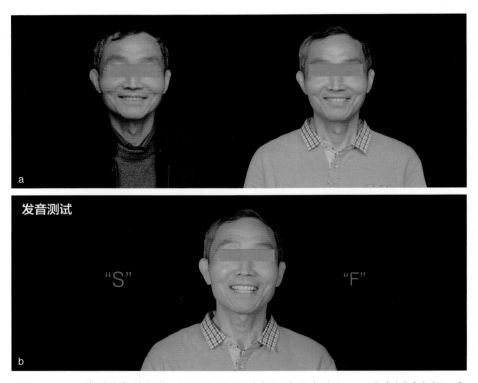

图3.2.14   a. 临时修复体佩戴3个月后面部照片与初诊照片对比；b. 发音测试良好，实现了协调的唇齿关系

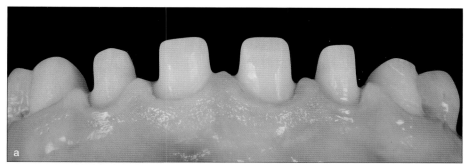

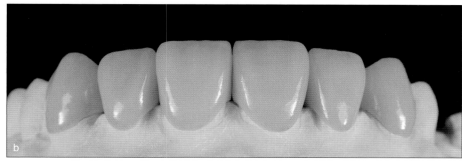

图3.2.15 分区段牙体预备。a. 上前牙3-3牙体预备；b. 制作最终修复体

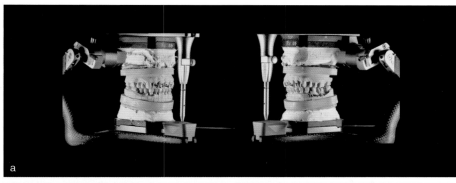

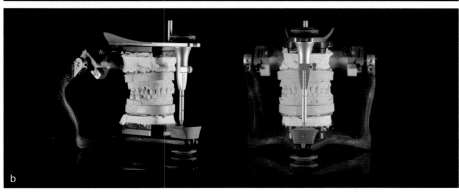

图3.2.16 a，b. 后牙分区段牙体预备，左侧上下后牙—右侧上下后牙交叉上𬌗架后制作最终修复体

复查

戴牙即刻、戴牙后6个月（图3.2.17）、1年、3年复查（图3.2.18），患者对治疗效果满意，无明显不适。牙龈健康、无红肿，使用T-Scan咬合检查：无咬合干扰，后牙分离，切端引导合适，咬合点均匀。牙周大表检查，患者牙周状况良好（图3.2.19）。

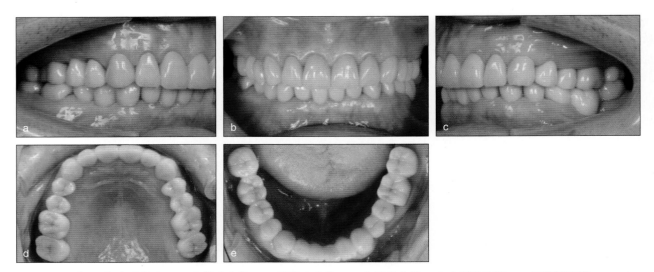

图3.2.17　戴牙后6个月复查。a. 右侧咬合像；b. 正面咬合像；c. 左侧咬合像；d. 上颌𬌗面像；e. 下颌𬌗面像

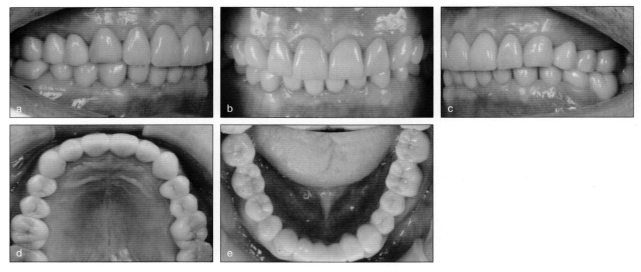

图3.2.18　戴牙后3年复查。a. 右侧咬合像；b. 正面咬合像；c. 左侧咬合像；d. 上颌𬌗面像；e. 下颌𬌗面像

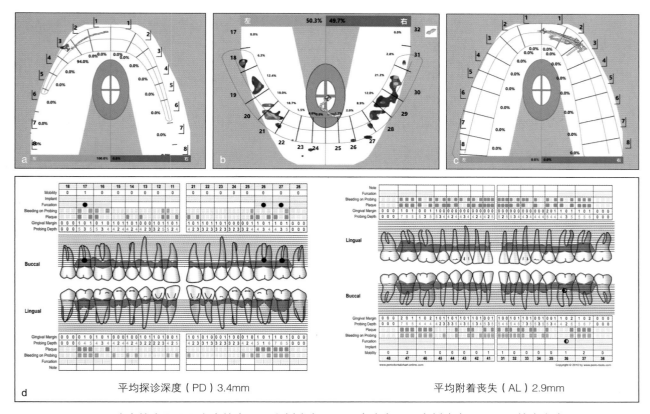

平均探诊深度（PD）3.4mm　　　　平均附着丧失（AL）2.9mm

图3.2.19　T-Scan咬合检查及牙周大表检查。a. 左侧咬合；b. 正中咬合；c. 右侧咬合；d. 牙周检查大表

分析和讨论

　　牙列缺损重度磨耗患者的病因通常是磨耗和酸蚀两个病因共存。那本病例是以哪个病因为主呢？根据谭建国教授提出的LAAC原则分析、判断病因[5]。从病史来看，由于后牙的缺失导致支持不足，形成牙与牙的磨耗，同时上下颌牙列后牙磨耗相对均匀，从形态学表现上看，符合机械性磨耗的特征。表面特征光滑锐利，发生的位置都与咬合接触有关，因此依据病史和临床检查我们明确其病因以机械性磨耗为主[6]。

　　牙列重度磨耗患者，常伴有颌位关系的改变。因此在咬合重建时，建议在重复性好的正中关系位上建𬌗；同时应考虑患者口颌系统协调及机体的适应性，临床上常使用诊断性临时修复的方法[7]，由可逆到不可逆，循序渐进地进行美学和咬合诊断，不断地调整，直到患者感到肌肉、关节、咬合无不适后再进行最终的正式修复。

本病例应用3D-DSD数字化设计、口内扫描等并以面部为引导进行美学设计[8-9]，使患者更加直观地看到最终的修复效果，加强"医-技-患"的沟通交流，牙尖交错位上直接抬高咬合垂直距离，抬高的高度以保证后牙最小修复空间为标准即可，采用个性化切导盘设计非正中咬合，试用诊断性修复体，以确保最终的修复效果。

最终修复完成后获得了良好的美学效果和咬合功能，患者对修复效果也十分满意。

专家点评

栾庆先教授点评：

作者采用数字化技术进行美学设计，以面部为引导进行咬合重建，完成了一例复杂病例的治疗和牙列缺损的重建修复，并取得了长期满意的效果。检查内容全面、治疗设计合理、病例书写规范，关注了修复后咬合的评价。如果对与磨耗相关的因素进行深入的问诊，可增强对该患者牙齿磨耗病因和风险的认识。

谭建国教授点评：

对于牙列重度磨耗等全口咬合重建病例，首先需建立基准的诊断性咬合关系，再使用诊断性临时修复体进行验证和磨合，同时逐级复制和转移，最后获得最适患者的最终修复体咬合关系。选择和使用诊断性临时修复体应遵循从无创、微创到有创，从可逆到不可逆的顺序和原则，根据患者具体情况选择适合的类型。

为了确定最适合患者的咬合关系，通常首先使用可摘式𬌗垫进行诊断，验证咬合设计流程建立的基准咬合关系。𬌗垫是一种基本无创的诊断性临时修复体，主要用于上下颌之间的正中咬合和垂直距离的验证及调整。经过一段时间的适应和磨合，𬌗垫的咬合关系需精确复制和转移至诊断性临时修复体。这一步转移可以采用传统的分区截断方法，也可以采用更精确的硅橡胶印模转移法：将高流动性硅橡胶注入𬌗垫组织面，然后将注满硅橡胶的𬌗垫精确就位于牙列上。接下来，使用藻酸盐印模材料制取全牙列印模，待两种印模材料凝固后取出托盘，灌制戴有𬌗垫的全牙列硬石膏模型。在模型上，医生根据𬌗垫的咬合关系制作上下颌全牙列诊断蜡型，然后制作全牙列诊断饰面或临时冠。这样，𬌗垫的咬合关系就被精确复制和转移到了下一级的诊断性临时修复体上。

对于最终咬合关系的复制和转移，本病例使用的方法是交叉上𬌗架，这一过程涉及多次印模制取、模型灌制和咬合记录的制取，可能存在误差且耗时较多。随着数字化技术的发展，通过扫描仪获取数字化模型和数字化记录信息，再通过精确配准实现临时修复体最终咬合关系至最终修复体的复制和转移，同时实现美学信息的复制和转移。

参考文献

[1] 谭建国. 数字化技术在牙列重度磨耗功能美学重建中的应用[J]. 中华口腔医学杂志, 2022, 57(10):1009–1014.

[2] Amezua X, Iturrate M, Garikano X, et al. Analysis of the influence of the facial scanning method on the transfer accuracy of a maxillary digital scan to a 3D face scan for a virtual facebow technique: An in vitro study[J]. J Prosthet Dent, 2022, 128(5):1024–1031.

[3] Lepidi L, Galli M, Mastrangelo F, et al. Virtual Articulators and Virtual Mounting Procedures: Where Do We Stand?[J]. J Prosthodont, 2021, 30(1):24–35.

[4] Lim JH, Park JM, Kim M, et al. Comparison of digital intraoral scanner reproducibility and image trueness considering repetitive experience[J]. J Prosthet Dent, 2018, 119(2):225–232.

[5] 谭建国. 牙列重度磨耗的病因和鉴别诊断[J]. 中华口腔医学杂志, 2020, 55(8):599–602.

[6] Addy M, Shellis RP. Interaction between attrition,abrasion and erosion in tooth wear[J]. Monogr Oral Sci, 2006, 20:17–31.

[7] 李德利, 谭建国. 一步一步做好美学临时修复[J]. 中华口腔医学杂志, 2021, 56(2):226–230.

[8] 谭建国, 李德利. 一步一步做好前牙美学设计[J]. 中华口腔医学杂志, 2020, 55(10):799–802.

[9] Granata S, Giberti L, Vigolo P, et al. Incorporating a facial scanner into the digital workflow dental technique[J]. J Prosthet Dent, 2020, 123(6):781–785.

病例3.3

重度磨耗患者功能与美学重建

牙列重度磨耗患者，严重影响美观和口腔功能，病因复杂，类型多样，治疗方案涉及多个学科，不仅需要美学重建，还需要功能重建，包含恢复牙列完整、恢复咬合垂直距离，是一项复杂且精细的工作，本病例是一例重度磨耗患者的功能与美学重建。

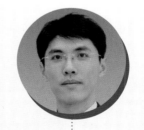

陈文龙
双学士学位
医师

单位
深圳一天口腔门诊
简介
深圳一天口腔门诊业务院长
暨南大学口腔医学院校友会理事
深圳医师协会口腔分会常务理事
深圳市口腔医疗行业协会种植专业委员会委员、秘书
美国南加州大学（USC）种植访问学者
日本IPOI种植牙周海外会员
广东省民营病例比赛多次银奖
拜博、正夫集团病例比赛金、银奖

基本资料

初诊年龄：46岁。

性别：女。

主诉：牙齿酸软，咀嚼困难，数十年。

现病史：自述12~13岁时，口内尚有大部分乳牙未换，成年后仍有乳牙存在口内，松动但未脱落，易发炎出血，抵触刷牙，清洁方式大多数以漱口为主，习惯性使用恒牙进食，28岁时乳牙开始脱落，有尝试在北京求医，患者回忆当时20年前诊断为"对刃𬌗"，担心害怕当时的技术未成熟，涉及整形美容方面，医生认为风险较大，患者犹豫，从而搁置十几年；近几年感觉后牙酸软不适，进食困难，且影响美观，经朋友介绍，现来就诊。

既往史：有夜磨牙史，未诉其他系统疾病史。

过敏史：否认过敏史。

临床检查

面部检查

面部左右基本对称，上唇长度适中，微笑时上下前牙显露量不足；面高：面宽=1.26；侧面观下颌颏部伸长，凹面型（图3.3.1）。面部开口像表现为典型深覆𬌗面型，面下1/3垂直高度表失（图3.3.2）。

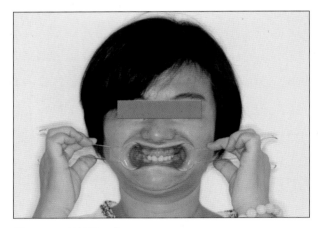

图3.3.2 面部开口像

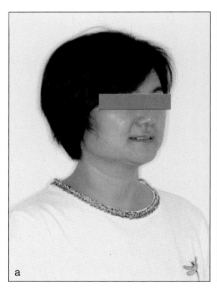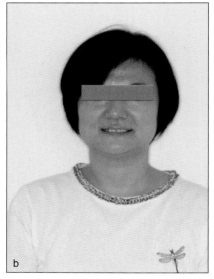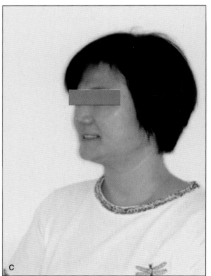

图3.3.1 a~c.初诊面像

关节检查

双侧关节区、颞区、下颌角区未查及压痛；开口度三横指半；开口型直线形；双侧关节区未闻及弹响。

口内检查

上颌中线正，12-24烤瓷桥修复；13、42、43、33乳牙滞留，15、31、32、41缺失，上下前磨牙变短，后牙区𬌗面磨耗；Spee曲线曲度呈"～"形；下前牙缺失，Bolton指数无法测量；龈缘红肿（图3.3.3和图3.3.4）。

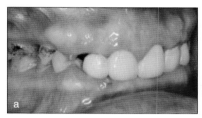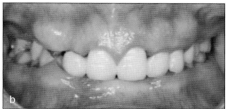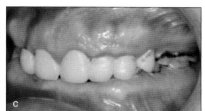

图3.3.3　a～c. 口内像

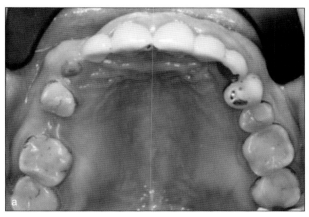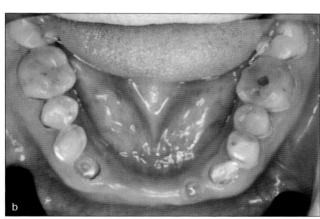

图3.3.4　a，b. 口内上下颌𬌗面像

影像学检查

CBCT显示15、46已行根管治疗，根充恰填；12-24行冠桥修复，双侧髁突骨结构改变对称，关节前间隙增宽，髁突在关节窝后位（图3.3.5）。

诊断

1. 下颌牙列缺损。
2. 上下后牙牙体磨损。
3. 牙龈炎。
4. 颞下颌关节病。

治疗计划

1. 牙周基础治疗。
2. 殆垫恢复一半垂直高度。
3. 上下临时牙修复试戴。
4. 整体咬合及肌肉、关节无异常状况后，方可开始直接进行后牙重建修复治疗。

5. 后牙确定正中关系位重建后，确定垂直距离与前牙美学长度，开始前牙种植修复手术。

治疗过程

第一步：磨耗病因的诊断和风险评估

乳牙滞留，缺失部分恒牙胚，下颌垂直型运动，机械性磨耗。

第二步、第三步：以恢复后牙咬合功能引导的多学科治疗与前牙美学重建设计

取面弓上颌颌位记录（图3.3.6），制作殆垫，根据殆垫先恢复一半合适的垂直高度（后牙2个月；图3.3.7和图3.3.8），再配合上下颌牙列临时牙修复（图3.3.8），设计切牙切缘显露量确定上颌中切牙切缘位置，依据恢复后牙咬合功能搭配前牙美学设计要素，设计上前牙，然后确定殆平面以及上下颌前牙种植设计。

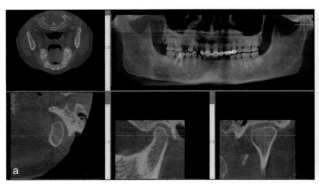
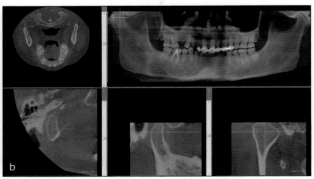

图3.3.5　a，b. 左右侧CT关节位置图

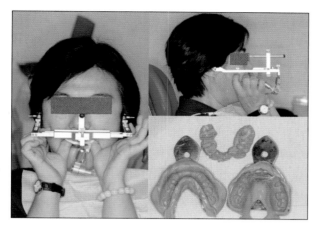

图3.3.6 取上颌𬌗平面面弓记录，硅橡胶取模，咬合记录

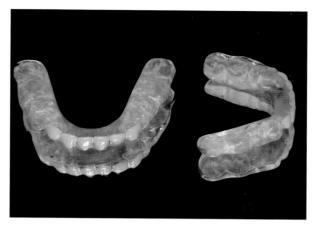

图3.3.7 下颌点面式𬌗垫

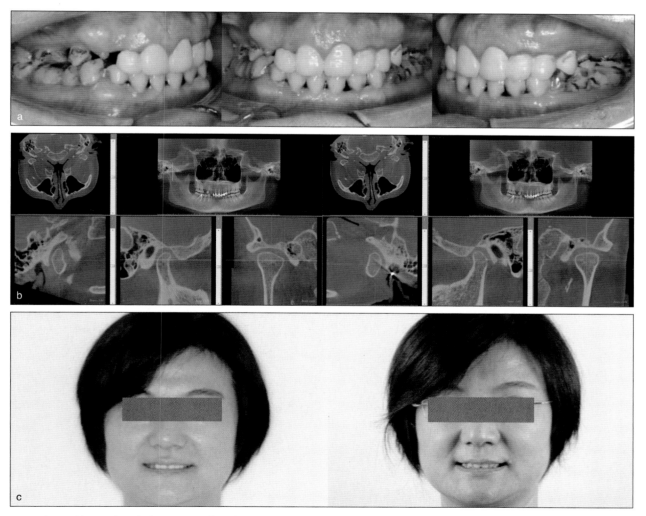

图3.3.8 a.戴上𬌗垫口内像；b.戴上点面式𬌗垫后左右髁突关节位；c.戴上𬌗垫前后面像对比

第四步：咬合重建设计

应用原来垫高的牙尖交错位+咀嚼肌闭合道取正中关系，面弓再次转移并在此位，上𬌗架确定并记录髁导斜度，依据后牙能够修复的空间垂直距离，搭配前牙美学设计，完成诊断蜡型（图3.3.9~图3.3.11）。

第五步：诊断性临时修复

拆除旧修复体，直接法制作诊断饰面戴用5个月（图3.3.12和图3.3.13）。开始1周患者稍有不适，逐步调𬌗2周后不适消除。戴牙后1个月复诊，观察修复体有无松动破损（图3.3.14）。戴用5个月时拍摄CBCT显示双侧髁突位置居中，基本对称，关节头骨质与术前对比未见明显变化（图3.3.15）。5个月以来的修复体，有破损的再行加强修复，牙龈已呈现边缘红肿，口内大致咬合功能正常（图3.3.16）。术前、术后明显对比，目前颌位实现了协调的唇齿关系、能使后牙分离的最小的前牙切道，及双侧组牙功能𬌗（图3.3.17）。

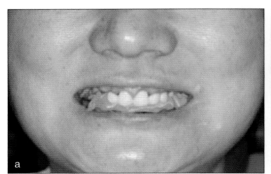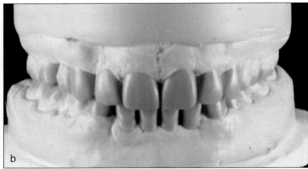

图3.3.9　a，b. 再次转移垫高后的颌位记录，根据前牙美学标准制作全口美学蜡型

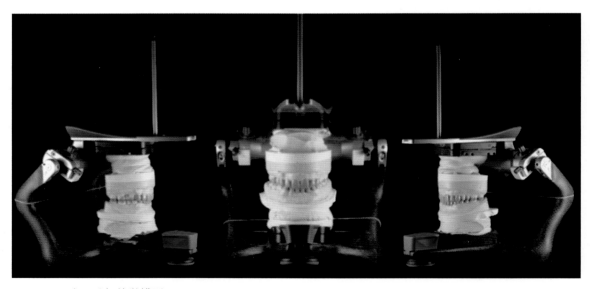

图3.3.10　全口𬌗架美学蜡型

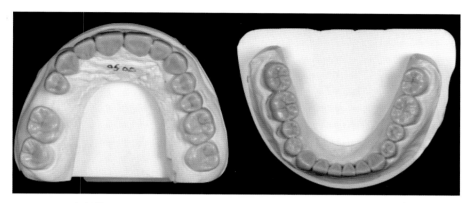

图3.3.11 诊断蜡型

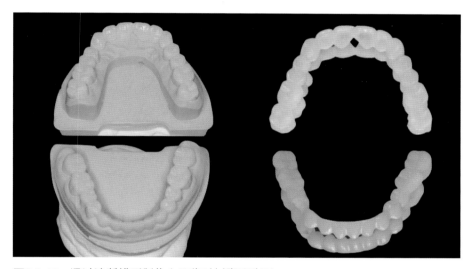

图3.3.12 通过诊断蜡型制作上下临时树脂殆贴面

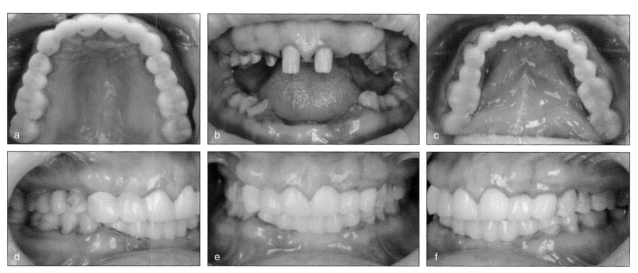

图3.3.13 a~f. 拆除全口旧修复体，戴上全口临时殆贴面

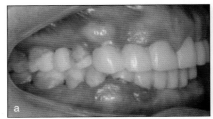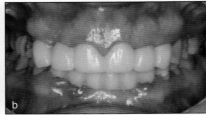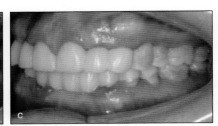

图3.3.14   a～c. 戴上全口临时𬌗贴面1个月后复诊

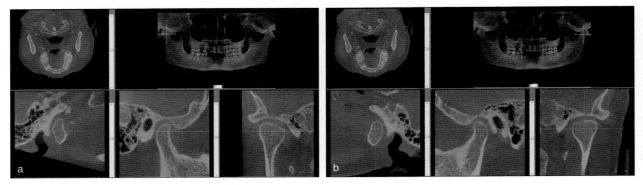

图3.3.15   a，b. 戴上全口临时𬌗贴面5个月后的关节髁突位正常无不适

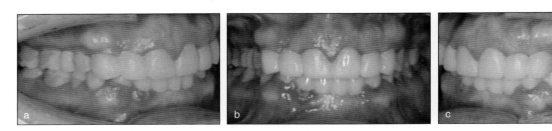

图3.3.16   a～c. 5个月以来陆续调𬌗后复诊，牙龈边缘可见稍红肿

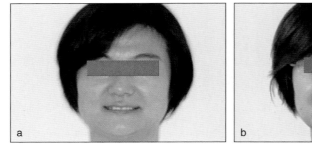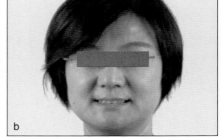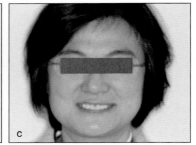

图3.3.17   a. 术前；b. 戴入诊断性临时修复体2个月；c. 戴入诊断性临时修复体5个月

第六步：美学和咬合的复制转移

再次面弓转移上𬌗架记录个性化切导（图3.3.18）。修复体分区截断，分别记录临时修复体与基牙模型，以及上下颌基牙模型之间的咬合记录，将全牙列工作模型精准对位于𬌗架上的临时牙冠模型（图3.3.19）。取完记录后再把之前的诊断饰面戴回原本的牙齿上，稍微调𬌗（图3.3.20）。

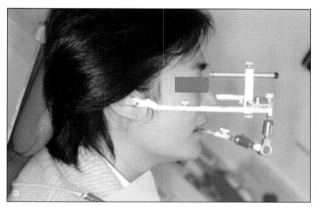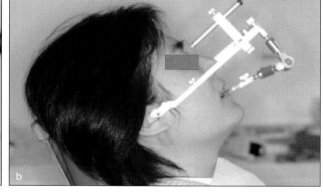

图3.3.18 a，b. 全口临时牙的颌位面弓转移

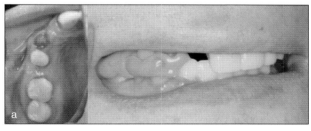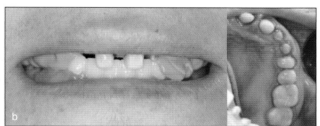

图3.3.19 a，b. 修复体分区截断，交叉记录上下颌咬合关系

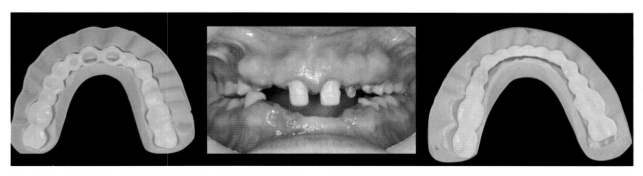

图3.3.20 取完交叉咬合记录再做回临时修复，这是让加工厂按之前数据再制作的

第七步、第八步：修复体类型和材料的选择及最终修复完成

高嵌体戴牙即刻、2周、1个月、3个月复查，患者对治疗效果满意，无明显不适。实现了最初的设计要求，戴牙后6个月，目前肌肉、关节、发音都正常。CBCT检查显示双侧髁突位置居中，基本对称，左侧关节头皮质骨变得光滑连续，有骨改建的表现，与术前对比稍有转动改变（图3.3.21）。

另外，患者治疗后自述牙龈出血情况好转，整体自信恢复，笑口常开，后续前牙种植修复到整体结束（图3.3.22~图3.3.26）。

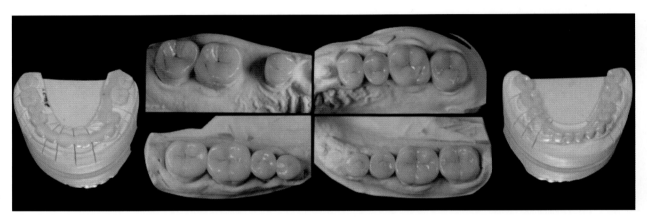

图3.3.21　后牙高嵌体修复体+前牙临时修复体

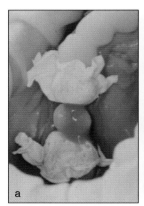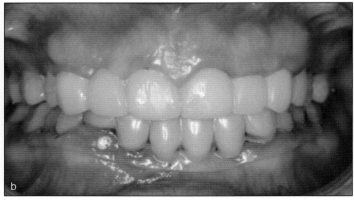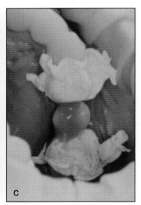

图3.3.22　a~c. 后牙粘接过程以及前牙临时修复体佩戴

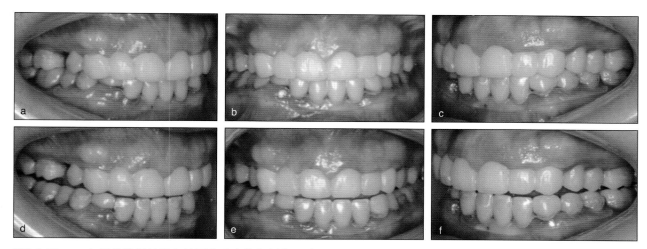

图3.3.23　a~f. 最终修复体戴入的正中咬合位和侧方运动

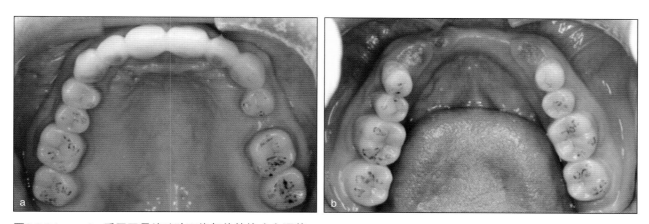

图3.3.24　a，b. 后牙区最终𬌗贴面修复体粘接咬合调整

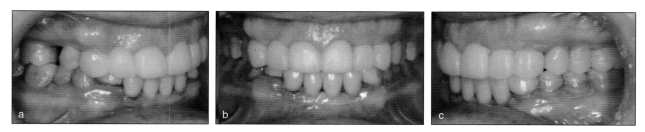

图3.3.25　a~c. 戴牙2周后复查，由于患者喜欢饮茶文化，牙齿已经出现茶渍

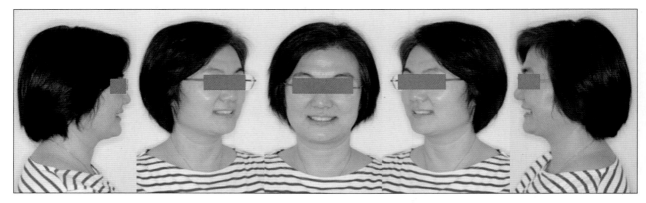

图3.3.26　后牙区最终𬌗贴面修复体粘接后面像

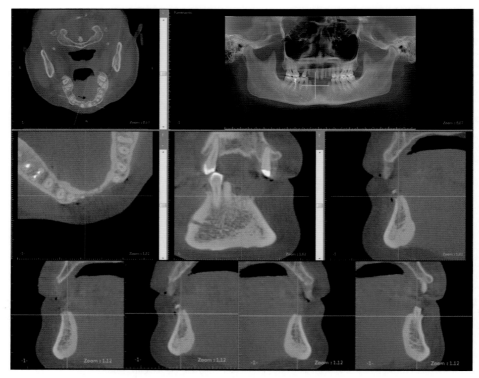

图3.3.27　下颌前牙CT骨量

第二阶段前牙种植修复

　　咬合稳定后进入第二阶段前牙种植修复手术。

　　下前牙33-43缺失，骨间距尚可，32、42位点稍窄（图3.3.27），术前设计植入ITI BLT φ3.3mm×10mm。33、43位点较宽，植入ITI BLT φ4.1mm×10mm（图3.3.28）。即刻开窗简易取模法，利用邻牙就位，并装上三合一扫描杆再次口内扫描一次，两种取模方式互相校正，避免误差（图3.3.29）。术后5～7天戴入固定临时修复体（图3.3.30和图3.3.31）。

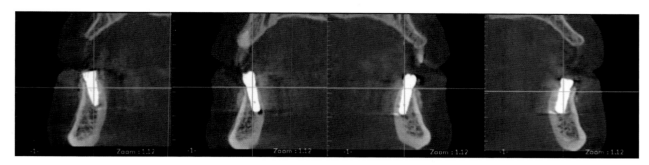

图3.3.28 32、42植入ITI BLT φ3.3mm×10mm；33、43植入ITI BLT φ4.1mm×10mm

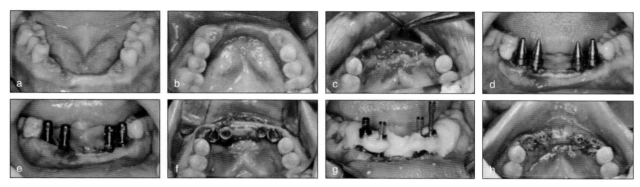

图3.3.29 a~h. 一期种植手术过程，开窗简易取模+扫描杆扫描

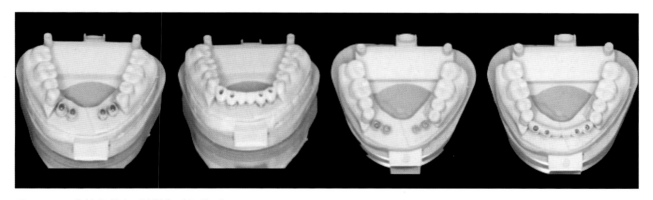

图3.3.30 个性化基台+树脂临时冠模型

　　由于疫情期间，经过1个月后才开启上颌种植修复。11、21活髓不松动，除了原本的牙周生物学被破坏以及稍微牙龈红肿出血外，其余正常；和患者沟通后做冠延长术（图3.3.32）。

13、23种植ITI BLT φ4.1mm×8mm+GBR手术（图3.3.33），最后修复和13、23种植牙一起做组合牙桥修复，保留11、21[2]（图3.3.34和图3.3.35）。

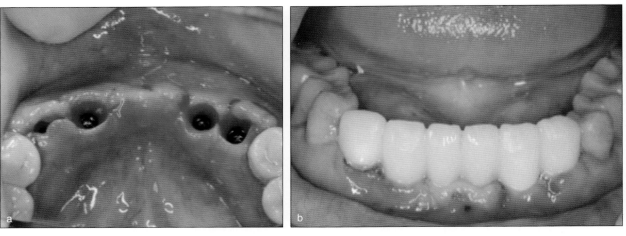

图3.3.31   a，b. 5～7天内戴上固定修复临时修复体，调空前伸接触

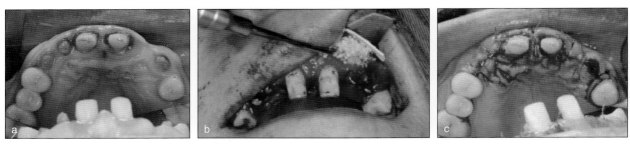

图3.3.32   a～c. 11、21做了冠延长，13、23处行GBR手术维持骨轮廓

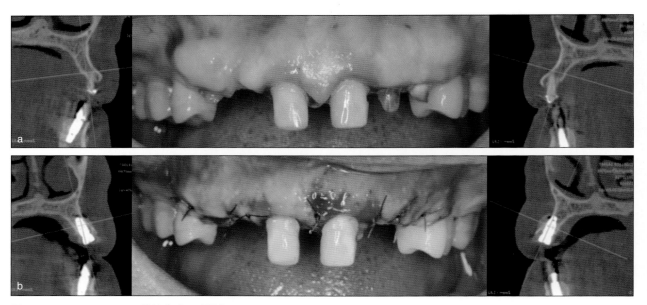

图3.3.33   a，b. 13、23种植位点，颊侧GBR

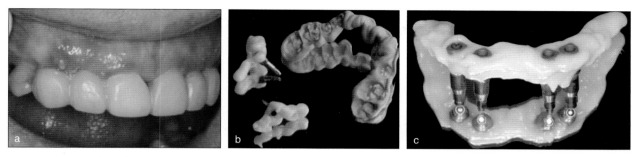

图3.3.34　a. 13术后临时牙（发现牙龈溢脓，冲洗上派力奥后好转）；b，c. 上下颌4个月后，简易开窗取模及咬合记录，制作最终修复体

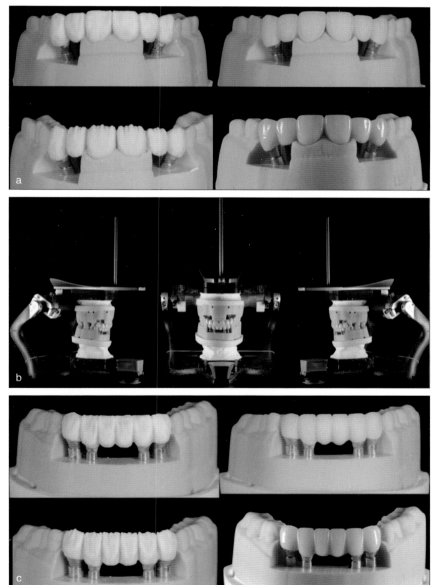

图3.3.35　a～c. 技师上瓷，修整形态，最后上釉处理过程图

　　天然牙与种植体联合支持固定桥修复应慎重，首先应选择咬合力相对较低、种植区骨质条件较好的病例；当天然牙薄弱和松动时，需对相关天然牙行夹板固定或联冠修复；合理的修复设计是成功与否的重要因素，要缩小固定桥跨度，减少咬合接触面积，注意咬合平衡，尽量引导外力沿天然牙和种植体长轴传导，合理选择天然牙与种植体连接方式，要保证修复体的坚固，方案便可接受。

　　历经2年多，到了最终修复阶段（图3.3.36～图3.3.41）。

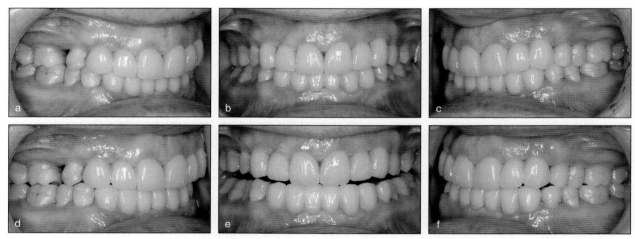

图3.3.36　a～f. 戴牙后即刻，正中𬌗，侧方运动组牙功能𬌗，前伸运动等。因为双侧上颌尖牙是单颗种植体，故做组牙功能𬌗分摊侧向力

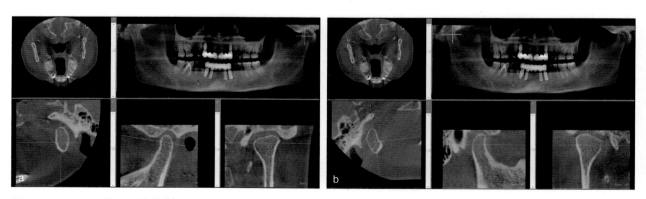

图3.3.37　a，b. 戴牙后关节位置

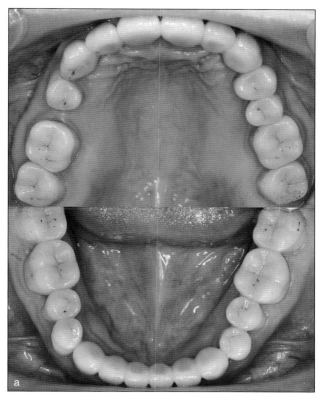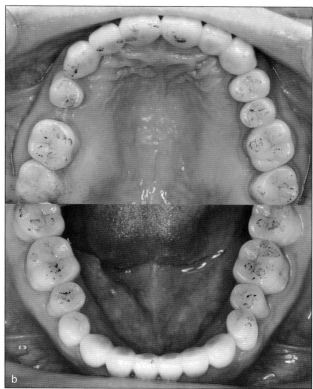

图3.3.38　a. 戴牙后上下颌牙列殆面像；b. 咬合检查

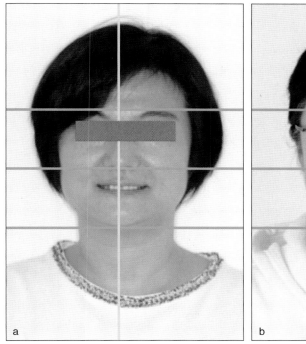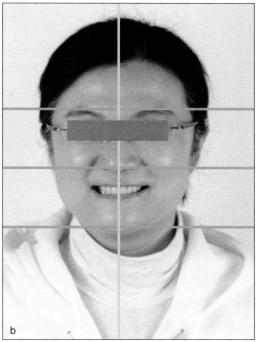

图3.3.39　a，b. 面部三等分比例图。前后对比显示垂直距离恢复后，下颌稍长，颏部突出，脸型饱满，笑容比之前灿烂，微笑时鼻唇沟较深，应该是咀嚼效率变高，饮食变好

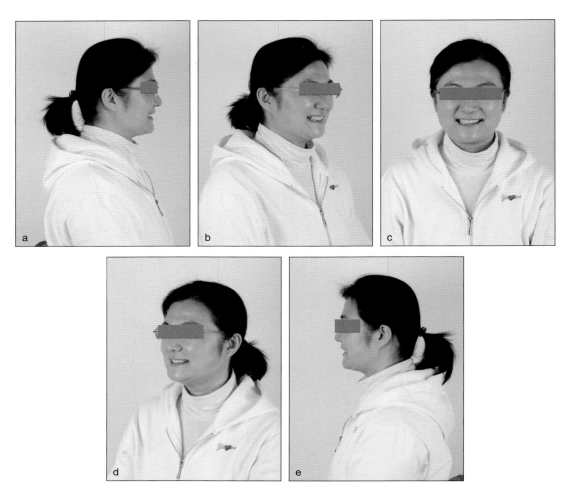

图3.3.40　a~e. 各角度面像

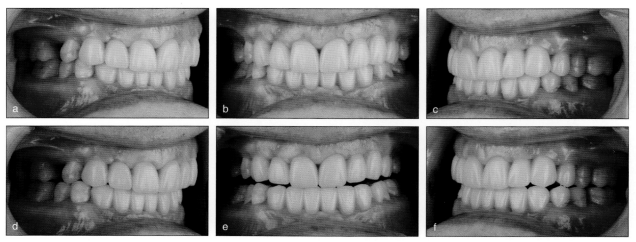

图3.3.41　a~f. 历经14个月的复查，修复体完整，牙龈正常，口颌肌群无异常，1区15间隙太窄、14扭转，剩余牙体组织较少，和患者沟通后期14如果有问题拔除，再行2颗种植体平均修复

分析和讨论

　　本病例患者磨耗病史长达10～20年，由于下前牙缺失，全靠后牙咀嚼食物，造成后牙严重磨耗，牙本质暴露酸痛敏感，垂直距离丧失，关节位置也出现了代偿性的变化。由于患者病史时间太长，关节和肌肉已经习惯了现有的状态，进行咬合重建后重新改变的位置可能会给关节肌肉带来较大的挑战。

　　因此我们采用了循序渐进的方法来改变患者的咬合[1]。患者在第一步𬌗垫治疗中提高了咬合垂直距离时，已经感受到明显的肌肉酸胀感，这时候医患是互相鼓励支持的，需要患者非常好的依从性和配合，坚持戴用、逐步适应。

　　2个月后的复诊，患者适应了大幅抬高的垂直距离，由现有咬合位置参考前牙美学参数[2]，设计牙冠形态、宽长比，并在正中关系位建𬌗，制作诊断饰面对美学和咬合进行初步诊断[3]。这个位置还不是最终修复位，经过5个多月的精细调𬌗和肌肉咀嚼适应，这时的咬合关系是经过患者适应、磨合后的位置，这才是最理想的位置。那么再行交叉咬合记录转移，技师结合临床进行面弓转移上𬌗架，在最终的位置制作正式修复体[4]。

　　所以，通过𬌗垫、诊断饰面的逐步适应与调磨，最终患者感觉舒适，关节、面部肌肉协调，这才是我们最终需要的咬合关系。

　　关于缺失牙位的种植设计，上颌单颗种植和天然牙混合修复，一直是个争议点[5-6]，最终本病例上颌2颗前牙还是健全的情况下，实在不舍拔了种植，故选择了混合修复，并最终修复做组牙功能𬌗去平均侧向力，观察1年余，目前良好。

　　最后是笔者的一点感想：本病例完成要感谢"磨牙帮"团队老师们、深圳一天口腔医护团队和深圳励自加工厂万学烨团队。咬合重建是一个多学科并烦琐的过程，通过谭建国老师的咬合重建课程，学习了八步法并将其应用到病例中，才觉得八步法不只是一个套路，而是一种思路，万法不离其宗！从功能到美学，从美学到全口重建，都是一步一脚印；过程虽然艰辛，但最终获得医患双方都满意的结果是最让人欣慰的。

专家点评

栾庆先教授点评：

这是一个复杂的病例，涉及咬合重建和种植治疗。经过系统的设计和精心的治疗，取得了初步满意的效果。

遗憾的是本病例缺乏详细的牙周检查，冠延长的手术依据交代不足。在最终修复时，上下前牙龈缘协调性不是十分完美。另外，本病例中前牙区使用了种植体与天然牙混合支持的固定桥修复，这不是常规的做法，其长期疗效有待观察。

谭建国教授点评：

在许多牙列重度磨耗的病例中，为了恢复正常的咬合关系，需要抬高原有的咬合垂直距离或改变原有的水平关系，这就意味着口内大多数牙齿都需要进行修复。但如何避免大量磨除健康牙体组织？相比于全冠而言，我们还可以考虑更加微创的治疗方式。例如在后牙，我们可以使用直接法复合树脂粘接修复（咬合关系改变较小时），或间接法𬌗贴面/高嵌体修复。本病例选择了𬌗贴面修复方式，经典型𬌗贴面主要覆盖后牙𬌗面及部分牙尖外斜面。为了保证修复体的固位和抗力，在牙体预备时我们既要保证足够的𬌗面修复空间（2mm），又要保留尽可能多的牙釉质粘接面，那么可以使用诊断饰面或临时修复体作为牙体预备的引导，准确控制预备的量。除此之外，作为粘接固位的修复体，𬌗贴面修复体的粘接前处理、粘接剂的选择和粘接操作都是决定修复效果能否长期稳定的重要因素，借助橡皮障做好隔湿也会大大提升粘接效果。

参考文献

[1] 谭建国. 一步一步做好牙列重度磨耗咬合重建中咬合关系的复制和转移[J]. 中华口腔医学杂志, 2021, 56(8):825–828.

[2] 谭建国, 李德利. 一步一步做好前牙美学设计[J]. 中华口腔医学杂志, 2020, 55(10):799–802.

[3] 李德利, 谭建国. 一步一步做好美学临时修复[J]. 中华口腔医学杂志, 2021, 56(2):226–230.

[4] 谭建国. 一步一步做好牙列重度磨耗的功能美学重建[J]. 中华口腔医学杂志, 2020, 55(9):696–700.

[5] 牛学刚, 王小勇. 天然牙与种植体联合支持修复牙列缺损的研究进展[J]. 国际口腔医学杂志, 2016, 43(5):614–618.

[6] 张志平, 邓汉龙, 王德芳, 等. 天然牙–种植体联合支持式固定义齿的临床观察[J]. 口腔颌面外科杂志, 2007, 17(4):343–345.

后牙磨耗伴伸长咬合重建

　　患者因下颌牙齿龋坏和磨耗导致后牙缺失，并未及时修复。上颌后牙垂直伸长伴大面积的龋坏，右侧前磨牙及双侧后牙的缺失伴有牙槽骨的重度吸收，严重影响了口腔的咀嚼功能，由于骨缺损的严重，患者不接受种植修复。根据余留牙的情况，上颌双侧后牙计划根管治疗结合截冠和冠延长术后联冠固定修复，下颌双侧后牙行可摘义齿修复。

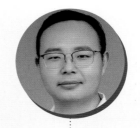

王昊
口腔主治医师
江苏省美容主诊医师

单位
南京市玄武区同仁街社区卫生服务中心
简介
南京口腔医学会监事
南京口腔医学会全科口腔医学专业委员会委员
南京口腔医学会口腔预防医学专业委员会委员
2018年，CSED牙体缺损美学修复专项奖全国总决赛三等奖
2018年，第四届CSED口腔美学临床病例大赛入围全国50强并参加壁报交流
2018年，江苏省修复专业委员会年会美学大赛优胜奖
2019年，南京市地区青年医师病例展评优胜奖
2019年，第五届CSED口腔美学临床病例大赛参加壁报交流

基本资料

初诊年龄：58岁。

性别：女。

主诉：咀嚼效率低，食物嵌塞，前牙不美观10余年。

现病史：后牙缺失10余年，曾行可摘义齿修复，中途由于牙缺失，可摘义齿未能继续使用，未曾继续治疗，咀嚼效率低，食物嵌塞，部分牙齿冷热刺激痛。

既往史：否认系统疾病史。

过敏史：否认过敏史。

临床检查

面部检查

面部基本对称，上唇短，露龈笑，右上牙列缺牙区暴露（图3.4.1）。

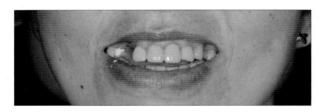

图3.4.1　面部检查

关节检查

双侧关节区、颞区、下颌角区未查及压痛；开口度三指；开口型直线形；双侧关节区未闻及弹响。

口内检查

前牙对刃殆，11、12、21、22、32、42烤瓷冠修复，13、14、15、24、25、36、37、46、47缺失，16、17、26、27垂直伸长伴大面积龋坏，上前牙变短，后牙区殆面磨耗（图3.4.2～图3.4.4）。

影像学检查

13-15、36、37、46、47缺失，缺牙区牙槽嵴低平；12-22联冠修复，12、22根管内未见充填影像，11、21根充尚可；16远中颈部、17近中颈部低密度影及髓，根管内未见充填影像；26根管内见充填影像，冠部高密度充填物影；27远中颈部低密度影及髓，无根充影像；32冠修复、42金属桩冠修复，根充不满；44根充不满（图3.4.5）。

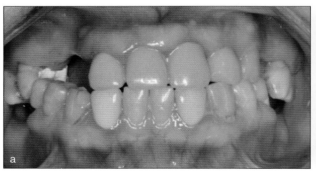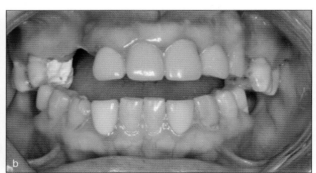

图3.4.2　口内检查。a. 咬合像；b. 小张口像

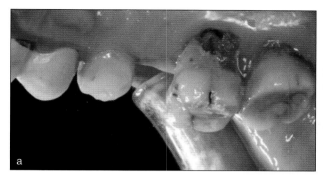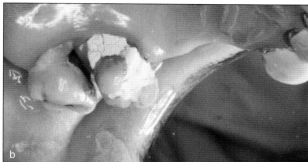

图3.4.3　a，b. 上颌后牙舌侧像

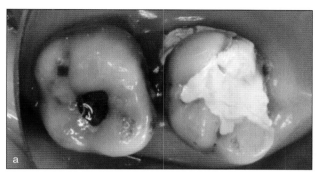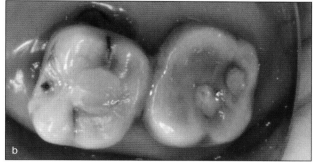

图3.4.4　a，b. 上颌后牙𬌗面磨耗

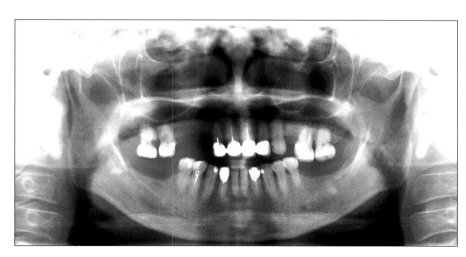

图3.4.5　全景片

诊断

1. 上下颌牙列缺损。
2. 慢性牙周炎。
3. 12、22、32、42、44慢性根尖周炎。
4. 16、17、27慢性牙髓炎。

问题列表

1. 前牙的修复体颜色问题。
2. 缺牙区修复空间问题。

治疗计划

1. 12、16、17、22、27、32、42、44根管治疗。
2. 16、17、26、27截冠+冠延长术。
3. 上颌固定桥修复，下颌可摘义齿修复。

治疗过程

第一步：磨耗病因的诊断和风险评估

根据谭建国教授团队的LAAC原则[1]，我们可以分析该患者主要为机械性磨耗。患者前牙为对刃𬌗，后牙虽目前丧失咬合支持，部分后牙有明显过萌，但𬌗面磨耗形态平坦，是机械性磨耗造成的。同时患者也否认酸性饮食及消化道疾病病史。

虽然本病例中后牙的磨耗并不是导致其咀嚼功能障碍的主要原因，但患者后牙咬合支持丧失、前牙修复体外形不佳，均需进行美学与功能的重建。因此，本病例仍借助谭建国教授提出的八步法来完成咬合重建的设计与实施。

第二步至第四步：以面部为引导的多学科治疗与美学及咬合重建设计

根据上颌切牙切缘显露量确定上颌中切牙切缘位置，依据前牙美学设计要素，设计上前牙，应用Leaf Gauge法取正中关系，面弓转移并在此位置上𬌗架确定及记录髁导斜度，依据前牙美学设计及满足后牙能够修复的最小空间为目标设定垂直距离，设计后牙冠延长及后牙截冠的高度完成诊断蜡型。

在咬合与美学设计的过程中，我们需要对口内基牙进行治疗，12、16、17、22、27、32、42、44进行根管治疗，并按照诊断蜡型对16、17、26、27进行冠延长术和截冠。

第五步：诊断性临时修复

制作诊断性临时修复体与下颌可摘义齿；直接法制作诊断饰面戴用5个月。再次面弓转移上𬌗架记录个性化切导，先修复23、25、26、27（图3.4.6）。

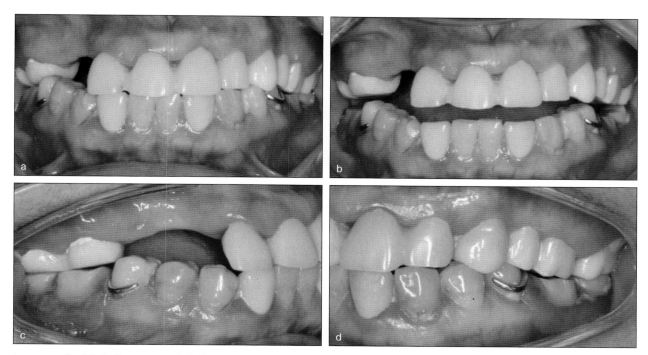

图3.4.6 临时修复体。a. 正面咬合像；b. 小张口像；c. 正中咬合右侧像；d. 正中咬合左侧像

第六步：美学和咬合的复制转移

交叉上殆架转移预备体模型，使用个性化切导盘转移非正中关系，制作修复体。

经过上颌17-22诊断临时修复体逐级、逐步的调改、磨合、复制和转移，诊断性临时修复体的最终咬合关系即为最适合患者的咬合关系，即最终修复体的咬合关系。这个最终的咬合关系包括正中咬合、非正中咬合和垂直距离等各种咬合关系信息，将其精确复制和转移至工作模型以及最终修复体制作。

第七步、第八步：修复体类型和材料的选择及最终修复完成

修复后牙体的形态及颜色得到改善（图3.4.7），前牙咬合由对刃变成浅覆殆浅覆盖，恢复缺失牙，获得下颌修复空间，改善牙列的曲线，提高咀嚼效率。修复后影像学检查见图3.4.8。

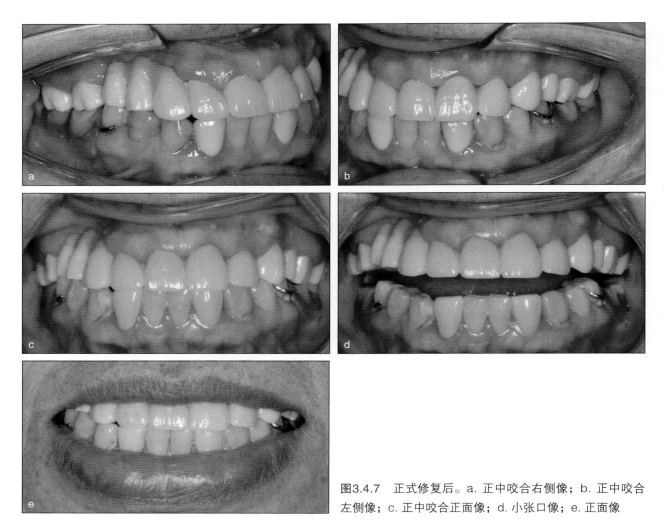

图3.4.7   正式修复后。a. 正中咬合右侧像；b. 正中咬合左侧像；c. 正中咬合正面像；d. 小张口像；e. 正面像

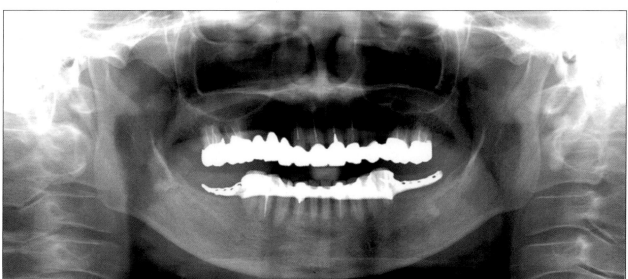

图3.4.8   修复后全景片

分析和讨论

　　牙列重度磨耗的功能美学重建涉及口腔医学多个学科，包括修复、正畸、牙周、牙体牙髓，甚至口腔颌面外科等，需要进行多学科融合的综合治疗。因此，在明确牙列重度磨耗病因后，需首先进行多学科治疗设计，建立多学科融合的治疗程序。本病例的上下颌后牙区均有牙齿缺失，咬合支持丧失，造成上颌后牙伸长、补偿曲线不佳、下颌修复空间不理想等问题，为功能性美学修复重建带来极大困难。虽然患者咀嚼功能障碍并非单纯由牙齿磨耗造成，但在进行美学功能重建时我们也在八步法的指导下，进行序列的分析和治疗，并取得了较好的治疗效果。16、17、43-45、26、27、35因过度萌出，交错伸长，在与患者沟通后，选择保留下颌正常牙体组织，上颌后牙根管治疗后截冠术结合冠延长术，尽可能改善殆曲线。在最大限度保存正常牙体组织与获得修复空间中寻找平衡，是本病例最大的难点。通过分段修复的方式，降低咬合重建的难度：先修复上颌23、25、26、27，让左侧建立较稳定的咬合，再修复17-22。临时修复体逐级、逐步地调改、磨合、复制和转移，诊断性临时修复体的最终咬合关系即为最适合患者的咬合关系，也即最终修复体的咬合关系。这个最终的咬合关系包括正中咬合、非正中咬合和垂直距离等各种咬合关系信息，将其精确复制和转移至工作模型以及最终修复体制作[2]。使用八步法序列治疗，我们得以在这样一个复杂的病例中一步一步抽丝剥茧，使病例治疗难度逐渐简化，最终获得较好的治疗效果。通过本病例的实践，相信八步法序列治疗的适用范围绝不仅局限于牙列重度磨耗的功能美学重建中，对于那些复杂、涉及功能及美观重建、需要多学科治疗的口腔疾病，八步法序列治疗同样有其用武之地。

　　在本病例中，因16、17、26、27明显过萌，且邻面龋坏缺损较深，因此我们对上颌后牙进行了根管治疗+冠延长术+大量调磨截冠，虽在一定程度上取得修复的空间，但术后根分叉区暴露，也对整体的预后造成一定的影响。后牙的牙体牙周结构复杂，后牙的冠延长术需要考虑的关键点更多，包括角化龈的宽度、腭侧组织的厚度、根分叉区骨成形的必要性、冠根比例、临床牙冠高度及术后的口腔卫生维护等[3]。角化龈能较好地耐受食物摩擦和咀嚼肌牵拉作用，角化龈宽度不足可能会导致软硬组织封闭不良，易致龈下菌斑堆积和炎症进展，足够的角化龈宽度对磨牙区牙周组织健康有重要的意义。有学者总结提出根分叉入口到修复体边缘临界距离的概念，认为下颌磨牙根分叉区入口到该牙修复体边缘或牙体组织断缘的距离应不小于4mm，以避免术后出现严重根分叉病变[4]。本病例中患者定期复查并践行牙周维护，配合口腔卫生宣教，上颌后牙冠延长取得良好的疗效，开辟出较为理想的修复空间。

虽然最终修复获得了患者的满意，但回顾整个病例，仍存在不足之处：因牙齿敏感的问题，患者选择忽略34、35、45伸长的问题，牙列曲线不完美，只能妥协；42行金属桩核冠修复，根尖区可见低密度影像，诊疗计划中实行42根管再治疗，但实际诊疗过程中，金属桩核取出困难，剩余牙体壁较薄弱，且42根尖区低密度影像在定期随访中未见扩大趋势，综合考虑暂不做处理，必要时可考虑行根尖手术。

专家点评

栾庆先教授点评：

本病例遵循美学修复的原则，应用传统的修复方法完成了牙列缺损的修复，一定程度上解决了患者美学和功能的诉求。

虽本病例磨耗不是引起功能障碍的主要原因，但考虑到对磨耗病因的诊断与鉴别，对与磨耗有关的问诊内容涉及不足。

16、17、26、27因过长进行了截冠+冠延长术，但为何需要冠延长？具体延长了多少？交代不充分。龋坏边缘与龈缘的关系有必要详细描述，冠延长前后根分叉病变的情况也有必要写出来。

另外，本病例也缺乏对关节的检查和关注，咬合重建前后关节的位置是否有变化，建议增加关节的影像学检查说明。

谭建国教授点评：

本病例由于患者后牙长期未得到修复，因咬合垂直距离丧失导致对颌牙出现代偿性的过萌与伸长，从而丧失修复空间，在临床中这样的病例并不少见。本病例中，作者采用调磨患牙从而获得修复空间，调磨后采用冠延长术增加临床冠长度，提高修复体机械固位，需要考虑这一治疗带来的牙周问题。若可采用正畸压低+适当调磨，在一定程度上可以减小未来的牙周风险，获得更好的修复效果。

在最终修复体的选择上，若上颌采用可摘局部义齿修复，将更利于口腔卫生的维护，同时也可与下颌的咀嚼负载能力更加匹配。

在本病例中，作者采用诊断性临时修复体来验证及稳定咬合关系，较好地恢复了后牙功能。同时在整个病例的决策及治疗中，采用八步法序列治疗的思路进行循序渐进、步步为营的治疗策略，获得了较为稳定的效果。

参考文献

[1] 谭建国. 牙列重度磨耗的病因和鉴别诊断[J]. 中华口腔医学杂志, 2020, 55(8):599-602.

[2] 谭建国. 一步一步做好牙列重度磨耗咬合重建中咬合关系的复制和转移[J]. 中华口腔医学杂志, 2021, 56(8):825-828.

[3] Sato N. 牙周外科学临床图谱[M]. 王勤涛译. 北京: 人民军医出版社, 2005.

[4] 韩子瑶, 胡文杰, 谭建国. 年轻患者磨牙残根牙冠延长术后桩核冠修复长期观察(附1例报告)[J]. 中国实用口腔科杂志, 2018, 11(10):577-582.

数字化技术
Digital Technology

林东　王芳　李佳其　任光辉　姜涛/王行康

在口腔医学领域，数字化技术正发挥着越来越重要的作用。

人工智能辅助的磨耗分析、虚拟患者、数字化微笑设计与咬合设计、数字化加工、3D打印……不仅能提高诊断的准确性和可靠性，还为个性化治疗方案的制订提供了可能，实现高效、可靠、可预期的治疗效果，为患者带来更好的治疗体验。

数字化的浪潮已经席卷而来，我们要做的就是张开双臂，大胆拥抱，破立新生。

04

"以不变应万变"——牙列重度磨耗全数字化流程的美学与功能重建

牙列重度磨耗是一类严重影响患者面部美观和口腔功能的疾病，病因复杂，类型多样，治疗方案往往会涉及多个学科，不仅需要美学重建，还需要功能重建，是一项极其复杂且精细的工作，文献证实在咬合重建的诊疗过程中不但要对牙齿进行美学和功能重建，还要考虑到包括颞下颌关节、神经和肌肉系统的多重因素[1-3]。本病例是一例牙列重度磨耗患者，通过多学科联合，全流程数字化参与辅助治疗的美学与功能重建，实现了最大限度不影响患者原有咬合习惯的牙列美学与功能的和谐统一。

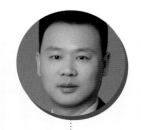

林东
副主任医师

单位
山东大学口腔医院
简介
中华口腔医学会口腔美学专业委员会委员、全国青年讲师
中国整形美容协会牙颌颜面医疗美容分会常务理事
山东省口腔医学会口腔美学专业委员会委员兼学会秘书
中华口腔医学会"一步一步"项目讲师
北京大学口腔医院进修美学修复
主持厅级教研项目2项
主编国家级本科实验教材1部、国家级专科院校教材1部
参编口腔美学专著2部
核心期刊发表多篇口腔美学论文
连续4年全国美学病例大赛获奖

基本资料

初诊年龄：51岁。

性别：女。

主诉：咀嚼困难，食物嵌塞10年。

现病史：患者自述自幼喜欢"吃煎饼"，10年前开始出现食物嵌塞，逐渐加重为咀嚼时牙齿疼痛。1周前于外院拆除右下后牙固定桥+44种植体植入术，今到我院就诊。

既往史：眩晕病史2年，未诉其他系统疾病史。

过敏史：否认过敏史。

临床检查

面部检查

面部左右基本对称，水平参考线与地平线基本平行，面部轮廓未见明显异常（图4.1.1）。

关节检查

双侧关节区、颞区、下颌角区未查及压痛；开口度三横指半；开口型直线形；双侧关节区未闻及弹响。

口内检查

息止颌位时上颌中切牙显露2mm，微笑时切缘连线位于下唇干湿线舌侧（图4.1.2）。下颌

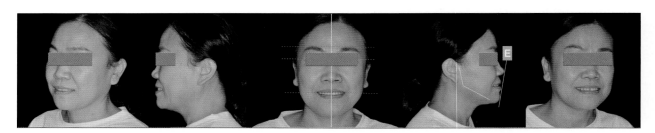

图4.1.1　面部左右对称，高角，凹面型

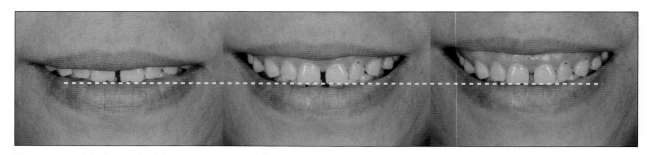

图4.1.2　息止颌位时上颌中切牙显露2mm，微笑时切缘连线位于下唇干湿线舌侧

中线左偏1mm，上颌中线右偏1mm，上下颌中切牙分别有间隙2mm，上下前牙区散在间隙，43、45预备体形态不佳，颈部缺损，洞内腐质（图4.1.3）。上下前牙浅覆𬌗浅覆盖；24远中邻𬌗面、33颈部、34远中邻𬌗面及颈部、35近中邻𬌗面及颈部缺损，均有牙色充填物，边缘不密合，墨浸状；34、35变色；25金属烤瓷修复体，形态不佳，边缘不密合，明显悬突；11、21、31、41切缘V形缺损，牙本质暴露，11、21轻度扭转；44、46缺失，近远中缺牙间隙较大，36、46拔牙创未完全愈合；14-18、26-28、37、38、47、48𬌗面牙釉质缺如，牙本质大量暴露，尖窝沟嵴形态平坦（图4.1.4），冷诊及探诊敏感。双侧尖牙远中关系（图4.1.5）；牙龈未见明显异常，最大微笑时牙龈显露超过3mm。

影像学检查

　　CBCT显示44、46、36缺失，36、46拔牙创未完全愈合，44种植体已植入，24、25、34、35、45、38已行根管治疗（图4.1.6和图4.1.7）；25根尖区少量阴影，气道中上部基本通畅（图4.1.8）；双侧髁突基本对称，骨结构未见明显改变，关节前间隙增宽，髁突在关节窝后位（图4.1.9）。

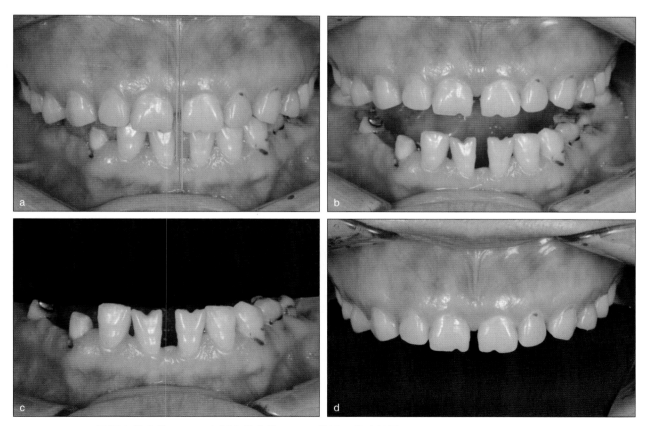

图4.1.3　a～d. 下颌中线左偏1mm，上颌中线右偏1mm，前牙区散在间隙

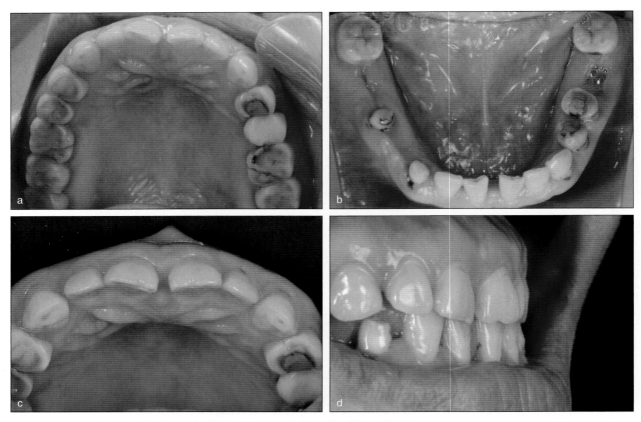

图4.1.4   a～d.后牙过度磨耗，牙本质暴露，11、21扭转，前牙浅覆𬌗浅覆盖

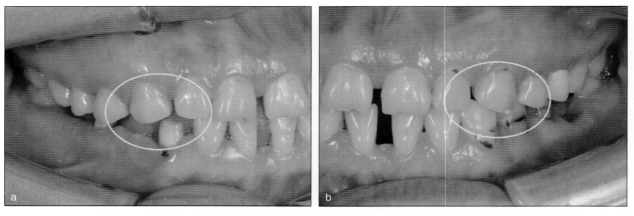

图4.1.5   a，b.双侧尖牙远中关系

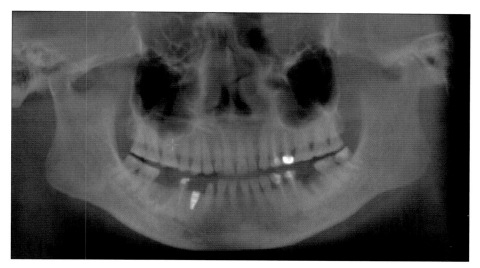

图4.1.6　CBCT显示44、46、36缺失，24、25、34、35、45、38已行根管治疗，根充恰填

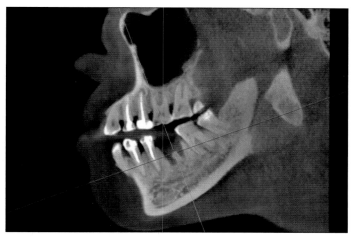

图4.1.7　36拔牙创未愈合，25根尖区少量阴影

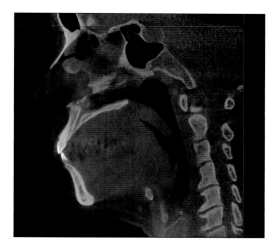

图4.1.8　气道基本通畅

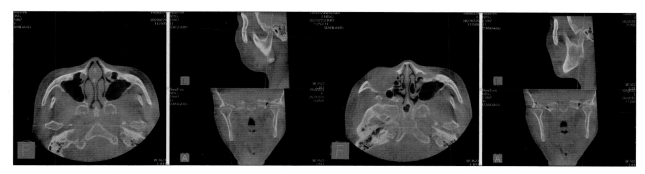

图4.1.9　双侧髁突骨结构未见明显改变，基本对称，关节前间隙增宽，髁突在关节窝后位

诊断

1. 下颌牙列缺损。

2. 18–28、35–43、37、38、43、45、47、48牙体缺损。

治疗计划

1. 牙周基础治疗，43、25完成根管治疗。

2. 关节病专家评估关节状况及治疗风险。

3. 正畸专家会诊，尝试正畸方法关闭上下前牙缝隙。

4. 种植修复下颌缺失牙。

治疗过程

第一步：磨耗病因的诊断和风险评估

前牙区浅覆𬌗浅覆盖，缺少前后牙的交互保护机制，下颌前伸时后牙不能立即完全分离，加上长期"吃煎饼"，导致的机械性磨耗伴随上前牙变短且牙槽突代偿性过萌，上前牙切缘位置没有明显变化[4]。

第二步：多学科治疗设计

从面部分析开始，患者的面部外形基本在正常范围内，左右基本对称，面下1/3与面中1/3基本一致，高角，凹面型，上唇长度适中（图4.1.10），息止颌位时上前牙显露量2mm，微笑时牙龈显露2mm，提示如需增加前牙临床冠的长度可以考虑：方案一：正畸压低上前牙后再加长切缘到现有的位置；方案二：在不造成冠根比失调的情况下，采用冠延长术加长上前牙的临床冠长度；方案三：正畸压低和冠延长术结合方案。使用下颌运动轨迹描记仪记录患者下颌运动轨迹，使用口内扫描仪扫描患者上下颌牙列，使用面部扫描仪记录患者面部3D数据，在EXOCAD软件中利用𬌗叉将口内扫描数据与面部扫描数据、下颌运动轨迹数据配准在一起，建立患者虚拟3D模型（图4.1.11）。

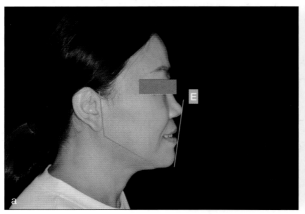
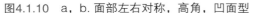
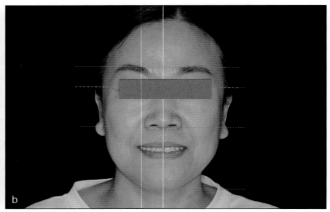

图4.1.10　a，b. 面部左右对称，高角，凹面型

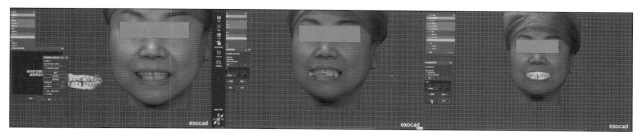

图4.1.11　建立3D虚拟患者

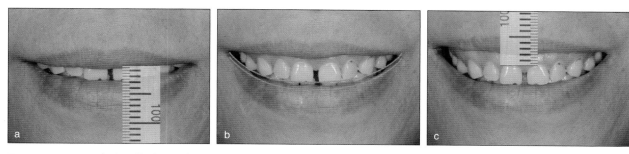

图4.1.12　a~c. 息止颌位时上颌中切牙切缘暴露于唇下3mm，位于下唇干湿线的略舌侧，上前牙切缘连线与下唇干湿线平行一致，微笑时牙龈显露2mm

第三步：美学重建设计

前牙美学设计中最重要的影响因素，即前牙美学四要素，包括上颌中切牙切缘的位置、上颌中切牙临床冠的宽长比、上颌中切牙龈缘的位置、上前牙的宽度比[5]。此患者在息止颌位时上颌中切牙切缘暴露于唇下3mm，位于下唇干湿线的略舌侧，上前牙切缘连线与下唇干湿线平行一致，微笑时牙龈显露2mm（图4.1.12），设计原则是保留现在的切缘位置；上颌中切牙临床冠长度明显变短（7.8mm），宽长比1.0；上颌侧切牙宽度/上颌中切牙宽度=0.7，上颌尖牙宽度/上颌侧切牙宽度=0.9；龈缘顶点的连线基本同水平参考线（图4.1.13）。基于以上美学分析结果，设计符合美学标准的上前牙，设计新的牙齿轮廓（图4.1.14），模拟最终修复的数码贴面（图4.1.15），将设计结果放入口内后模拟术后的修复效果（图4.1.16），美学分析结果：中切牙需向上延长2.5mm（图4.1.17）。计划采用冠延长或者正畸压低后加长切缘的方案，患者选择牺牲部分美学效果，优先建立咬合功能。根据美学分析结果、纵𬌗曲线、横𬌗曲线及患者需求确定了上颌𬌗平面以及上颌后牙颊尖连线，再根据合适的覆𬌗覆盖关系设计下前牙切缘的位置，根据合理的咬合设计下后牙的颊尖连线。

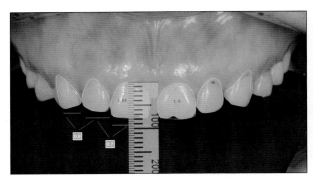

图4.1.13　上颌中切牙临床冠长度7.8mm，宽长比1.0

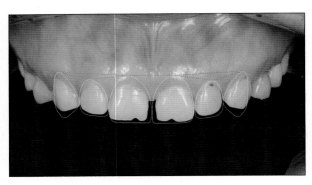

图4.1.14　设计新的牙齿轮廓

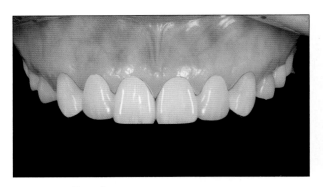

图4.1.15　数码贴面

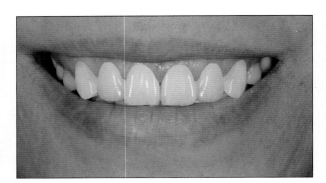

图4.1.16　数码贴面唇齿关系效果

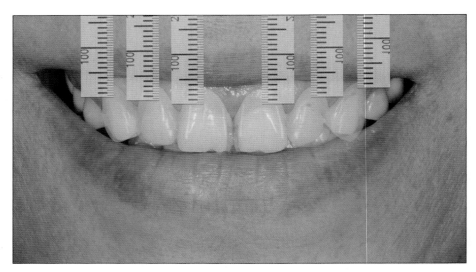

图4.1.17　美学分析结果：向上延长2.5mm

第四步：咬合重建设计

应用下颌运动轨迹描记仪测试并记录了患者原有的下颌运动习惯和运动轨迹，这样同时获得了患者肌力闭合道的正中咬合位置及前伸和侧方的非正中咬合，因为美学设计提示上颌中切牙切缘位置不变，非正中咬合重建设计时也考虑不改变患者的个性化运动轨迹，结果提示患者下颌运动不稳定，重复性不佳（图4.1.18）。应用面部3D扫描仪记录了患者微笑时的面部3D信息并建立患者面部的3D虚拟模型，依据前牙美学设计及满足后牙能够修复的最小空间为目标垂直距离，在虚拟𬌗架上设计可摘式𬌗垫（图4.1.19），戴入患者口内（图4.1.20），做到了下颌前伸后牙即刻分离，双侧侧方𬌗为以尖牙引导为主的组牙功能𬌗（图4.1.21），尝试以可逆的方式诊断抬高咬合后的美学与功能以及患者对新的颌位包括颞下颌关节、肌肉、神经等整个口颌系统的适应情况[6]。

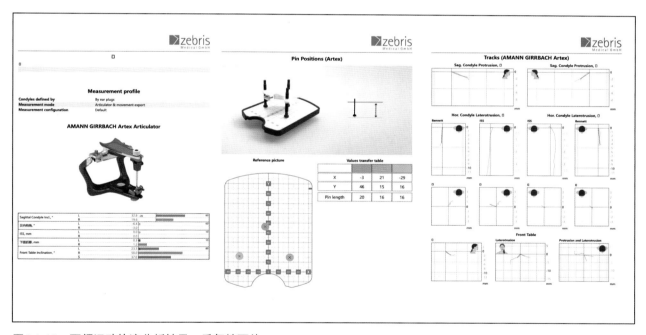

图4.1.18 下颌运动轨迹分析结果：重复性不佳

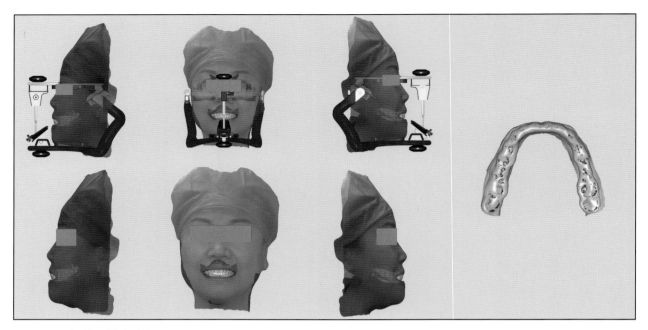

图4.1.19　设计可摘式𬌗垫

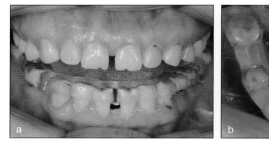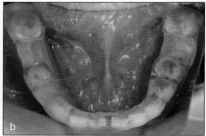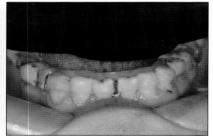

图4.1.20　a～c. 下颌可摘式𬌗垫戴入患者口内

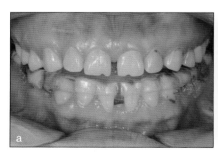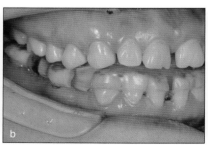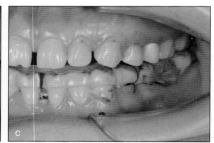

图4.1.21　a～c. 可摘式𬌗垫戴入后下颌前伸后牙即刻分离，双侧组牙引导侧方𬌗

第五步：诊断性临时修复

患者戴用可摘式殆垫1个月，期间复诊调殆两次，未诉颞下颌关节、肌肉、神经方面的任何明显不适，再次使用Zebris下颌运动轨迹描记仪记录患者现有的下颌运动轨迹，对比初次的记录，轨迹的重复性和对称性均有明显改善（图4.1.22），提示新的颌位患者适应得非常好，遂使用口内扫描仪分别扫描上下颌牙列，然后戴入可摘式殆垫扫描咬合记录确定垂直距离（图4.1.23），结合第二次的下颌运动轨迹记录，在虚拟殆架上设计可以粘接在牙齿殆面上的诊断饰面并使用CAM切削设备分段切削出来，分别顺利地戴入患者口内（图4.1.24）。因使用了数字化转移的方法，分段式切削殆垫的咬合比较理想，实现了协调的唇齿关系、能使后牙分离的最小的前牙切道，及双侧组牙功能殆（图4.1.25和图4.1.26），后牙区均匀多点接触，嘱患者继续使用1.5～2个月，期间复查调整咬合3次。

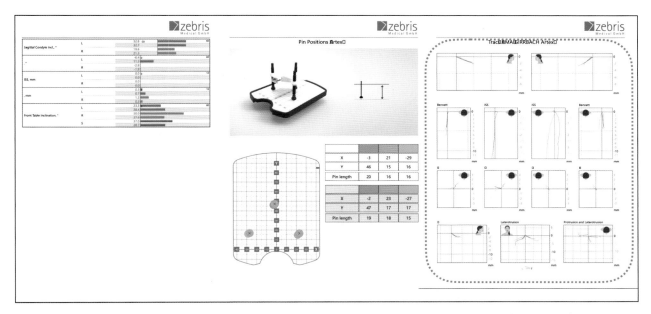

图4.1.22　可摘式殆垫戴入后下颌运动轨迹结果对比：第二次下颌运动重复性、对称性以及运动范围明显改善

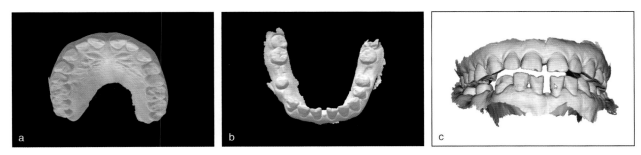

图4.1.23　a～c. 口内扫描数据模型及戴可摘式殆垫的咬合关系（殆垫是透明的），上下颌的空间是使用殆垫后创造出的重建空间

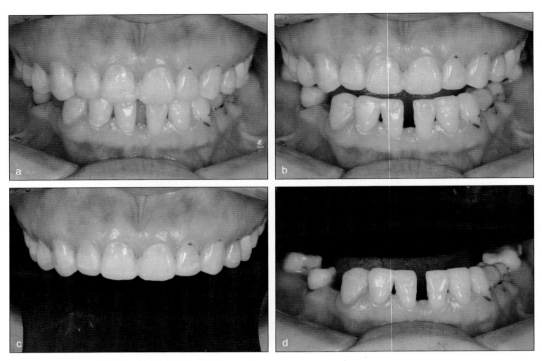

图4.1.24　a~d. 分段切削的诊断饰面戴入口内

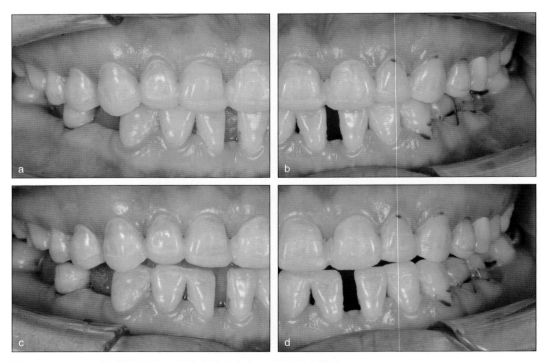

图4.1.25　a~d. 诊断饰面戴入后稳定的咬合与双侧组牙功能殆

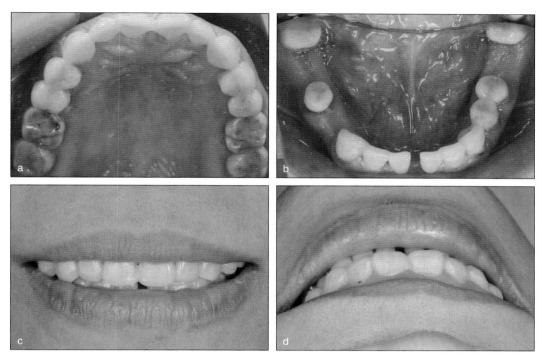

图4.1.26　a~d. 诊断饰面戴入后协调的唇齿关系

第六步：美学和咬合的复制转移

　　患者戴用分段式切削𬌗垫2个月，完全适应新的咬合，在美观、咀嚼、发音、颞下颌关节、肌肉和神经系统等各方面均能完全适应新的咬合，说明咬合重建已经初步成功，接下来就是要把现有的美学和咬合复制与转移到最终修复体上。最终修复前拍全景片显示36、44、46种植体愈合良好（图4.1.27），根据谭建国教授的一步一步做好牙列重度磨耗咬合重建中咬合关系的复制与转移，首先对患者现有磨合满意的牙列口内扫描记录，再将患者的牙列分两次预备完成最终修复，分别口内扫描记录（图4.1.28和图4.1.29），结合第二次的下颌运动轨迹记录，分两次完成最终的修复体，这样在做最终修复体的过程中患者口内始终保留有稳定的咬合，使用数字化技术可以轻松地将临时修复体的外观和下颌运动习惯准确地复制并转移到最终修复体上[7]。

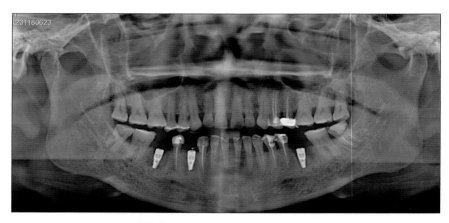

图4.1.27　36、44、46种植体愈合良好

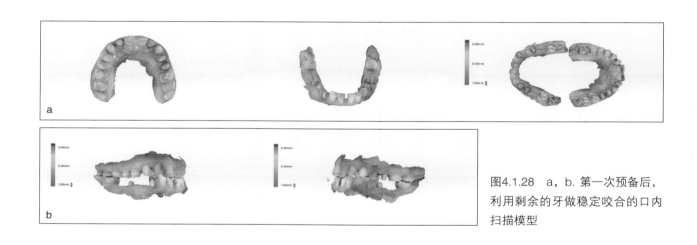

图4.1.28　a，b. 第一次预备后，利用剩余的牙做稳定咬合的口内扫描模型

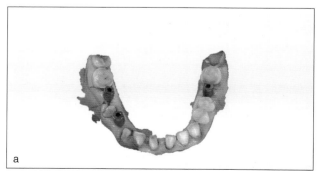
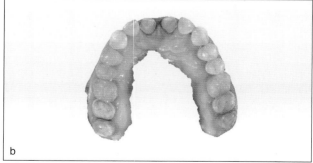

图4.1.29　a，b. 第二次预备，因已戴上最终修复体，口内保持稳定咬合

第七步：修复体类型和材料的选择

按照中华口腔医学会口腔美学专业委员会推荐的瓷材料选择专家共识的指导意见，对于后牙全冠修复选择了全解剖结构的多层色氧化锆全瓷冠（魅影，爱尔创，中国），后牙𬌗贴面选择了具有良好粘接性能的玻璃陶瓷材料，前牙选择了美观效果更好的玻璃陶瓷材料（锂瓷，爱尔创，中国），完成了不同牙位、不同类型的最终修复体材料的选择[8]，部分修复体见图4.1.30。

第八步：最终修复完成

以最终的临时修复体为蓝图和模板，牙体预备和戴牙分为两个阶段，第一阶段保留前牙区、双侧磨牙区3个区段的稳定咬合，仅预备4个象限的尖牙、前磨牙和第一磨牙（图4.1.31），口内扫描，结合第二次的下颌运动轨迹记录先完成第一部分的修复体后口内戴入，再将剩余的牙齿牙体预备，口内扫描，结合第二次的下颌运动轨迹记录完成剩余部分包括3颗种植牙的修复体的

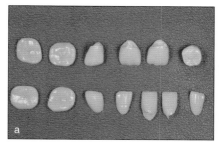 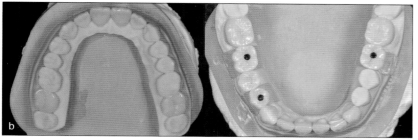

图4.1.30　a，b. 完成部分修复体

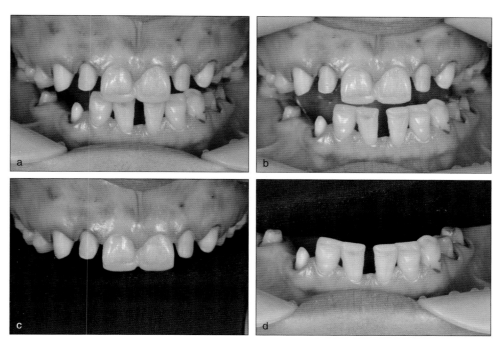

图4.1.31　a~d. 第一部分预备完成

制作，转到实体𬌗架上验证咬合（图4.1.32）。第二阶段戴牙完成最终修复，实现了使用数字化方法将患者磨合满意的临时修复体的美学和咬合复制与转移到最终修复体上，戴牙后仅进行了简单的咬合调整。戴牙后协调的唇齿关系（图4.1.33），舒适高效的咬合，患者很快就适应了新的牙齿，表示非常满意。

戴牙后拍摄CBCT，对比术前的CBCT，在双侧颞下颌关节区域未发现明显的骨性改变，髁突于关节窝基本居中，双侧基本对称（图4.1.34），所有修复体戴入患者口内，上前牙切缘位置没有改变，唇齿关系协调，正中咬合双侧后牙均匀接触，种植体支持的36、44、46咬合较轻（图4.1.35），前伸𬌗后牙即刻分离，双侧侧方𬌗均为以侧切牙、尖牙和第一前磨牙共同引导的组牙功能𬌗（图4.1.36）。戴牙后的全景片显示所有的修复体边缘密合，种植体周骨结合影像良好（图4.1.37），患者发音清晰，自述使用很舒适，对治疗效果表示非常满意，实现了最初的设计目标。

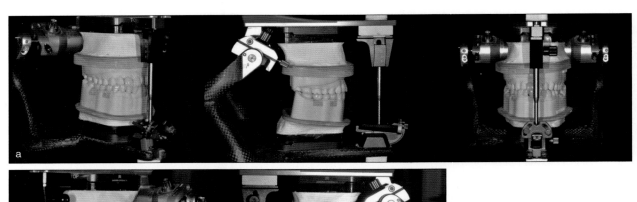

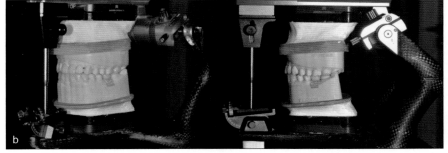

图4.1.32 a，b. 第二次完成的修复体在实体𬌗架上有稳定的咬合

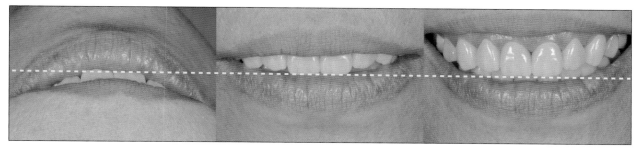

图4.1.33　戴牙后协调的唇齿关系

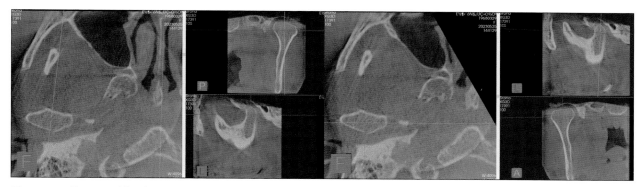

图4.1.34　戴牙后双侧髁突对称、居中

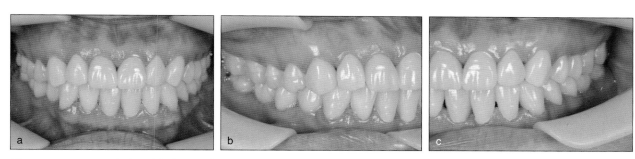

图4.1.35　a~c. 正中𬌗，均匀广泛的接触

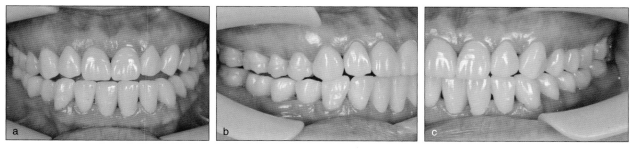

图4.1.36　a~c. 前牙前伸𬌗，后牙即刻分离，双侧侧方组牙功能𬌗

复查

患者戴牙1个月后复查，患者自述使用舒适，咀嚼有力，发音清晰，肌肉、关节等无任何不适症状，唇齿关系协调（图4.1.38）；口内检查见牙周健康，前牙区关闭原来的散隙，龈乳头充满牙间隙，牙龈曲线协调美观（图4.1.39）；正中咬合时，双侧后牙广泛且均匀地接触，前牙轻微不接触（图4.1.40）；前伸𬌗后牙即刻分离，双侧侧方𬌗均为以侧切牙、尖牙和第一前磨牙共同引导的组牙功能𬌗（图4.1.41）。治疗前后的对比，我们能够清楚地发现，无论从美观还是功能上都得到了很大的改善，使包括肌肉、关节、神经、牙齿、牙周等在内的整个口颌系统更加地和谐，工作效率更高，更加舒适（图4.1.42）。

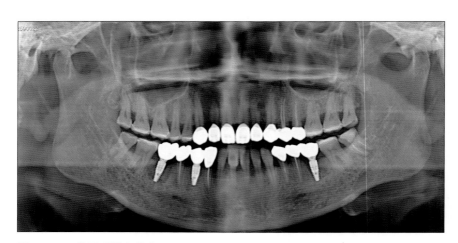

图4.1.37　戴牙后的全景片

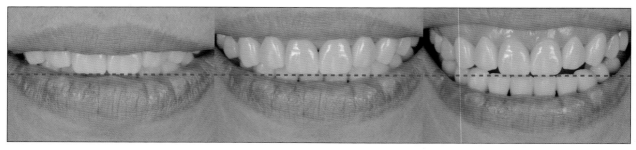

图4.1.38　1个月复查时协调的唇齿关系

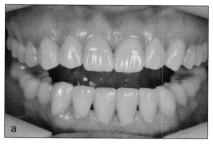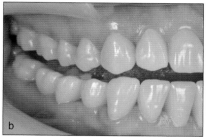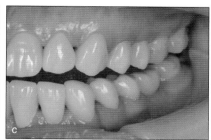

图4.1.39 a～c. 1个月复查时牙周健康，龈乳头充满牙间隙

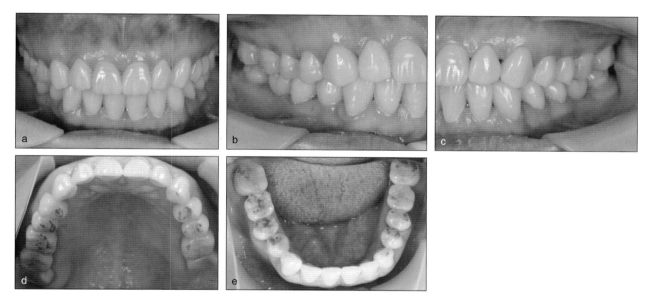

图4.1.40 a～e. 1个月复查时正中殆，后牙均匀广泛接触

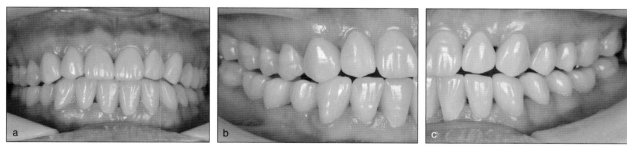

图4.1.41 a～c. 1个月复查时，下颌前伸殆后牙即刻分离，双侧侧方组牙功能殆

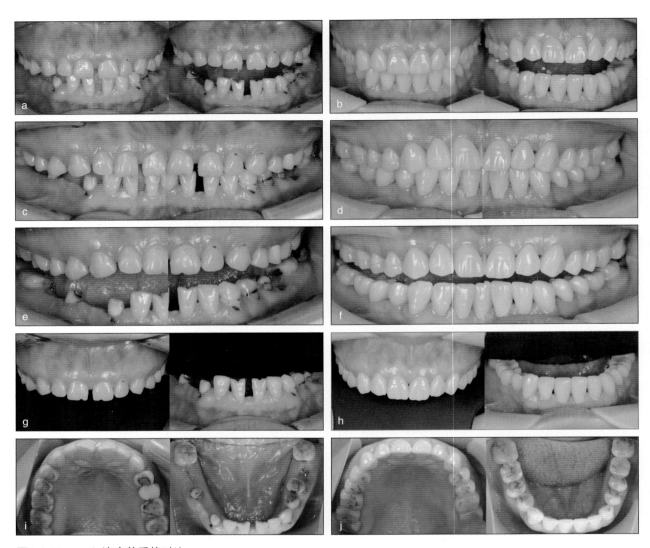

图4.1.42   a~j. 治疗前后的对比

分析和讨论

牙列磨耗严重影响口颌系统功能[9]，有学者研究显示牙列重度磨耗的患者，有56.3%出现颞下颌关节结构的改变[10]，但是颞下颌关节骨结构可终生不断改建，这可能与咬合状况的不断变化有关。有学者通过对重度磨耗伴有关节紊乱病的患者进行咬合重建治疗，可以有效改善患者咀嚼肌、颞下颌关节生理的平衡关系[1-3]。本病例经过精心的设计和规范的临床操作、足够的适应时间，修复完成后，CBCT检查显示双侧颞下颌关节区域未发现明显的骨性改变，髁突位于关节窝的最上位，基本居中，双侧基本对称，患者在整个治疗过程中未有关节不适主诉，术后下颌运动自如、肌肉舒适。

牙列重度磨耗患者，常伴有颌位关系的改变。因此在咬合重建时，建议在重复性好的正中关系位上建𬌗[11]；同时应考虑患者口颌系统协调及机体的适应性，临床上常使用诊断性临时修复方法，从无创到有创，循序渐进地进行美学和咬合诊断，患者舒适后进行永久修复[12]。本病例应用数字化手段，借助了面部的3D扫描、口内扫描、CBCT、下颌运动轨迹描记仪等先进的数字化工具，由美学设计作为出发点，本着复制与转移的思路始终将上一步已经验证成功的美学和功能信息转移到下一个环节，实现了"以不变应万变"的治疗思路，让患者在察觉不到因咬合关系改变带来不适的情况下完成了牙列重度磨耗的全数字化流程的美学与功能重建。

此种数字化治疗方案，再按照谭建国教授的"八步法牙列重度磨耗美学与功能重建"，按部就班，一步一步完成，可以让大多数临床医生快速掌握牙列重度磨耗的有效治疗，让这类患者能够获得一副全新的牙齿，恢复良好的咀嚼功能，露出灿烂的微笑[6]。

专家点评

谭建国教授点评：

　　本病例是伴有颞下颌关节病的牙列重度磨耗患者，颞下颌关节病并不是牙列重度磨耗全口重建的禁忌证，严格精确的全口咬合重建可以有助于改善患者咀嚼肌、颞下颌关节生理平衡。

　　但是，对于伴有颞下颌关节病的牙列重度磨耗患者的全口重建，其咬合重建设计需要更加精细和准确。需要在对患者颞下颌关节和咀嚼肌等健康状况的全面检查分析基础上，做到以下环节：修复前对患者咬合信息的全面精准的记录分析，修复中对咬合设计的逐级诊断、适应、磨合、调改，诊断性临时修复体的咬合信息的逐级精确复制和转移，最终修复体戴用后精确地调拾和定期复查。

　　咬合设计的逐级精准是采用拾垫、诊断饰面、临时冠等诊断性临时修复体从无创、微创到有创，从可逆到不可逆，将咬合设计建立的诊断性咬合关系逐级验证、调改、磨合，最后获得最适合患者的最终修复体咬合关系。这个过程的关键就是从拾垫到诊断饰面、从诊断饰面到临时冠、从临时冠到最终修复体，需要精确地逐级复制和转移前一步确定的咬合关系。通过一步一步的咬合关系调改、磨合、复制和转移，获得用于最终修复体的咬合关系。

　　本病例首先采用可摘式的拾垫这种基本无创和可逆的诊断性临时修复体，观察患者对新的咬合设计的适应情况，通过患者一定时间的自我适应、磨合以及医生的调改，确定患者适应的更加精确的咬合关系，这时就需要把拾垫的咬合关系精确地复制转移到下一级诊断性临时修复体上。临床上拾垫咬合关系的复制和转移常采用将拾垫分区截断，分别利用部分拾垫就位于牙列上的支撑定位，交叉记录上下颌咬合关系。但这种拾垫咬合关系的转移方式可能导致较大误差，拾垫与对颌牙的咬合接触方式一般为点面式，无明显的尖窝锁结，上下颌仅有部分拾垫支撑咬合，可能发生咬合接触的滑动移位，导致上下颌咬合关系改变。这就无法将拾垫确定的咬合关系精确转移至诊断饰面或临时冠等下一个环节的诊断性临时修复体上。本病例的治疗中采用了一种创新性的拾垫咬合关系数字化复制转移方法，精确地将拾垫的咬合信息转移至虚拟拾架用于诊断饰面的设计和制作。

参考文献

[1] 李亚男, 刘洪臣, 石校伟, 等. 牙列重度磨耗伴缺损老年患者两种咬合重建治疗的效果比较[J]. 中华老年口腔医学杂志, 2011, 9(3):174–177.

[2] 朱芒. 固定义齿修复在牙齿重度磨耗伴牙列缺损咬合重建中的应用效果分析[J]. 中国医疗美容, 2014(3):210–212.

[3] 曹倩. 𬌗垫对牙齿重度磨耗患者口颌功能影响的临床研究[D]. 北京: 第四军医大学, 2012.

[4] 谭建国. 牙列重度磨耗的病因和鉴别诊断[J]. 中华口腔医学杂志, 2020, 55(8):599–602.

[5] 谭建国, 李德利. 一步一步做好前牙美学设计[J]. 中华口腔医学杂志, 2020, 55(10):799–802.

[6] 谭建国. 一步一步做好牙列重度磨耗的功能美学重建[J]. 中华口腔医学杂志, 2020, 55(9):696–700.

[7] 谭建国. 一步一步做好牙列重度磨耗咬合重建中咬合关系的复制和转移[J]. 中华口腔医学杂志, 2021, 56(8):825–828.

[8] 刘明月, 谭建国. 一步一步做好牙体缺损修复体类型的选择[J]. 中华口腔医学杂志, 2021, 56(07):720–725.

[9] Ahmed KE, Murbay S. Survival rates of anterior composites in managing tooth wear: systematic review[J]. J Oral Rehabil, 2016, 43(2):145–153.

[10] 李波, 易新竹. 牙列重度磨耗患者的颞下颌关节形态测量分析[J]. 华西口腔医学杂志, 2005, 23(6):539–541.

[11] Wassell R, Naru A, Steele J, et al. 实用𬌗学[M]. 杨晓江译. 北京: 人民军医出版社, 2013.

[12] Durán–Cantolla J, Alkhraisat MH, Martínez–Null C, et al. Frequency of obstructive sleep apnea syndrome in dental patients with tooth wear[J]. J Clin Sleep Med, 2015, 11(4):445–450.

病例4.2

全口磨耗四环素牙数字化咬合重建

　　流行病学资料显示，牙列重度磨耗在我国发病率很高[1]。牙齿磨耗可能对牙齿的外观和咀嚼功能产生不良影响。随着人们年龄的增长，牙齿磨耗越来越普遍和严重，表现为全牙列牙冠表面硬组织出现严重缺损，影响患者的口腔美观和功能[2]。

　　随着患者对口腔健康以及美观度需求的增加，牙列重度磨耗患者的就诊率也急剧增高。随着牙科数字化技术的不断发展，牙列重度磨耗的治疗效率逐步提升，本病例采用全数字化咬合重建解决中老年患者重度牙列磨耗以及四环素牙美学问题[3-4]。

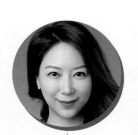

单位
上海马泷齿科澄心口腔门诊部
简介
毕业于首都医科大学
美国华盛顿大学美学修复和种植课程研修
上海马泷齿科澄心、丽洁、逸雅，郑州马泷齿科总院长
Ebrace舌侧隐形矫治联合咬合重建治疗中心负责人
美国隐适美（Invisalign）全球讲师
中国首位女性口腔美学大师认证（DSD Master）
韩国庆北大学齿科学院MIA正畸认证医师
芬兰罗慕LM讲师
Ebrace舌侧矫正讲师
亚太全科专家隐形矫治联合治疗Treatment Guide撰写者之一
《儿童咬合诱导》副主译、《实用功能性调殆与技巧》参译
美国南加州大学（USC）访问学者
英格兰皇家外科学院（UCL）正畸专科院士
中华口腔医学会口腔正畸专业委员会、口腔美学专业委员会委员
中国非公医疗机构协会常务委员
华人美学牙科学会（CAED）常务理事

王芳
主任医师

基本资料

初诊年龄：51岁。

性别：女。

主诉：左侧后牙咀嚼困难，牙齿颜色不美观10年。

现病史：患者自觉牙齿渐进性磨耗，近10年左侧咀嚼无力敏感，近2年加重伴有左侧耳前区不适，且希望改善牙齿形态和颜色，故来我院就诊。

既往史：有夜磨牙史、左下后牙修复治疗史，否认其他系统疾病史。

过敏史：否认过敏史。

临床检查

面部检查

面部左右基本对称，左侧咬肌触诊轻度酸胀感，上唇长度适中，微笑时上前牙显露量适中；微笑无露龈（图4.2.1）。前牙切缘位于下唇干湿交界线内（图4.2.2）。

关节检查

左侧关节区查及轻度酸胀；开口度四横指半；开口型轻度向右偏斜；双侧关节区未闻及弹响。

口内检查

上下颌牙列7-7，上颌中线正，下颌中线右偏1mm，四环素牙；上下牙弓宽度正常，前牙Ⅲ度深覆𬌗、Ⅱ度深覆盖；左侧磨牙中性关系，右侧磨牙远中关系，左右侧尖牙中性关系；Spee曲线深3mm。下前牙切缘不同程度磨损变短，后牙区𬌗面磨耗明显，上前牙唇面外形基本正常，舌面伴有垂直向磨耗。36全冠修复，探（−），扣（−），上下颌前牙散在间隙。左侧组牙功能𬌗，右侧尖牙保护𬌗。牙石（−），牙龈未见明显异常，舌体边缘见明显齿痕（图4.2.3～图4.2.8）。

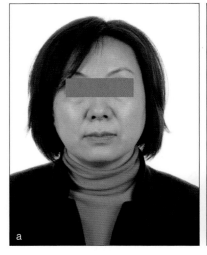
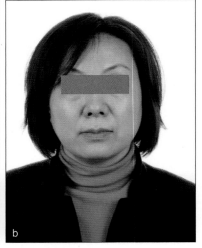

图4.2.1　面部检查。a. 正面闭唇像；b. 正面微笑像

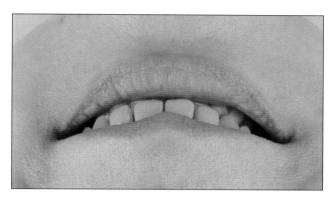

图4.2.2 12点钟位置检查干湿交界线

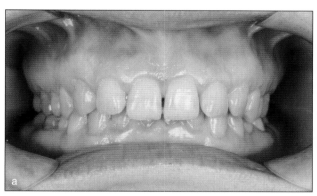 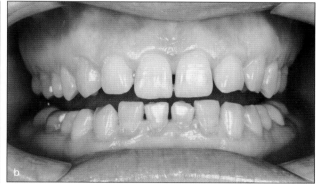

图4.2.3 口内检查。a. 正面咬合像；b. 正面小张口像

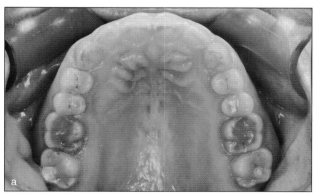 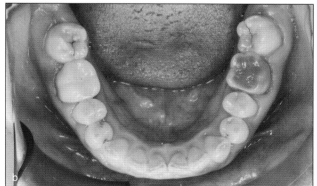

图4.2.4 口内检查。a. 上颌𬌗面像；b. 下颌𬌗面像

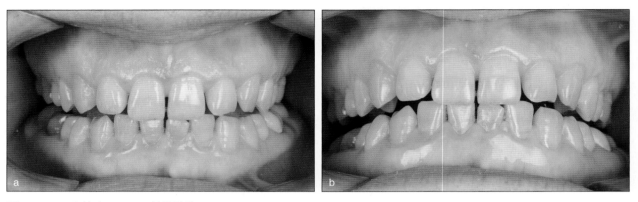

图4.2.5　口内检查。a，b. 前伸殆像

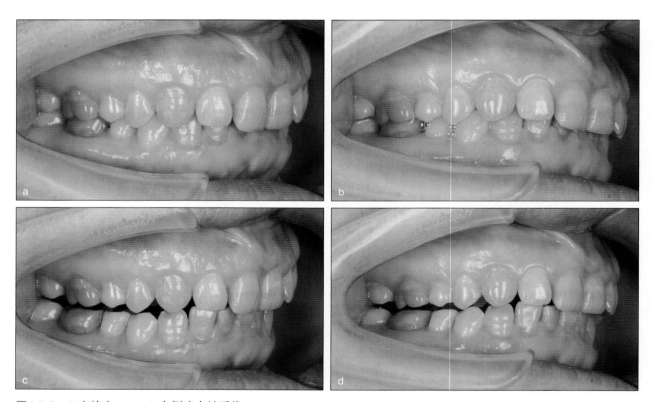

图4.2.6　口内检查。a～d. 右侧咬合关系像

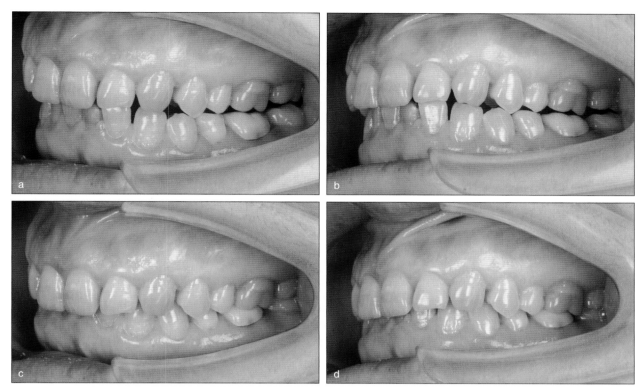

图4.2.7　口内检查。a～d. 左侧咬合关系像

影像学检查

　　全景片显示牙槽骨轻度水平吸收；36冠修复，根周未见明显异常（图4.2.9）。

　　侧位片显示SNA：75.8°；SNB：69.6°；ANB：6.2°；FMA：31.3°；OCC（OP-FH）：10.1°；U1-SN：84.2°；LFH：43°，均角，上前牙舌倾（图4.2.10）。

　　关节CT显示双侧髁突骨结构轻度改变，形态不对称，左侧髁突在关节窝后位，左侧关节前间隙增宽、后间隙变窄（图4.2.11）。

发音检查

　　1. "S"音：患者为骨性Ⅱ类，通过下颌骨的垂直向运动使下颌切牙切缘和上颌切牙舌侧窝之间形成气流，发出"S"音。

　　"S"音也是检查垂直距离的常用办法，当发"S"音时，最为理想的是上下颌牙齿达到最大邻近水平，但又不接触。此患者侧面检查发"S"音时，两侧上下前牙之间有一定间隙，舌尖会抵着间隙帮助发音，提示要检查前牙的垂直距离是否需要适当增加，也提示需要临时修复体去进一步建立正确的言语空间（图4.2.12）。

　　2. "F"音：正面发音主要看上颌切牙长度，该患者上颌切牙切缘和下唇发"F"音时轻轻接触，提示上颌切牙长度合适（图4.2.13a）。

　　从侧面发音看，主要看上颌切牙侧貌，提示

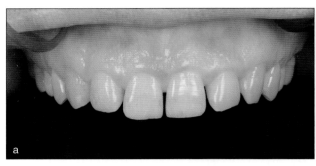
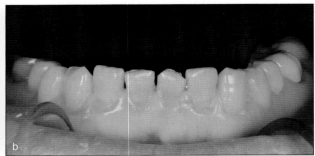

图4.2.8　口内检查。a. 上前牙黑背景像；b. 下前牙黑背景像

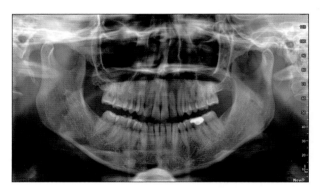

图4.2.9　术前全景片

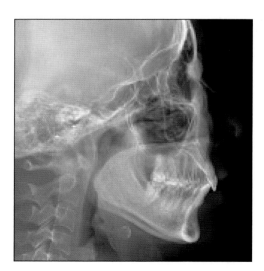

图4.2.10　术前侧位片及测量

注意下唇的唇红内缘线是上颌切牙修复体切缘位置唇侧极限（图4.2.13b，c）。

其他辅助检查

数字化电子面弓描记：术前右侧侧方运动轨迹图可见右侧髁突略有摆动；术前左侧侧方运动轨迹图可见左侧髁突摆动幅度紊乱，稳定性较右侧差；术前前伸运动轨迹图可见前伸引导正常，运动轨迹重复稳定；同时术前前伸运动，可以观察到铰链运动对比，左右髁突假想连接线，左侧髁突角度明显变窄，右侧正常，这表明左侧髁突前伸运动速度较慢且距离较短；术前髁导斜度，左侧41.4°、右侧50.7°，右侧髁突髁导斜度正常，左侧髁突髁导斜度较右侧小；术前切导斜度64.3°，切导斜度大于髁导斜度，前伸运动时，后牙容易分离，前伸运动路径重复稳定。

术前左侧关节间隙测量：前间隙：2.7mm，上间隙：3.4mm，后间隙1.5mm，后间隙较窄；术前右侧关节间隙测量：前间隙：2.2mm，上间隙：2.8mm，后间隙2.3mm（图4.2.14～图4.2.25）。

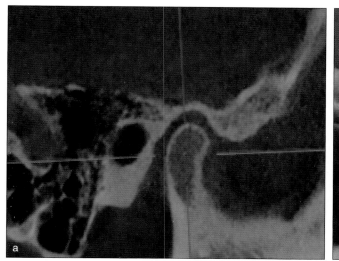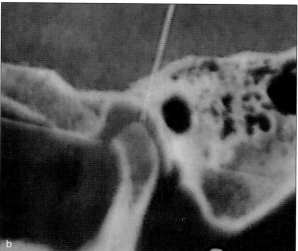

图4.2.11　a. 术前右侧关节；b. 术前左侧关节

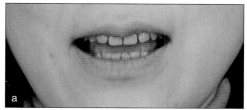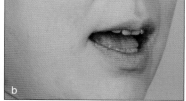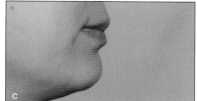

图4.2.12　a~c. 发"S"音检查

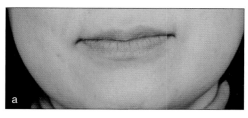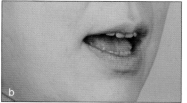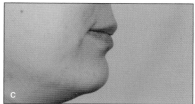

图4.2.13　a~c. 发"F"音检查

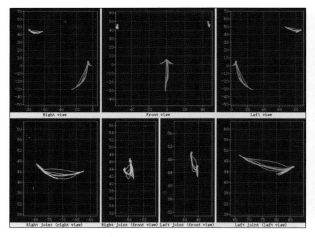

图4.2.14　Prosystem电子面弓系统术前张闭口以及前伸侧方运动轨迹

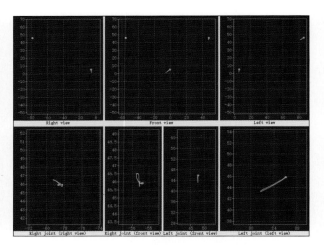

图4.2.15　Prosystem电子面弓系统术前右侧侧方运动轨迹

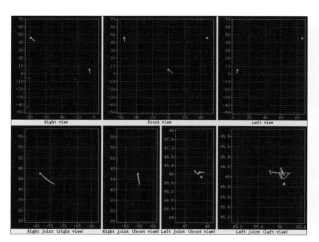

图4.2.16　Prosystem电子面弓系统术前左侧侧方运动轨迹

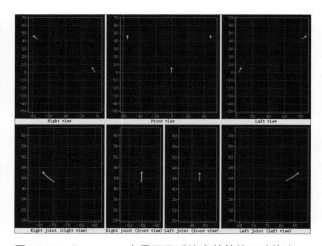

图4.2.17　Prosystem电子面弓系统术前前伸运动轨迹

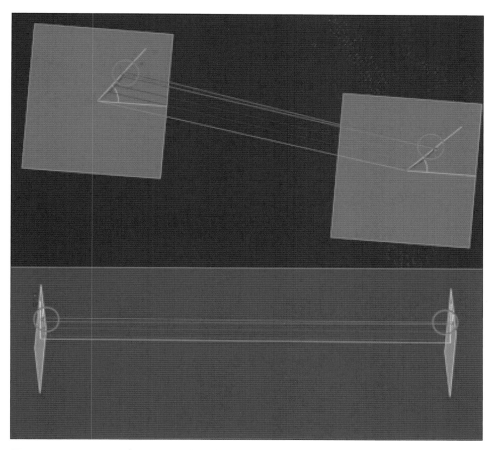

图4.2.18 Prosystem电子面弓系统术前铰链运动轨迹对比

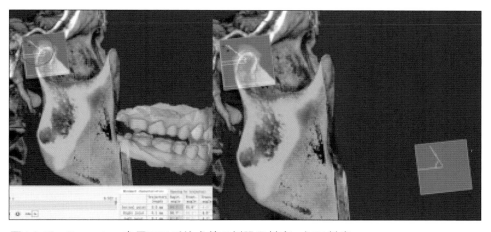

图4.2.19 Prosystem电子面弓系统术前双侧髁导斜度、切导斜度

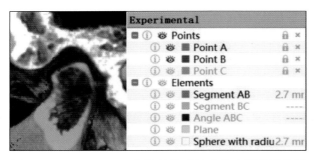

图4.2.20　Prosystem电子面弓系统术前左侧前间隙测量：2.7mm

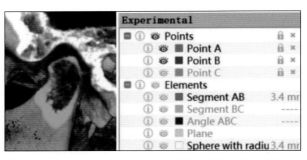

图4.2.21　Prosystem电子面弓系统术前左侧上间隙测量：3.4mm

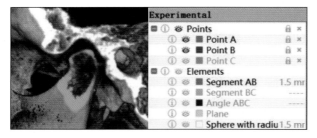

图4.2.22　Prosystem电子面弓系统术前左侧后间隙测量：1.5mm

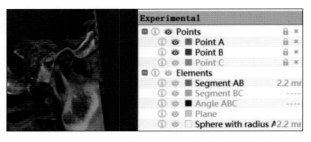

图4.2.23　Prosystem电子面弓系统术前右侧前间隙测量：2.2mm

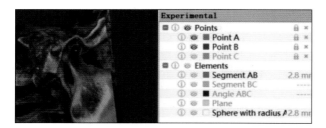

图4.2.24　Prosystem电子面弓系统术前右侧上间隙测量：2.8mm

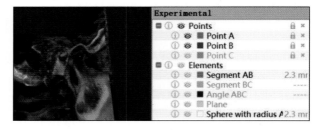

图4.2.25　Prosystem电子面弓系统术前右侧后间隙测量：2.3mm

问题列表

1. 右侧磨牙远中关系，Ⅲ度深覆𬌗，中线不齐。

2. 上下颌散在间隙，Spee曲线深3mm。

3. 36冠修复体，左侧咬肌浅层压痛。

诊断

1. 骨性Ⅱ类，安氏Ⅱ类。

2. 颞下颌关节病（稳定期）。

3. 四环素牙。

4. 重度磨耗

临床决策

该患者的牙列发生广泛性磨耗，其口颌系统功能处于良好代偿状态，可考虑首先确定治疗颌位，再调整咬合状态以及前牙美学状态，使之与口颌系统协调，最后修复磨耗的牙列。

治疗计划

1. 口腔宣教，刷牙指导，牙周基础治疗。

2. 评估关节状况及治疗风险，骨关节疾病稳定期可进行正畸或修复治疗。

3. 建议正畸治疗解除拥挤，排齐调整𬌗曲线后修复治疗，患者拒绝正畸，在治疗颌位基准上直接进行修复治疗，恢复前牙美学，后牙功能

咬合。

4. 𬌗垫夜间保持。

5. 每6个月定期复查。

治疗过程[5]

第一步：磨耗病因的诊断和风险评估

机械因素，上前牙舌倾，深覆𬌗，夜磨牙，对于后牙磨耗明显，前牙唇面外形基本正常，多伴随垂直距离下降，下颌位置容易后缩，关节被迫后退位，前牙舌面伴有垂直向磨耗，磨牙症者后牙呈现牙尖的水平磨耗，牙尖高度降低，呈光滑磨耗面[6]。

第二步、第三步：多学科治疗设计、美学重建设计

根据上颌切牙切缘显露量确定上颌中切牙切缘位置，依据前牙美学设计要素通过DSD设计上前牙，然后确定上颌美学𬌗平面（𬌗平面前部）以及下颌牙设计（图4.2.26）。

第四步：咬合重建设计

咬合重建确定治疗颌位，给予修复空间的获得。治疗颌位具体位置在电子面弓和软件上进行调整，通过大头颅CT、Prosystem电子面弓系统转移颌位关系，采用Itero口内扫描仪获取其数字化模型。在SDI MatriX软件系统中将关节CT与数字化模型重叠匹配，术前Prosystem电子面弓显示初始髁突轨迹曲线不平稳，依据关节调整至关节窝

上间隙、前间隙、后间隙比列协调的位置，且保持患者正面基本对称性，此时前牙覆𬌗覆盖得到一定改善，后牙获得修复空间，以此为矢状向、水平向以及垂直距离目标，并确定新的𬌗平面斜度、髁导斜度、改变上前牙舌倾度之后的切导斜度，最终完成数字化诊断蜡型（图4.2.27和图4.2.28）。

第五步：诊断性临时修复

依据数字化诊断蜡型设计出诊断性临时修复体，制作透明硅橡胶导板，利用流体树脂反向注射技术完成口内前牙临时修复体，以及戴入CAD/CAM切削树脂后牙临时修复体。患者戴入后精细调𬌗，保证双侧咬合接触均匀且无𬌗干扰，关节CT显示双侧髁突位置居中，基本对称（图4.2.29）。

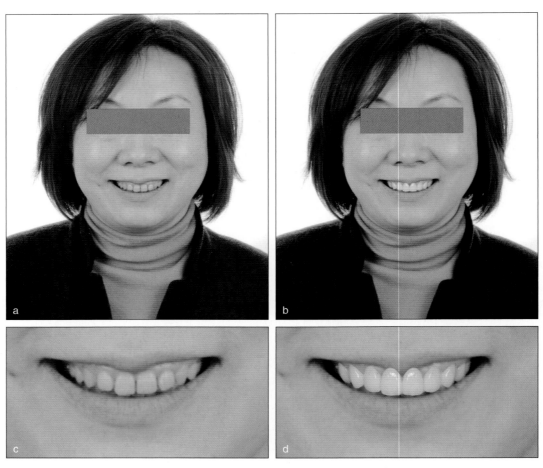

图4.2.26　a~d. 术前DSD微笑设计

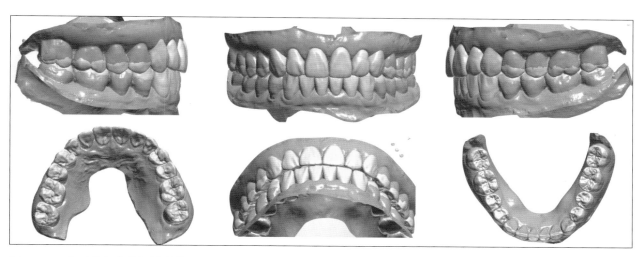

图4.2.27 临时修复体的设计制作

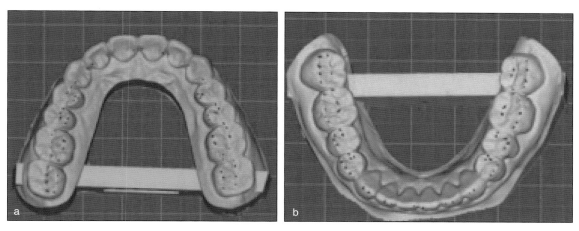

图4.2.28 a，b.临时修复体咬合点检查

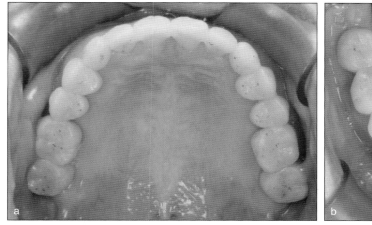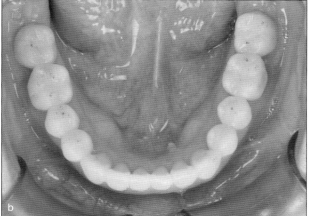

图4.2.29 a，b.临时修复体戴入后咬合点检查

第六步：美学和咬合的复制转移

临时修复体戴用3个月。期间1周、3周、1个月、3个月进行复查以及咬合点拍照、Itero口内扫描记录检查，拍摄关节CT显示双侧髁突位置居中，基本对称，关节头骨质与术前对比未见明显变化（图4.2.34～图4.2.39和图4.2.43）。实现了协调的唇齿关系、能使后牙分离的前牙切道，以及双侧尖牙保护𬌗，再次进行电子面弓检查，可见髁突轨迹曲线平稳，张闭口弧度正常，前伸侧方运动路径重复率高，无左右摆动（图4.2.30～图4.2.33），并且从临时修复后前伸引导路径为弧形引导，可以看到留出足够的冠间自由度（图4.2.42），此时所测髁导斜度：左侧为30.9°、右侧为37.7°；切导斜度为50.6°，可见双侧髁导斜度差值减小，且切导斜度和髁导斜度比例正常（图4.2.40和图4.2.41）。利用数字化形态复制，加上数字化电子面弓转移记录个性化运动轨迹，用于最终修复体制作，另外患者自诉临时修复体外形满意，且咬合酸痛以及肌肉酸胀消失。

第七步：修复体类型和材料的选择

修复体类型及材料前后牙全冠均选择全锆的思考：

1. 选用𬌗面低强度、颈部高强度氧化锆材质作为最终修复，整体效果优于其他瓷类产品。

2. 锆表面在加工工艺经过高度抛光，减少表面摩擦力。

3. 患者四环素牙，选用氧化锆，具有较好的遮色能力。

4. 多层色氧化锆色彩饱和度较铸瓷类的饱和度高，可以达到美学效果的需求（图4.2.45）。

第八步：最终修复完成

完成最终修复体的制作与戴入（图4.2.44～图4.2.56）。

修复体戴入后检查前牙美学、唇齿关系以及功能运动咬合，Itero口内扫描记录咬合点，患者对治疗效果满意，无明显不适。实现了最初的设计要求，修复体戴入1年后复查CBCT检查显示双侧髁状突位置居中，基本对称，无咬合酸痛，夜磨牙情况改善（图4.2.50～图4.2.56）。

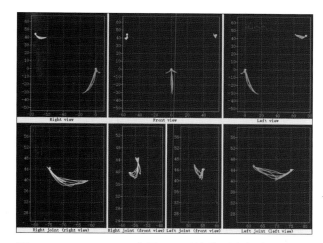

图4.2.30 Prosystem电子面弓系统临时修复体戴入3个月后张闭口以及前伸侧方运动轨迹

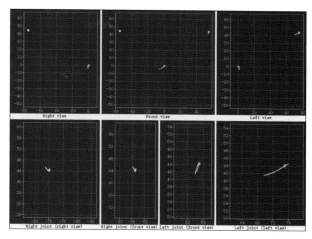

图4.2.31 Prosystem电子面弓系统临时修复体戴入3个月后左侧侧方运动轨迹

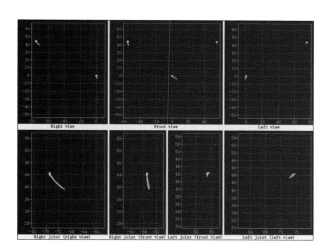

图4.2.32 Prosystem电子面弓系统临时修复体戴入3个月后右侧侧方运动轨迹

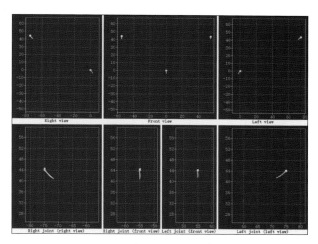

图4.2.33 Prosystem电子面弓系统临时修复体戴入3个月后前伸运动轨迹

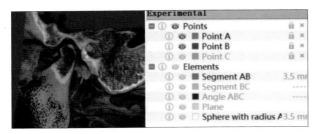

图4.2.34　Prosystem电子面弓系统临时修复体戴入3个月后左侧上间隙测量：3.5mm

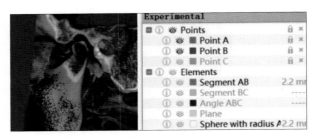

图4.2.35　Prosystem电子面弓系统临时修复体戴入3个月后左侧前间隙测量：2.2mm

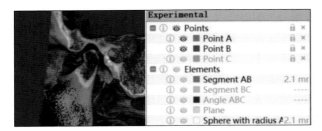

图4.2.36　Prosystem电子面弓系统临时修复体戴入3个月后左侧后间隙测量：2.1mm

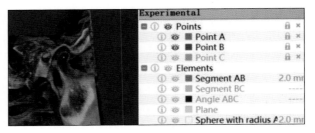

图4.2.37　Prosystem电子面弓系统临时修复体戴入3个月后右侧前间隙测量：2.0mm

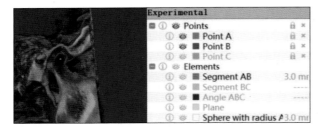

图4.2.38　Prosystem电子面弓系统临时修复体戴入3个月后右侧上间隙测量：3.0mm

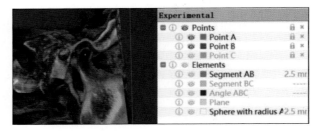

图4.2.39　Prosystem电子面弓系统临时修复体戴入3个月后右侧后间隙测量：2.5mm

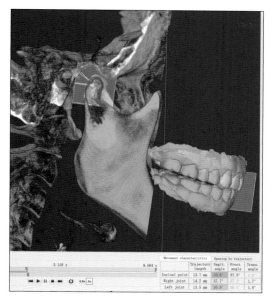

图4.2.40　Prosystem电子面弓系统临时修复体戴入3个月后髁导斜度、切导斜度

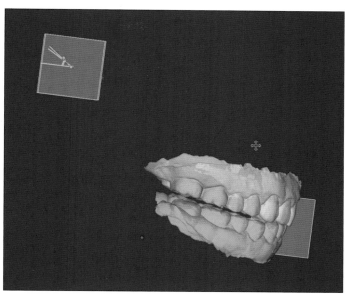

图4.2.41　Prosystem电子面弓系统临时修复体戴入3个月后髁导斜度对比

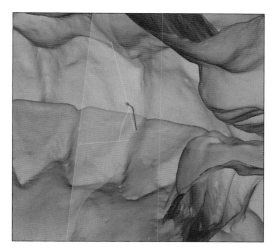

图4.2.42　Prosystem电子面弓系统临时修复体戴入3个月后切导路径

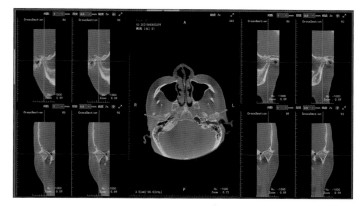

图4.2.43　临时修复体戴入3个月后关节CT

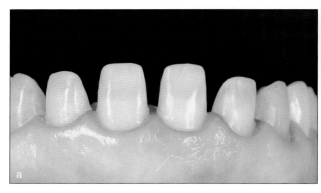
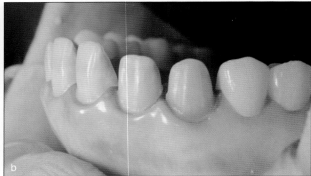

图4.2.44　a，b.备牙后照片

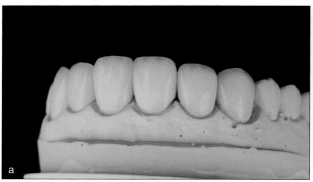
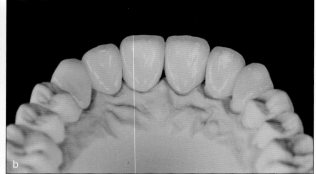

图4.2.45　a，b.最终前牙修复体

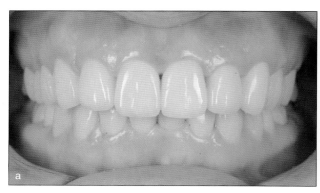
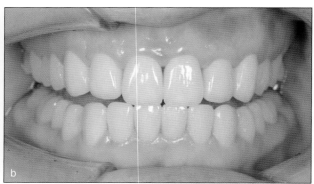

图4.2.46　最终修复体戴入后口内像。a.正面咬合像；b.正面小张口像

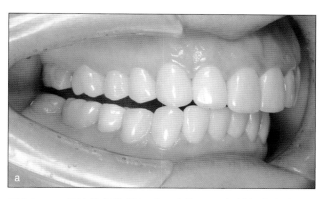
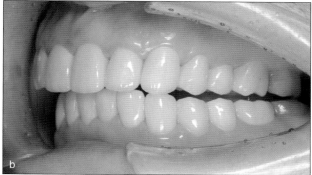

图4.2.47 最终修复体戴入后口内像。a. 右侧方咬合像；b. 左侧方咬合像

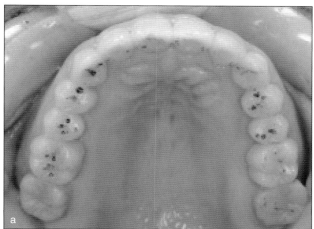
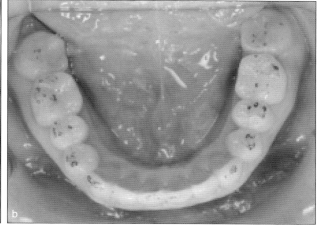

图4.2.48 最终修复体戴入后口内像。a. 上颌殆面像；b. 下颌殆面像

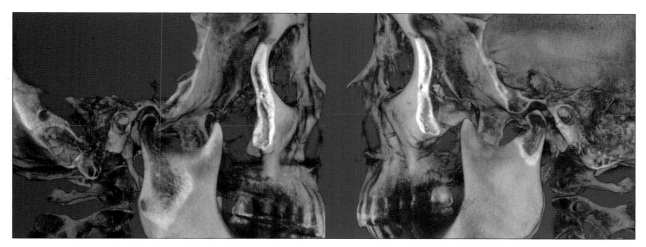

图4.2.49 最终修复体戴入后关节CT

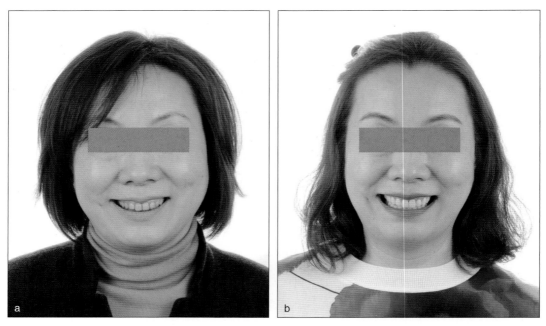

图4.2.50　a，b. 修复完成1年后复诊正面微笑对比

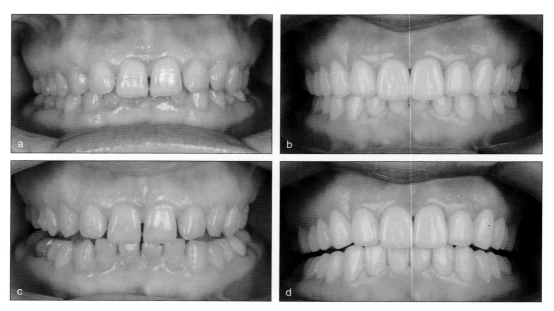

图4.2.51　a～d. 修复完成1年后复诊正面咬合对比

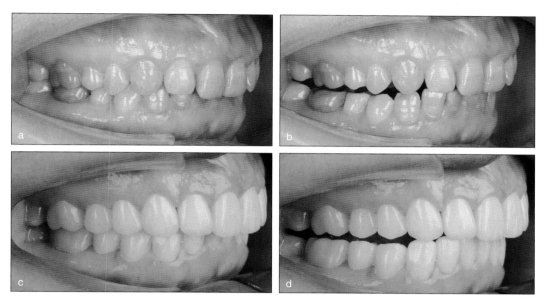

图4.2.52 a~d. 修复完成1年后复诊右侧咬合关系对比

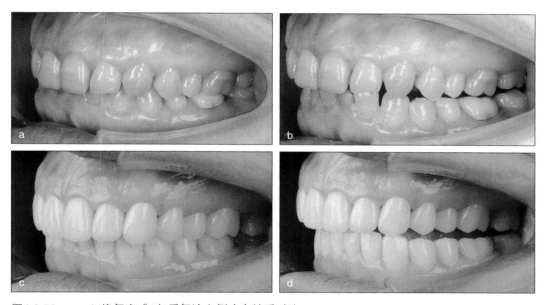

图4.2.53 a~d. 修复完成1年后复诊左侧咬合关系对比

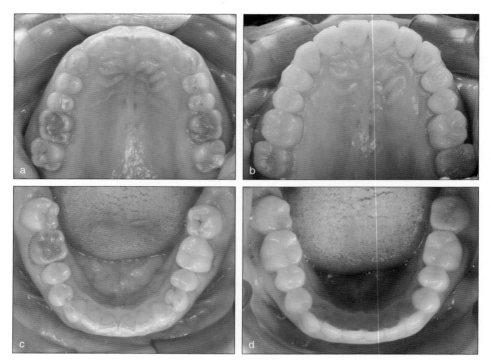

图4.2.54   a~d. 修复完成1年后复诊𬌗面对比

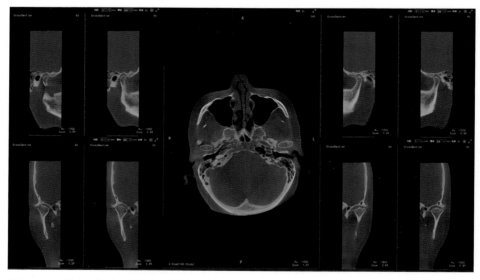

图4.2.55   修复后1年后复诊关节CT

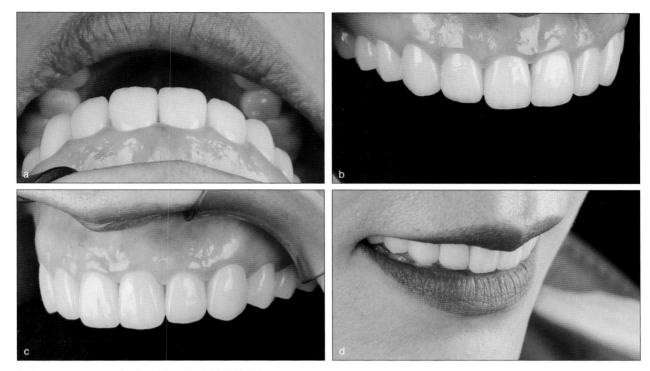

图4.2.56　a~d. 修复完成1年后复诊前牙美学照片

分析和讨论

　　全口牙列磨耗是一个渐进性的过程，对于后牙磨耗明显、前牙唇面外形基本正常的患者多伴随垂直距离下降、下颌位置容易后缩的情况，关节被迫后退位，患者左侧咬合进食酸痛，左侧关节有主述症状，所以我们以关节位置为导向设计，让患者的关节情况明显改善[7]。临床上，深覆𬌗常常会消除非正中运动时后牙区接触的可能性，但后牙脱离咬合接触角度的增大也加大了施加于前牙上的力。深覆𬌗可使下颌向前和侧方运动更困难，造成一种前牙壁垒，使非正中运动实际上不可能产生，所以修复后要确保达到患者的正常覆𬌗水平，创建足够的前导斜度以保证后牙区能脱离咬合接触，但斜度又不会过大，避免过大的力量传递给前牙和增加肌肉活动。修复后患者自述夜磨牙症状有所缓解，正是因为修复获得了正常的前牙引导、尖牙保护𬌗，得以降低面部肌肉张力[8]。

　　咬合重建不仅仅是恢复牙列的形态，而且需要恢复其与整个口颌系统的协调生理功能。

要达到这个核心目标，必须对患者咬合破坏的原因和口颌系统病理生理状态做出准确的判断。针对每一位患者的问题，制订对应的个性化治疗方案重建平衡。所有的治疗方案都要通过可逆的诊断性治疗进行验证，确认正确以后，才能精准实施最终的不可逆操作，并在完成后进行长期持续的随访[9-10]。

随着精准数字化医学时代的到来，数字化技术应用于口腔修复领域并改变了医生和技师的工作模式。数字化面弓、CBCT、3D扫描仪、智能辅助设计软件、CAD/CAM数控切削和3D打印技术的结合实现了口腔系统的动态4D重建，包括数字化印模、虚拟排牙以及高精度义齿制作等[11]。本病例患者的初始诊断、临时修复体制作和最终修复体戴入过程中，全程应用数字化面弓系统进行下颌运动检查分析，精准测量下颌运动轨迹并实现动态咬合的数据测量，从而制作出更为精良的修复体。通过数字化技术，医生工作量减轻，患者得到最佳就诊体验，提高了诊疗精确性[12]。

专家点评

傅开元教授点评：

作者报告了一例采用全数字化咬合重建方法治疗伴四环素牙的重度牙列磨耗病例。本病例的病史记录详细、临床检查完整，特别是颞下颌关节的检查比较详细规范，如记录了开口度、开口型、关节弹响、关节肌肉的压痛等。影像学检查也比较规范、描述也准确，如关节CT显示双侧髁突骨结构轻度改变，形态不对称，左侧髁突在关节窝后位，左侧关节前间隙增宽、后间隙变窄（图4.2.11）。但有一点值得讨论，作者依据治疗前两侧髁突位置不对称，在确定颌位时将关节调整至关节上间隙、前间隙、后间隙比例协调的位置。治疗后显示双侧髁突位置居中。我们要不要追求咬合重建后将两侧髁突均放置在所谓"正常"的关节窝中央？

　　从患者主诉看，伴有左侧耳前区不适；临床检查左侧关节区轻度酸胀；CBCT显示左侧髁突明显后移位，髁突前斜面皮质骨消失。从病史、临床和CBCT影像综合考虑不除外左侧关节盘前移位的存在。作者还做了数字化电子面弓描记，结果分析也得出"左侧髁突运动异常"。所以，如果左侧关节盘存在前移位，甚至是不可复性盘前移位，那么在咬合重建修复过程中，前移位的关节盘不可复的情况下，向前移动的髁突是否会压迫关节盘，导致关节症状的出现？我认为是存在这种风险的可能性。所以，如果咬合重建需要改变下颌位置（前移髁突位置），最好要评估关节盘–髁突的位置关系是否正常，必要时建议拍摄MRI。

参考文献

[1] 连梅菲, 冯云枝. 牙列磨耗对口颌系统影响的研究进展[J]. 口腔医学研究, 2017, 33(02):228–230.

[2] 朱芒. 固定义齿修复在牙齿重度磨耗伴牙列缺损咬合重建中的应用效果分析[J]. 中国医疗美容, 2014(3):210–212.

[3] Ozawa D, Suzuki Y, Kawamura N, et al. Fabrication of crown restoration retrofitting to existing clasps using CAD/CAM: fitness accuracy and retentive force[J]. J Prosthodont Res, 2015, 59(2):136–143.

[4] 李峥, 柳玉树, 王时敏, 等. 数字化方法复制暂时修复体𬌗面形态在重度磨耗病例中的应用[J]. 北京大学学报(医学版), 2021, 53(1):62–68.

[5] 谭建国. 一步一步做好牙列重度磨耗的功能美学重建[J]. 中华口腔医学杂志, 2020, 55(9):696–700.

[6] Katona TR. The effect of cusp and jaw morphology on the forces on teeth and the temporomandibular joint[J]. J Oral Rehabil, 1989, 16(2):211–219.

[7] 姜婷, 张海. 全口咬合重建[M]. 北京: 人民卫生出版社, 2015.

[8] Fradeani M. 口腔固定修复中的美学重建[M]. 王新知译. 北京: 人民军医出版社, 2009.

[9] Zhu M. Fixed partial denture in severe tooth wear with defect of dentition occlusal reconstruction application effect analysis[J]. Chinese Medical Cosmetology, 2011, 9(3):174–177.

[10] Valenzuela SD, Miralles RD, Muñoz MIB, et al. Awake teeth grinding in participants with canine guidance or group function: Effect on diaphragm EMG activity, heart rate, and oxygen saturation[J]. Cranio, 2020, 38(6):412–418.

[11] 谭建国. 数字化技术在牙列重度磨耗功能美学重建中的应用[J]. 中华口腔医学杂志, 2022, 57(10):1009–1014.

[12] 田雨. 电子面弓评价稳定性𬌗板对髁状突就位与稳定的功能研究[D]. 广州: 南方医科大学, 2021.

数字化助力下全口功能美学重建

随着口腔微创理论的普及，许多医生在根管治疗之后选择了树脂直接修复的方式，从回顾性文献的研究中发现根管治疗之后直接修复的远期成功率低于全冠修复[1]，尤其对于一些口腔卫生习惯不良以及龋高发的患者，在咬合与时间的双重因素影响下出现了大量继发龋[2]，此类患者往往伴随复合材料的机械性磨耗以及牙体/修复体劈裂史[3]，如果患者在垂直距离以及关节检查都没有明显异常时，重建治疗需要将更多关注点聚焦于粘接修复的质量与更加良性的动态咬合重建[4]，对于后者，口腔数字化的应用具有非常明显的优势，在更快的时间、更少的步骤下帮助临床医生获得满意的治疗效果[5]。本病例是一例通过数字化完成的咬合重建病例。

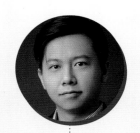

李佳其

俄罗斯国立第一医科大学
口腔修复学博士

单位

深圳友睦齿科

简介

深圳市口腔医学会口腔修复学专业委员会青年委员

中华口腔医学会口腔美学专业委员会青年讲师

中国整形美容协会牙颌颜面医疗美容分会理事

华人美学牙科学会（CAED）理事

中国牙医俱乐部（DCC）核心成员

2021年，松风树脂堆塑大赛第一名

2022年，瓷睿刻好声音第二名

2023年，中华口腔医学会口腔美学专业委员会病例大赛金奖

登士柏西诺德、松风、Zebris认证讲师

基本资料

初诊年龄：33岁。

性别：女。

主诉：上下前牙颜色不美观近10年。

现病史：患者20余年来因龋坏进行全口多颗牙多次树脂充填/根管治疗。近10年来发现上下前牙变色，影响美观，否认自发痛、冷热刺激痛、牙龈肿胀等，否认关节症状、夜磨牙习惯等。现要求改善前牙美观。

既往史：无特殊。

过敏史：否认过敏史。

临床检查

面部检查

正面：基本对称；唇闭合：无开唇露齿，姿势位上牙暴露量2mm；上唇：正常，下唇：正常；侧貌：直面型，上颌：正常，下颌：正常；下面高：正常（图4.3.1）。

口内检查

口腔卫生：良好；牙列情况：恒牙列，25缺失，18、28、38、48正位；牙体情况：24-26固定桥，24、46烤瓷冠；17-11、21-23、27、37-45、47可见树脂充填体，多发继发龋；弓形：卵圆形；拥挤度：上颌正常，下前牙轻度拥挤；覆𬌗覆盖正常，组牙功能𬌗（第二磨牙存在干扰）（图4.3.2和图4.3.3）。

牙周检查

牙龈质地健康，无菌斑、色素及牙石，牙齿无松动，46、44、42、34、36、16牙龈退缩（图4.3.4）。

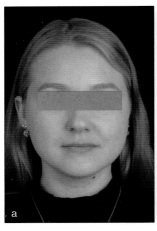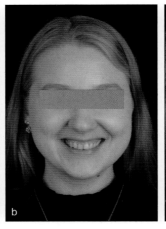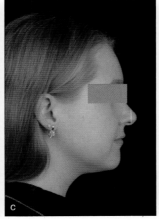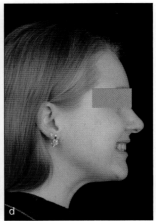

图4.3.1　a~d. 面部检查。

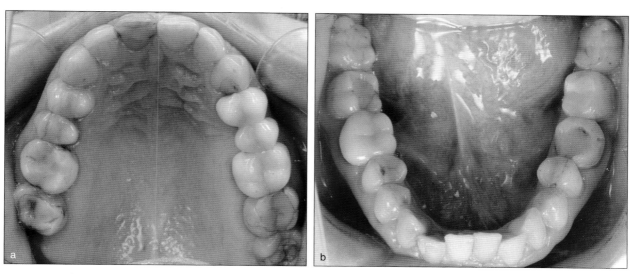

图4.3.2　口内检查。a. 上颌𬌗面像；b. 下颌𬌗面像

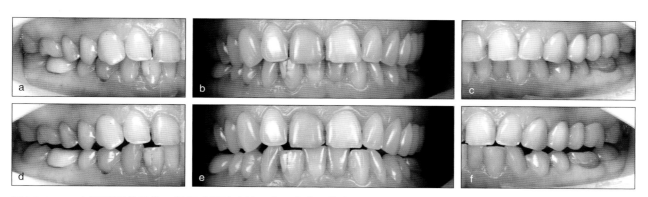

图4.3.3　a~f. 覆𬌗覆盖正常，组牙功能𬌗（第二磨牙存在干扰）

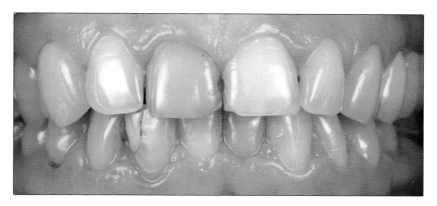

图4.3.4　牙周检查

影像学检查

CBCT显示17-13、11、23、24、26、27、36、35、31、42、43、44、45、46根管阻射影像，25缺失，关节影像无异常（图4.3.5）。

颞下颌关节检查：

开口型：无偏斜；开口度：三横指；弹响：无；压痛：无；关节绞锁：无；关节影像无异常。

诊断

1. 前牙美学缺陷。

2. 继发龋（17-11、21-23、27、37-45、47）。

3. 上颌牙列缺损（25缺失，固定桥修复）。

4. 18、28、38、48正位智齿。

治疗计划

1. 数字化重建设计后完成全口基础治疗。

2. 牙周科专家评估牙龈状态择期完成冠延长术。

3. 正畸科专家会诊，排齐下前牙，解除下前牙区拥挤，患者拒绝。

4. 牙体科评估余留牙牙髓状况，可直接进行修复治疗。

5. 种植科专家在完成基础治疗后完成25种植。

6. 修复科医生完成全口咬合重建治疗。

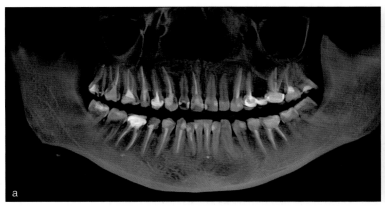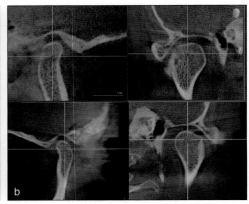

图4.3.5　a.CBCT；b.关节CT

治疗过程

第一步：磨耗病因的诊断和风险评估

1. 机械性磨耗，来源：不良修复体。

2. 根管治疗后修复方式的选择[1]。

3. 树脂直接修复的并发症[3]。

第二步、第三步：以美学为引导的多学科治疗与美学重建设计

根据上颌切牙切缘显露量确定上颌中切牙切缘位置，发现中切牙切缘位置正常，恢复中切牙正常长宽比后重新设计龈缘顶点[6]，并依据Preston比例设计上前牙宽度后，最后确定𬌗平面以及下颌牙设计（图4.3.6和图4.3.7）。

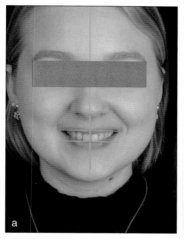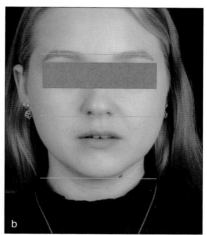

图4.3.6　a. 水平参考线：𬌗平面与瞳孔连线不平行、口角连线与𬌗平面平行，垂直参考线（红）：切牙间垂直中线与面部中线左偏1.0mm；b. 面部比例：协调

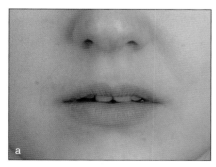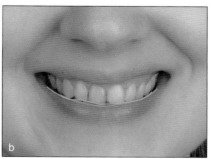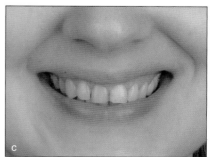

图4.3.7　a. 息止颌位切端暴露量2mm；b. 切缘曲线与下唇关系：接触类型为非完全接触型，切缘曲线与下唇线不平行，高位笑线；c. 微笑宽度：10颗

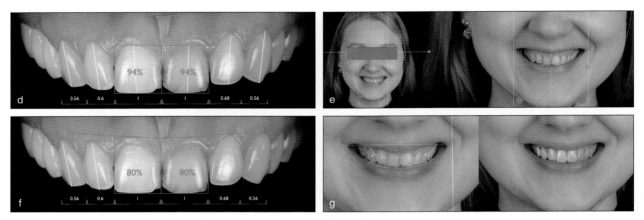

图4.3.7（续）　d. 根据美学四要素进行美学分析，确定中切牙切缘位置；e. 确定殆平面与瞳孔连线；f，g. 确定3-3美学比例后进行数字化虚拟设计

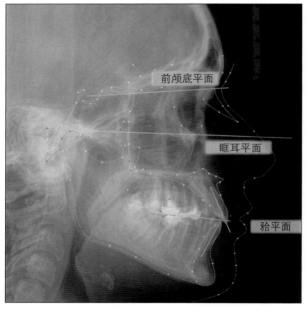

图4.3.8　头颅侧位片分析

第四步：咬合重建设计

　　根据头颅侧位片分析，患者下面高与全面高比例协调，可维持目前垂直距离。殆平面前段倾斜度位于正常范围，与眶耳平面交角为8°，殆平面后段过于陡峭，容易出现殆干扰，需整平殆平面后段殆曲线（图4.3.8）[7]。

　　据此咬合重建的目标位与现有目标位差距不大，为调整后半段Spee曲线以及改善功能运动。借助电子面弓Zebris JMAOptic（Zebris，德国）完成了虚拟咬合设计。使用3D打印技术Realmaker CC（数字筑真，中国）分别制作冠延长导板（图4.3.9）以及备牙导板（图4.3.10），由外科医生完成冠延长术（图4.3.11）与25种植。等待4个月后行最终修复[8]。

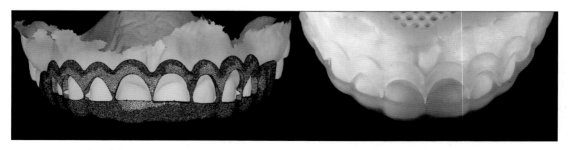

图4.3.9　冠延长导板

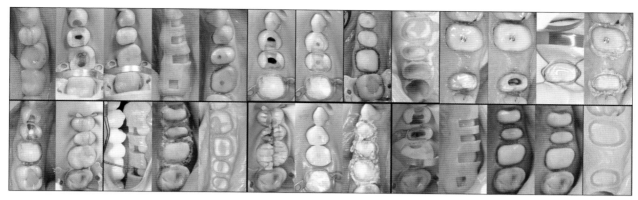

图4.3.10　在备牙导板的辅助下完成了基础治疗与修复体预备

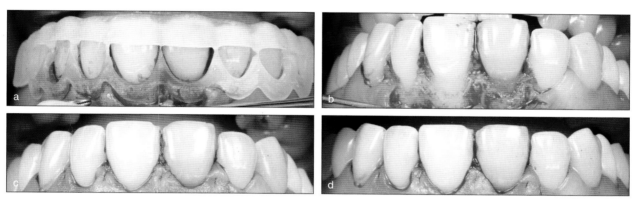

图4.3.11　a~d.冠延长术中

第五步：诊断性临时修复

在完成后牙区基础治疗之后，分段进行基牙预备（图4.3.10），并通过数字化切削树脂基陶瓷临时修复体（润瓷，爱尔创，中国），口内佩戴1个月验证咬合、关节无异常，美学效果满意（图4.3.12）。

第六步：美学和咬合的复制转移

虽然数字化印模在今天已经成为了修复学的主流方式，但针对五单位以上的印模制取时，文献显示传统印模依然有其独特的优势[9]，在此步使用传统印模后仓扫的方式转换为数字化数据（图4.3.13），并复制临时修复体形态，更换为高透氧化锆修复体。

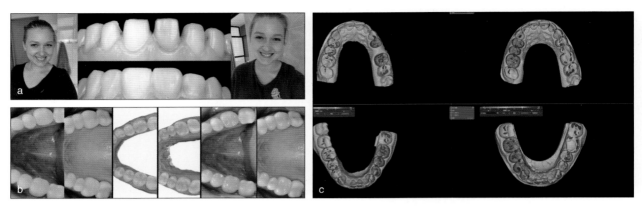

图4.3.12   a. 佩戴临时修复体后美学效果满意；b. 复制口内树脂基陶瓷为最终氧化锆修复体；c. 后牙段数字化临时冠设计

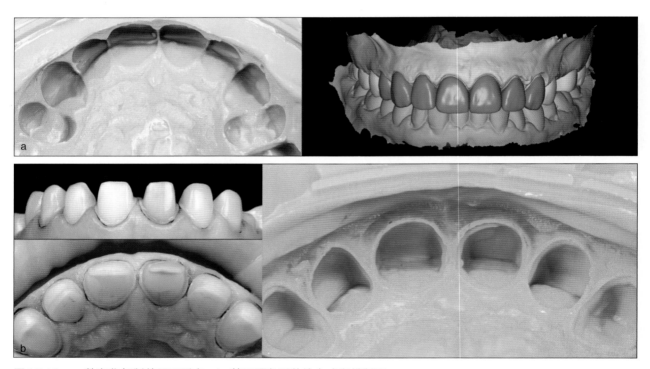

图4.3.13   a. 数字化复制前牙区形态；b. 基牙预备后传统方式印模制取

第七步、第八步：完成最终修复体的制作与戴入

口内轻微调𬌗后，精细抛光（图4.3.14a），获得了美学与功能兼备的理想治疗效果（图4.3.15）。

复查

戴牙即刻（图4.3.14b），戴牙后24个月复查（图4.3.14c），咬合、肌肉、关节无异常，功能运动时后牙即刻分离（图4.3.14a），患者对美学效果满意。

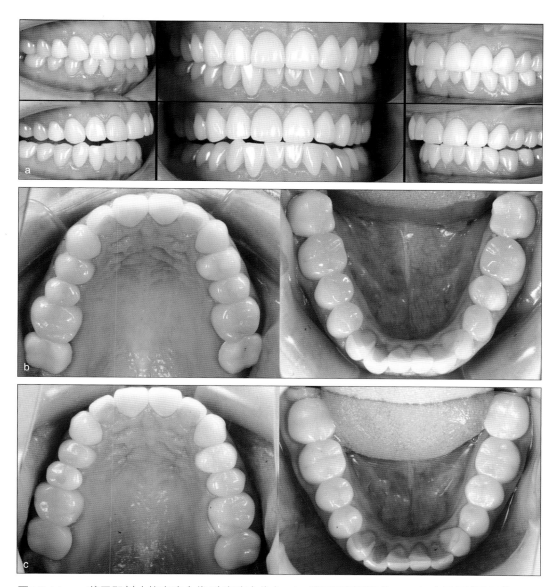

图4.3.14　a. 戴牙即刻（静态咬合像/动态咬合像）；b. 戴牙即刻𬌗面像；c. 24个月复诊𬌗面像

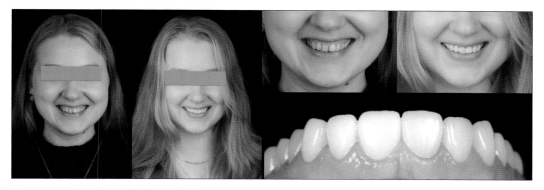

图4.3.15　术前、术后美学效果对比

分析和讨论

　　随着口腔微创理论的普及，许多医生在根管治疗之后对于修复方式的选择有待考量，掉进了"为了微创而微创"的怪圈之中，从回顾性文献的研究中[1]发现根管治疗之后直接修复的远期成功率低于全冠修复，尤其对于一些口腔卫生习惯不良以及龋高发的患者，在咬合与时间的双重因素影响下出现了大量继发龋，此类患者往往伴随复合材料的机械性磨耗以及牙体劈裂史，如果患者在垂直距离以及关节检查都没有明显异常时，重建治疗需要将更多关注点聚焦于粘接修复的质量与更加良性的动态咬合重建，对于后者，口腔数字化的应用具有非常明显的优势。明确治疗目标后，只需按照八步法将繁杂的治疗逻辑梳理，从设计和验证再到最后的实施，像矗立在岸边的八座灯塔一般，为茫然中的临床医生在无序中看清方向，驶向黎明。

　　当下越来越多的医生和患者享受到数字化所带来的便利，在更快的时间、更少的步骤下帮助临床医生获得满意的治疗效果。但我们还需要辩证地看待数字化的运用，不能为做而做。例如在美学分析、数据采集、治疗方案设计、形态复制等方面，数字化有着天然的优势[10]，但反观诸如印模制取等"细节操作"，传统方法仍然有其独到之处，在治疗中认识到不同方式的局限，取长补短才能事半功倍。

　　在寻找终极美学修复材料的过程中，许多全陶瓷系统被提出[11]。近年来，因为第三代高透氧化锆陶瓷的问世，相较于之前在美学，尤其是透明度上有着长足的提高，随即因其可靠的力学与生物相容性以及完全可接受的美学效果得到了众多修复医生的青睐，前牙单冠修复和后牙FPD都被证明是可行的，甚至有些学者认为氧化锆可能会取代大部分修复陶瓷材料，根据临床实际情况选择不同强度的氧化锆陶瓷，有望成为一款"通用型陶瓷材料"。但与玻璃陶瓷不同的是，氧化锆粘接程序在不同研究的结果之间还没有取得一致性[12]。虽然当下学术界对于氧化锆陶瓷的粘接仍有争论，但相信其适应证会越发广泛。

专家点评

谭建国教授点评：

由机械因素或化学因素导致的全牙列重度磨耗，不仅严重影响患者口腔功能，还严重影响口腔美观，常需进行复杂的多学科联合的功能和美学重建。作者严格遵循一步一步循序渐进的全口牙列重度磨耗治疗程序，首先明确病因，进行多学科治疗设计、美学重建设计和咬合重建设计，再用诊断性临时修复体验证和完善以上美学与咬合设计，确定最终的修复设计，并通过最终修复体复制和再现以上功能及美学设计，取得了较好的疗效。牙列重度磨耗的功能和美学重建中颞下颌关节的健康是需要密切关注的问题，本病例是1例伴颞下颌关节骨关节病的患者，由夜磨牙症引起的机械因素导致牙列重度磨耗。不足之处在于作者应针对引起骨关节病可能的咬合因素进一步讨论，同时在咬合重建设计时有针对性地关注夜磨牙症这一异常咬合因素。

参考文献

[1] Stavropoulou AF, Koidis PT. A systematic review of single crowns on endodontically treated teeth[J]. J Dent, 2007, 35(10):761–767.

[2] Moraschini V, Fai CK, Alto RM, et al. Amalgam and resin composite longevity of posterior restorations: A systematic review and meta–analysis[J]. J Dent, 2015, 43(9):1043–1050.

[3] Alvanforoush N, Palamara J, Wong RH, et al. Comparison between published clinical success of direct resin composite restorations in vital posterior teeth in 1995–2005 and 2006–2016 periods[J]. Aust Dent J, 2017, 62(2):132–145.

[4] Kwong SM, Cheung GSP, Kei LH, et al. Micro–tensile bond strengths to sclerotic dentin using a self–etching and a total–etching technique[J]. Dent Mater, 2002, 18(5):359–369.

[5] Liu X, Zhou T, Gao H, et al. Three–point sectional–cast digital method for transferring the interocclusal relationship for full–mouth rehabilitation of worn dentition[J]. J Prosthodont, 2023, 32(3):273–277.

[6] 谭建国, 李德利. 一步一步做好前牙美学设计[J]. 中华口腔医学杂志, 2020, 55(10):799–802.

[7] Liu Y. Several important issues concerning occlusal reconstruction[J]. Hua Xi Kou Qiang Yi Xue Za Zhi, 2020, 8(4):357–363.

[8] Hempton TJ, Dominici JT. Contemporary crown–lengthening therapy: a review[J]. J Am Dent Assoc, 2010, 141(6):647–655.

[9] Mangano F, Gandolfi A, Luongo G, et al. Intraoral scanners in dentistry: a review of the current literature[J]. BMC Oral Health, 2017, 17(1):1–11.

[10] 谭建国. 数字化技术在牙列重度磨耗功能美学重建中的应用[J]. 中华口腔医学杂志, 2022, 57(10):1009–1014.

[11] 中华口腔医学会口腔美学专业委员会, 中华口腔医学会口腔材料专业委员会. 全瓷美学修复材料临床应用专家共识[J]. 中华口腔医学杂志, 2019, 54(12): 825–828.

[12] 谭建国, 杨洋. 一步一步做好全瓷修复粘接[J]. 中华口腔医学杂志, 2021, 56(1):119–123.

病例4.4

医技配合——数字化技术辅助下的牙列重度磨耗咬合重建

　　欲恢复牙列重度磨耗患者的垂直距离以及美观和功能，行咬合重建是目前公认的治疗方式[1-2]。传统的咬合重建诊疗流程已较为完善，但操作步骤烦琐且常在模型制取、颌位关系转移等方面产生误差，而数字化技术的加入不仅简化流程，而且通过数码照片、口内扫描、面部扫描、下颌运动分析系统，以及咬合力分析仪、CAD/CAM设备等相结合进行更加直观、全面、精准的美学与功能分析、设计、表达、转移和实现[3-4]。本病例使用多种数字化技术辅助完成咬合重建诊疗。

单位
滨州医学院附属烟台口腔医院
简介
滨州医学院口腔医学院副教授，硕士研究生导师
本科毕业于山东大学，曾于北京大学口腔医学院进修学习
滨州医学院附属烟台口腔医院咬合门诊、口腔美学综合门诊主任
滨州医学院口腔医学技术专业负责人
中华口腔医学会口腔美学专业委员会委员
全国卫生产业企业管理协会数字化口腔产业分会（CSDDI）学术委员会委员
山东省口腔医学会口腔修复学专业委员会委员、口腔美学分会委员及学术秘书
烟台市口腔医学会口腔种植专业委员会常务委员
主要研究方向：口腔功能与美学修复，擅长美学修复、计算机辅助的数字化修复、复杂种植义齿修复及全口咬合重建的设计修复
主译《口腔种植工艺流程》《口腔数字化技术临床应用》

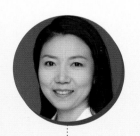

任光辉
主任医师

基本资料

初诊年龄：65岁。

性别：男。

主诉：牙齿磨耗变短10余年，希望1年内恢复美观及咀嚼功能。

现病史：患者自述牙齿磨耗变短10余年，近两年出现多颗牙齿冷热敏感、食物嵌塞，影响美观、咀嚼。1个月前因磨耗牙齿露髓及劈裂于国外拔除右下后牙，关节无不适。喜食硬质食物、肉类等，不喜酸性、甜性食物。有紧咬牙、左侧偏侧咀嚼习惯，无夜磨牙史。口腔卫生状况一般。

既往史：有高血压病史，国外旅居时药物控制较好，回国后血压有波动；无其他系统疾病史及传染病史；无药物过敏史。

临床检查

面部检查

面部左右基本对称，中线无偏斜，面型呈方圆形，垂直距离稍变短，无明显颌面部畸形，营养状态良好（图4.4.1a）；侧面观轮廓为直面型（图4.4.1b）微笑时，口唇外形基本正常，前牙暴露量适中，属低位笑线（图4.4.1c）。

肌肉、关节检查

无咀嚼肌痛，触诊无不适。左侧咬肌较右侧咬肌肥厚，颞下颌关节活动度适中，颞下颌关节无弹响，外耳道前壁检查活动度对称。开口度正常，约三横指。

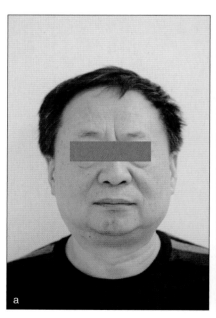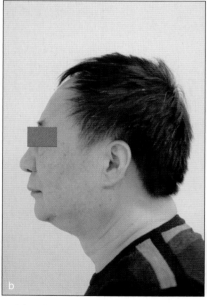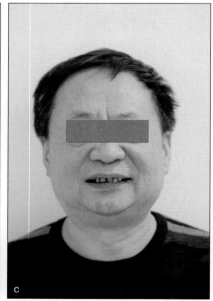

图4.4.1　面部检查。a.面部比例分析；b.侧面轮廓分析；c.低位笑线

口内检查

龈缘曲线不对称，牙体长轴不协调，牙齿比例不协调，中切牙宽长比大，切缘曲线不协调（图4.4.2）。磨牙关系为中性关系，16、12、22、34伸长，23-25金属烤瓷固定桥，瓷层崩裂；26金属烤瓷单冠。15根方可见一陈旧性窦道。14、46、27缺失，上颌中切牙存在中缝，下前牙存在散在间隙。28近中、腭侧倾斜，与37反𬌗，22、26、33、42、43叩痛（±），12、13、23、31、32、41冷诊敏感（图4.4.3）。

牙周检查

牙齿无明显松动，前牙探诊深度普遍2～3mm，后牙探诊深度普遍3～6mm（图4.4.4）。

影像学检查

全景片显示22、26、33、42、43根管内见高密度充填影像，根尖有不同程度低密度影。48伸长，无对颌牙；46拔牙窝低密度影清晰；上颌窦底弥散高密度影；全口牙槽骨吸收至根颈1/3～根中1/3。CBCT显示髁突位置形态基本正常（图4.4.5）。

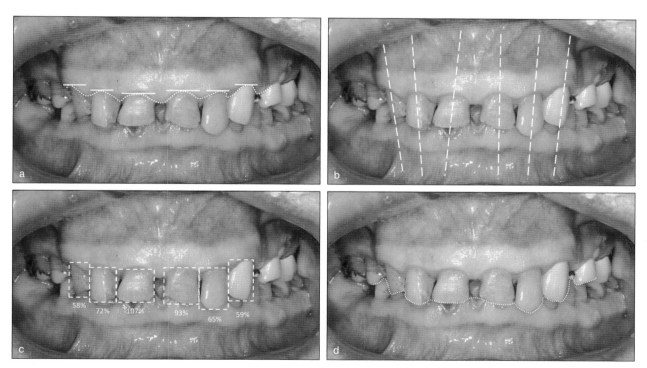

图4.4.2　口内检查。a. 龈缘曲线；b. 牙体长轴；c. 牙齿比例；d. 切缘曲线

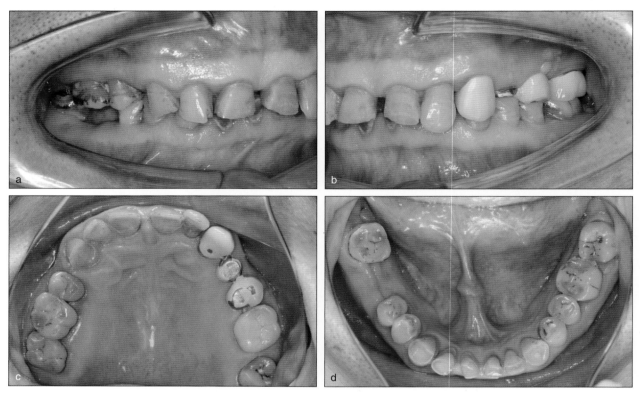

图4.4.3　口内检查后牙咬合。a，b. 咬合侧面像；c. 上颌牙列；d. 下颌牙列

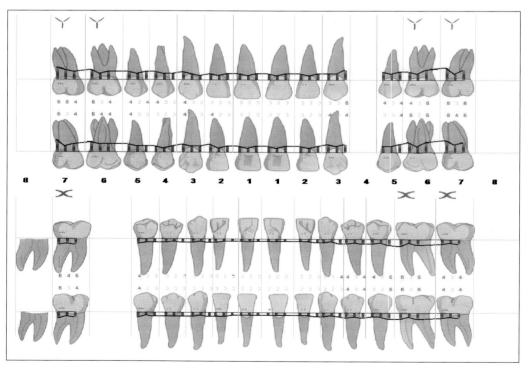

图4.4.4　牙周检查量表

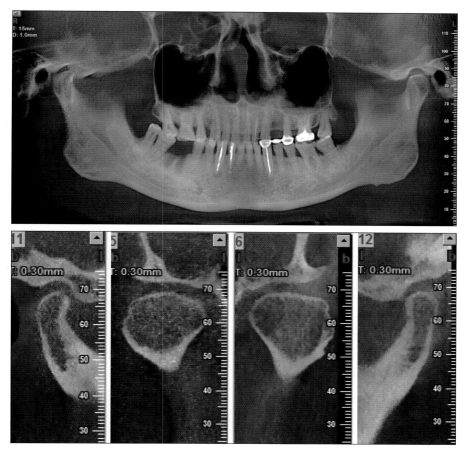

图4.4.5 全景片与关节CBCT影像

下颌运动分析

髁突运动正常，关节、肌肉稳定；左右侧方运动水平方向移动受限；前伸引导较短（图4.4.6）。

风险评估

评估关节风险为低风险，磨耗风险为中风险（图4.4.7）。

诊断

1. 牙列重度磨耗。

2. 牙体缺损。

3. 22、26、33、42、43慢性根尖周炎。

4. 12、13、23、31、32、41慢性牙髓炎。

5. 慢性牙周炎Ⅲ期B级。

6. 不良修复体。

7. 36根分叉病变Ⅰ度。

8. 错𬌗畸形。

9. 上颌窦炎。

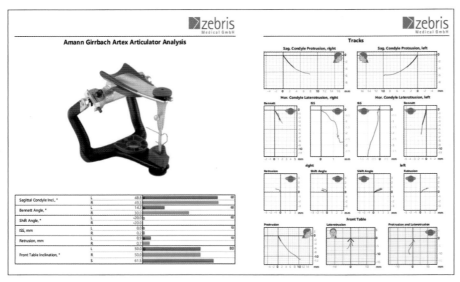

图4.4.6　Zebris系统下颌运动分析报告

风险因素	风险水平		
	低风险	中风险	高风险
肌肉触诊			
关节触诊	无 ✓	曾经有疼痛	疼痛明显
关节弹响	无 ✓	偶有	明显 伴有卡顿
关节卡顿	无 ✓	不明显	明显
张口受限	无 ✓	无	有
关节器质性改变	无 ✓	无	有

风险因素	风险水平		
	低风险	中风险	高风险
饮食和口腔卫生习惯			
酸性食物	较少 主要在进餐时 主要限用餐时间		经常 两餐之间频繁 或长用餐时间
咀嚼硬物	较少	偶尔咀嚼	喜食硬物
酸性饮料	无	较少 ✓	频繁
刷牙方式	软毛牙刷、刷牙方式正确	刷牙方式不正确	硬毛牙刷并用研磨性牙膏，刷牙方式不正确
漱口方式	经常使用含氟漱口液漱口	偶尔使用含氟漱口液漱口	无
社会和生活习惯			
酒精或者精神药物	无	有酒精史无依赖	服用精神药物或有酒精依赖
职业	职业规律	职业不稳定	无固定职业
爱好	广泛 ✓		无
锻炼	规律	偶尔 ✓	无

风险因素	风险水平		
	低风险	中风险	高风险
一般健康状况			
服用药物史	无	阶段性服用药物	固定药物服用
放射线治疗	无	曾有超过5年	5年内有
胃食管反流综合征(GERD)	无	偶发	确诊
是否服用影响唾液分泌功能的药物	无		服用
酸性物质接触史	无	偶发	规律
夜磨牙或紧咬牙习惯	无	偶有	频繁
临床检查			
牙齿酸蚀磨耗程度	轻度	中度	重度 ✓
唾液分泌状况	正常或多量	中等 ✓	少量或无
牙列缺损	牙列完整	个别牙缺损 ✓	大面积缺损

图4.4.7　关节与磨耗风险评估

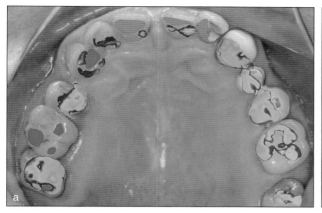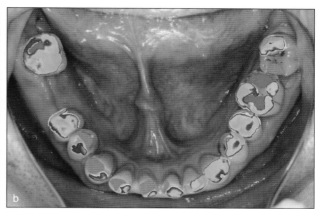

图4.4.8　磨耗面分析（蓝色为有咬合接触区，红色为无咬合接触区）。a. 上颌牙列；b. 下颌牙列

治疗计划

多学科会诊：拟行咬合重建治疗，留取原始数据，行术前设计及多学科会诊。

1. 牙周基础治疗：行牙周洁治、刮治后，嘱患者做好牙周维护。

2. 牙体治疗：12、13、22、23、26、33-43完善根管治疗。

3. 种植：46种植修复。

4. 外科治疗：拔除48。

5. 临时修复：择期戴𬌗板，重新调试颌位关系。

治疗过程

第一步：磨耗病因的诊断和风险评估

咀嚼肌发达，咬合力大。除静态咬合区域外，仍有内陷型牙体缺损。判断为机械性磨耗伴化学性酸蚀（图4.4.8）。

第二步、第三步：面部引导的多学科治疗与美学重建设计

确定切缘位置及𬌗平面，参考鼻翼耳屏线与水平面，制作硅橡胶定位板，辅助确定牙齿中线、切缘位置及𬌗平面，使用数字化微笑设计辅助确定牙齿比例（图4.4.9），最终结合面部扫描进行数字化美学设计与表达（图4.4.10）。

第四步：咬合重建设计

参照面部比例及最小发音间隙确定虚拟重建设计的咬合垂直距离，去程序化、制取正中关系后使用硅橡胶咬合记录材料固定上下颌位置，然后进行新的颌位关系的口内扫描，连同上下颌口内扫描数据一起进行虚拟重建设计，据此设计制作解剖式𬌗板，行无创的活动临时修复，试戴3个月（图4.4.11和图4.4.12）。

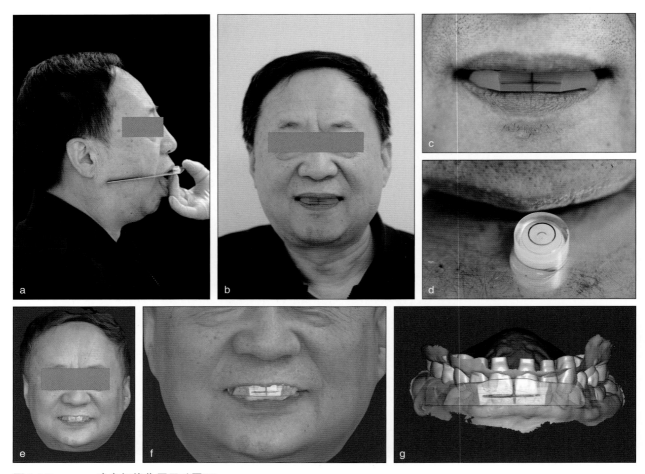

图4.4.9   a~g. 确定切缘位置及𬌗平面

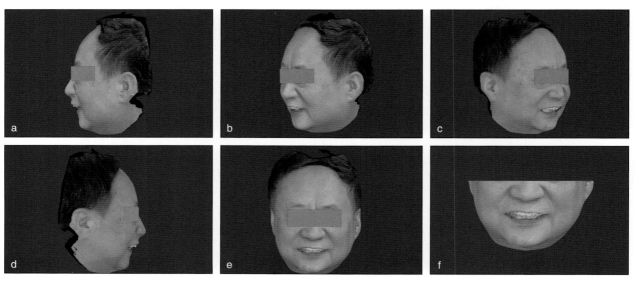

图4.4.10   a~f. 结合面部扫描进行数字化美学设计与表达

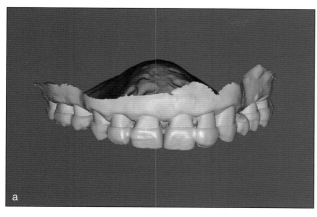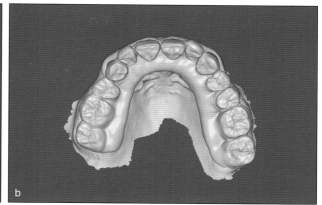

图4.4.11　a，b.数字化设计解剖式𬌗板

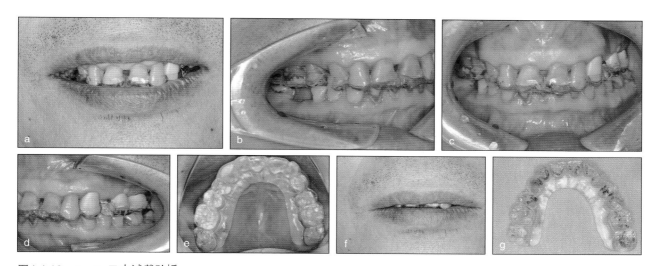

图4.4.12　a~g.口内试戴𬌗板

第五步：诊断性临时修复

　　3D打印数字化诊断模型（图4.4.13）。根据数字化设计，调磨伸长的22。制作硅橡胶导板，口内翻制临时修复体（图4.4.14）。

　　临时修复阶段同期完成牙体治疗，46位点进行种植（图4.4.15）。

第六步：美学和咬合的复制转移

　　临时修复3个月后，以口内扫描获取临时修复调整适应后的美学和功能特征。使用下颌运动分析系统验证并记录患者个性化的动态咬合。在临时修复体基础上进行牙体预备（图4.4.16）。

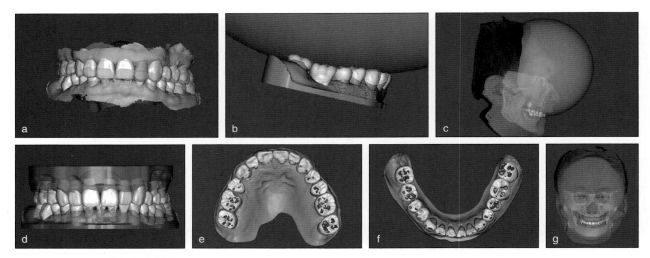

图4.4.13　a～g. 数字化诊断模型

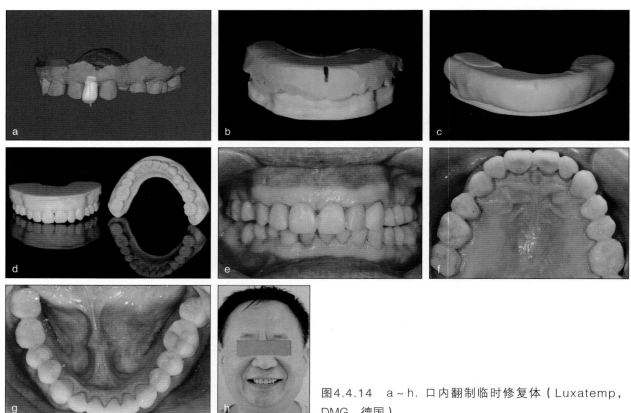

图4.4.14　a～h. 口内翻制临时修复体（Luxatemp，DMG，德国）

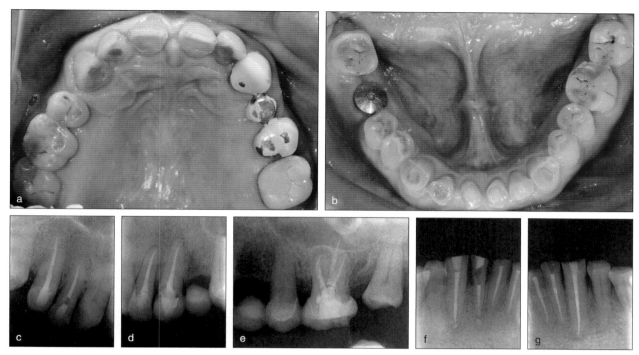

图4.4.15 a~g. 牙体、种植治疗

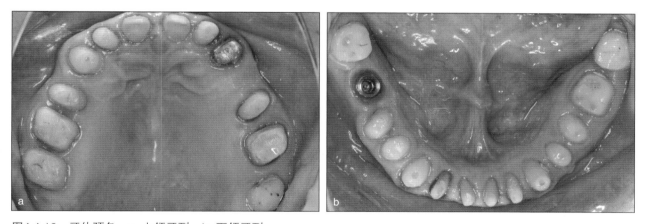

图4.4.16 牙体预备。a. 上颌牙列；b. 下颌牙列

第七步：修复体类型和材料的选择

为了保证全冠修复的强度，口内修复均选择多层色氧化锆材料（魅影，爱尔创，中国），14-25、33-43修复体唇颊侧饰瓷，16、17、26、27、34-37、44-47修复体设计为全锆冠（图4.4.17）。

第八步：最终修复完成

修复体试戴，口内调整静态、动态咬合，使用T-Scan辅助调整咬合（图4.4.18）。患者对口内修复体效果满意（图4.4.19和图4.4.20）。使用双重固化树脂水门汀帕娜碧亚V5（可乐丽，日本）粘接。

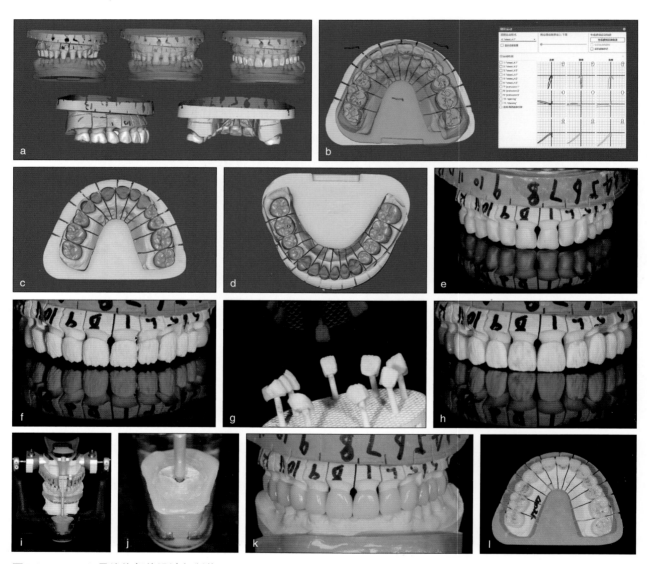

图4.4.17　a~l. 最终修复体设计与制作

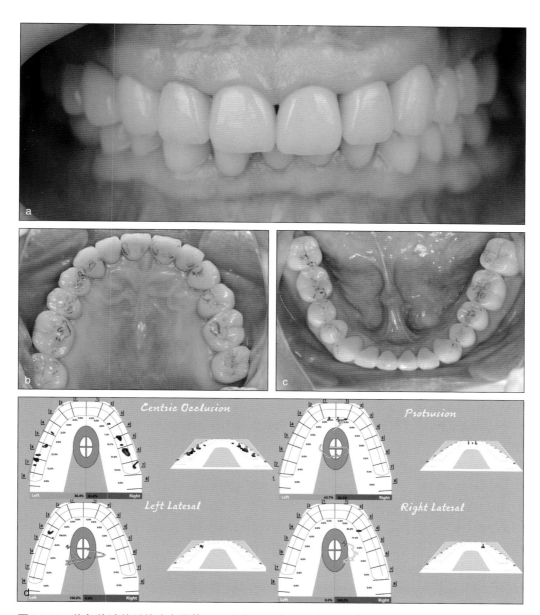

图4.4.18 修复体试戴后的咬合调整。a. 咬合正面像；b. 上颌牙列；c. 下颌牙列；d. T-Scan辅助调整

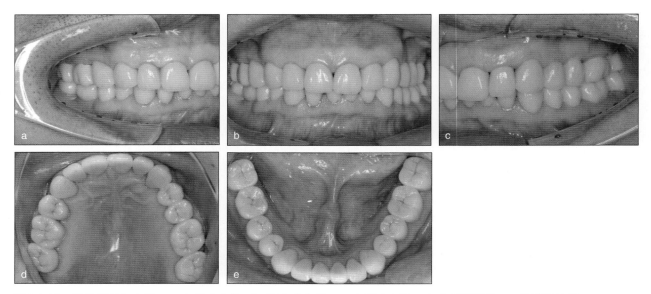

图4.4.19　最终修复口内像。a. 右侧咬合像；b. 正中咬合像；c. 左侧咬合像；d. 上颌𬌗面像；e. 下颌𬌗面像

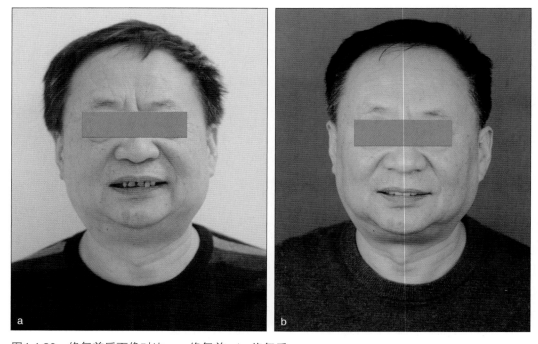

图4.4.20　修复前后面像对比。a. 修复前；b. 修复后

分析和讨论

咬合重建对常规临床治疗质量提出了更高的要求[5]，追求所有被修复患牙的远期稳定是咬合重建的最基本也是最重要的要求，动态表情、功能运动下的美学设计效果更加自然、逼真，为修复治疗提供了精准的可预期性，有助于"医-技-患"三者沟通，提高修复质量。

强度高、美观性能好的瓷材料是将数字化技术转为现实的重要载体之一[6]。全解剖结构的多层色氧化锆修复体外形轮廓细致、表面光滑，既保证了材料的强度又满足了美观的要求，并大大缩短了修复体制作时间配合数字化技术，使美学功能的设计和转移的实现更加容易。

本病例尝试了全数字化流程的咬合重建修复，从患者信息采集、功能美学分析评估及数字化设计、临时修复体设计制作、最终修复体设计制作、修复效果评估等均力所能及尝试使用数字化设备、软件、技术，力求更精准、高效、美观完成重建治疗。

目前，数字化技术要落实在咬合重建过程中每一步是有难度的，仍存在一些误差，需要人的经验进行调整。但是数字化技术已经让修复过程由繁至简，使整个过程简洁、流畅和雅致[7]。

在重建治疗过程中，数字化技术的使用也让医技配合更紧密，分工更明确。我们有专门的数字化技师，他们在数字化设备及软件的应用中更熟练和擅长，使医生可以集中精力投入临床诊疗的思路设计和规范操作中。术业有专攻，这是口腔领域对数字化技师需求的直接导向，也催生越来越多的大学开设口腔医学技术本科专业，以满足高质量应用型数字化技师的人才培养。

专家点评

卢海平教授点评：

作者利用数字化平台，遵循八步法理念和流程，对该严重磨耗伴牙体、牙周疾病和牙列缺失的患者进行了多学科合作的咬合重建治疗，取得了良好的治疗效果。该患者修复治疗完成后仍然存在Ⅱ度前牙深覆𬌗，是否需要夜间佩戴𬌗垫，我们期待看到该患者咬合重建修复的远期疗效。

谭建国教授点评：

在牙列重度磨耗的功能美学重建中，数字化技术几乎可以融入治疗的每个环节，解决传统方法解决不好和难以解决的问题。本病例在美学设计、咬合设计、修复体制作等方面都应用了数字化技术，获得了让医生和患者都满意的治疗效果。

但数字化设计在磨耗的分析和诊断过程中也有明显优势。基于口内数字化扫描技术获得的牙齿3D图像可精确、完整地反映牙齿表面磨耗特征，包括磨耗面位置、形态以及磨耗程度等，从而协助医生对牙齿磨耗的病因和磨耗程度进行更准确、全面的分析与判断。在此基础上结合使用数字化软件可对牙齿磨耗面进行精确定位和定量测量，并可对不同时间节点的扫描数据进行3D图像配准及运算，对牙齿磨耗严重程度进行精准评估与分级，同时也可对比多次就诊的记录，实现对磨耗病情进展的纵向检测。除此之外，人工智能特别是深度学习技术在医学诊断领域飞速发展，其与口内数字化扫描技术结合可实现牙齿磨耗的自动化评估分级，能在短时间内对大量牙齿磨耗信息进行汇总分析，精确、高效协助医生进行病因诊断和磨耗程度分级，为牙齿磨耗的预防策略制订、治疗方案设计和预后判断提供坚实的基础。

参考文献

[1] Saratti CM, Merheb C, Franchini L, et al. Full-mouth rehabilitation of a severe tooth wear case: a digital, esthetic and functional approach[J]. Int J Esthet Dent, 2020, 15(3):242–262.

[2] Koyano K, Tsukiyama Y, Kuwatsuru R. Rehabilitation of occlusion-science or art?[J]. J Oral Rehabil, 2012, 39(7):513–521.

[3] Yar R. Digital workflows for the management of tooth wear[J]. Br Dent J, 2023, 234(6):427–431.

[4] Zhivago P, Turkyilmaz I, Yun S. Aesthetic and functional rehabilitation of collapsed occlusal vertical dimension using an advanced digital workflow[J]. Prim Dent J, 2023, 12(1):57–61.

[5] 谭建国. 一步一步做好牙列重度磨耗的功能美学重建[J]. 中华口腔医学杂志, 2020, 55(9):696–700.

[6] 中华口腔医学会口腔美学专业委员会, 中华口腔医学会口腔材料专业委员会. 全瓷美学修复材料临床应用专家共识[J]. 中华口腔医学杂志, 2019, 54(12): 825–828.

[7] 谭建国. 数字化技术在牙列重度磨耗功能美学重建中的应用[J]. 中华口腔医学杂志, 2022, 57(10):1009–1014.

从"预见"到"遇见"——数字化辅助牙列重度磨耗的美学和功能重建

牙列重度磨耗患者严重影响美观和口腔功能，因其病因复杂，类型多样，治疗方案涉及多个学科，不仅需要美学重建，还需要功能重建，是一项复杂且精细的工作。

随着口腔数字化技术的不断发展，其高效、便捷的优点在咬合重建的治疗过程中起着越来越重要的作用[1]，不仅可以更加直观地让医生和患者看到治疗后的效果，实现"预见"，还能够记录患者个性化的下颌运动轨迹，减少工作量，提高效率[2-4]。

本病例采用数字化技术辅助完成重度磨耗患者美学与功能重建。

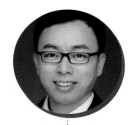

姜涛

博士
硕士研究生导师
主任医师

单位
济南市口腔医院
简介
中华口腔医学会口腔美学专业委员会委员
山东省口腔医学会口腔美学分会委员
山东省济南市医学美容学会副主任委员

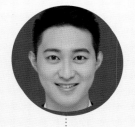

王行康

硕士研究生
医师

单位
上海市浦东新区眼病牙病防治所
简介
山东省口腔医学学术产业联合大会口腔多学科联合治疗种植病例展评三等奖
山东省"泰山杯"口腔种植病例大赛壁报交流一等奖，现场展评二等奖

基本资料

初诊年龄：35岁。

性别：女。

主诉：前牙不美观，要求修复。

现病史：患者自述前牙不美观，近来咀嚼冷酸食物时牙齿不适，右下后牙3个月前因为"残根"拔除。

既往史：否认夜磨牙史，无偏侧咀嚼，未诉其他系统疾病史。

过敏史：否认过敏史。

临床检查

面部检查

面部左右基本对称，面下1/3较短（图4.5.1a），息止位时，上颌中切牙未暴露（图4.5.1b），上唇丰满度不足（图4.5.1c）。

关节检查

双侧关节区、颞区、下颌角区未查及压痛；开口度三横指半；开口型直线形；双侧关节区张闭口时未闻及弹响。

口内检查

15缺失，14-17固定桥，叩诊（－），无明显松动；14烤瓷冠、15、16、17铸造冠，边缘密贴性差。13-23切端2/3磨损，腭侧牙釉质缺失，牙本质暴露，叩诊（－），无明显松动，牙龈未见明显异常。12、13、23远中缺损，达牙本质深层；24𬌗面远中大面积充填物。25缺失，25、26、27单端固定桥；26铸造冠，叩诊（－），无明显松动；27远中颈部缺损达龈下2~3mm，大量腐质。44、45预备体，𬌗面白色充填物，叩诊（－），无明显松动。33-43切1/2磨损，舌侧牙釉质基本完好，叩诊（－），无明显松动。34、35、36、37固定桥，37缺失，叩诊（－），无明显松动。上下前牙对刃，12、43反𬌗（图4.5.2）。

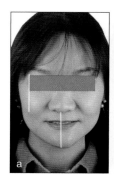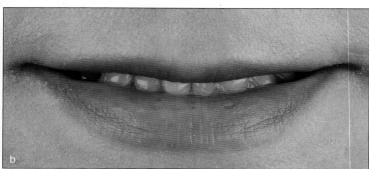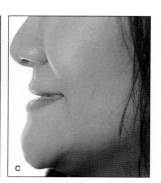

图4.5.1　牙列重度磨耗患者面像。a.正面像，面下1/3较短；b.息止位时切牙显露情况；c.侧面像，上唇丰满度不足

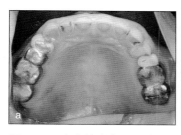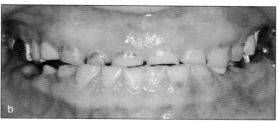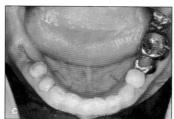

图4.5.2　治疗前患者口内像。a. 上颌殆面像；b. 正面像；c. 下颌殆面像

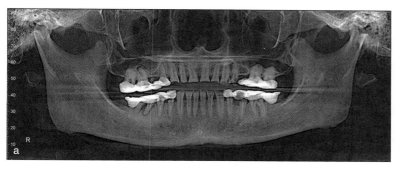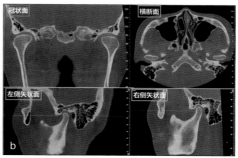

图4.5.3　患者治疗前影像资料。a. 全景片；b. CBCT示髁突影像

影像学检查

全景片示14、16、24、26、34、35、36根尖低密度影，44、45根管治疗欠佳（图4.5.3a）。CBCT示双侧髁突形态无明显异常，骨密度基本正常（图4.5.3b）。

诊断

1. 牙列重度磨耗（病因：磨耗为主，酸蚀为辅）。

2. 牙体硬组织美学缺陷。

3. 14、16、24、26、34、35、36、44、45根尖周炎。

4. 35、36、37不良修复体。

5. 牙列缺损。

治疗计划

1. 牙周基础治疗：洁治及口腔卫生宣教。

2. 拆除14、15、16、17、25、26、27、34、35、36、37烤瓷冠、铸造冠。

3. 外科拔除16、17、27、35。

4. 牙体科评估余留牙牙髓状况，建议14、13、12、11、21、22、23、24、26、37、44、45根管治疗后进行修复治疗。

5. 美学重建、功能重建。15-17、24-26：固定桥；33-43：贴面；35、46、47：种植义齿；13-23、34、36、44、45：桩核冠（图4.5.4）。

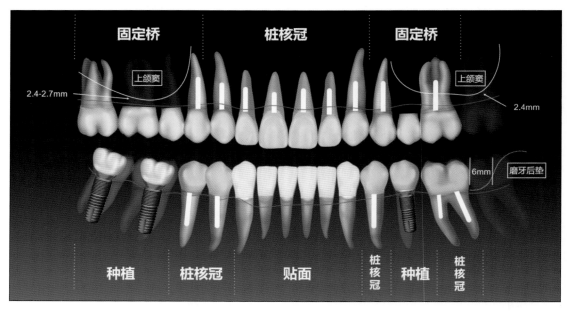

图4.5.4　最终治疗设计完成后的示意图

治疗过程

第一步：磨耗病因的诊断和风险评估

　　根据谭建国教授提出的LAAC原则对磨耗的病因进行分析。从病史来看，该患者存在酸蚀的病因，上牙缺损多、下牙缺损少，尤其是上前牙舌侧大量缺损、龈缘位置的缺损，也符合酸蚀表现。但从形态学的表现，更符合磨耗的特征，磨耗面的表面光滑锐利，且发生的位置都位于咬合接触的位置，患者上下前牙的水平型磨耗形态也与下颌水平型运动有关。因此依据病史和临床检查我们明确其病因是磨耗为主，合并酸蚀[5]。

第二步：多学科治疗设计

　　牙周治疗和口腔卫生宣教。拆除14、15、16、17、25、26、27、34、35、36、37烤瓷冠、铸造冠。拔除16、17、27、35。14、13、12、11、21、22、23、24、26、37、44、45根管治疗。

第三步：美学重建设计

　　以面部美学为引导，先确定面部中线，再根据休息位时上颌切牙切缘显露量确定上颌中切牙切缘位置。依据前牙美学设计四要素，设计上前牙龈缘位置，根据宽长比，确定上颌中切牙的宽度，再设计侧切牙、尖牙的形态和大小（图4.5.5a）。依据上前牙及磨牙𬌗面形成的上颌𬌗平面与鼻翼耳屏线形成协调的关系。采用数字化建立虚拟患者的方法，对患者的CT、面部扫描、口内扫描等数据进行拟合，"预见"修复效果，患者对牙齿的形态和长度感到满意（图4.5.5b）。

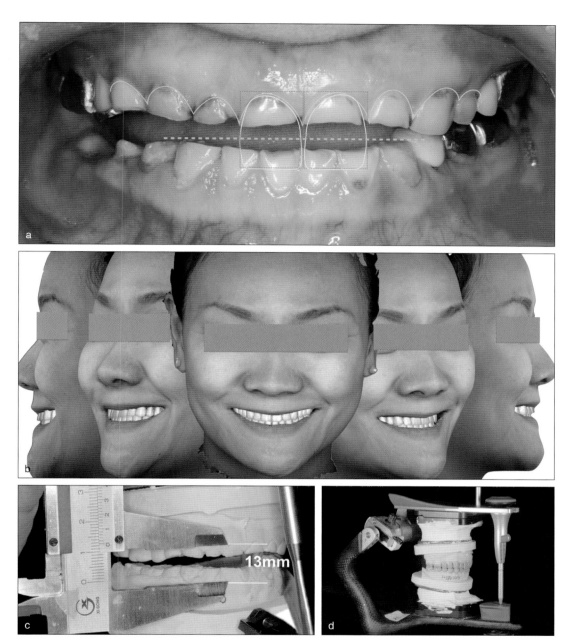

图4.5.5 牙列重度磨耗患者以面部美学为引导进行美学重建设计。a. 美学DSD设计；b. 数字化技术建立虚拟患者，进行模拟修复设计；c. 在𬌗架上升高切道针，确定抬高垂直距离；d. 美学蜡型的制作

第四步：咬合重建设计

应用Leaf Gauge法取正中关系，面弓转移并在此位上𬌗架，依据前牙DSD美学设计制作上颌前牙美学蜡型，然后升高切导针，抬高的垂直距离需要满足下颌前牙修复空间的要求，完成下前牙诊断蜡型的制作，再把后牙的美学蜡型做好，完成正中关系的建立（图4.5.5c，d）。

第五步：诊断性临时修复

利用硅橡胶导板直接在口内制作诊断性临时修复体（图4.5.6）。戴用诊断性临时修复体期间，通过多次复诊调𬌗，3个月后复查，患者唇齿关系协调，肌肉无疼痛、关节无不适。为了验证患者颌位关系是否正常，拍摄MRI显示患者闭口、张口时双侧髁突-关节盘关系正常（图4.5.7）。

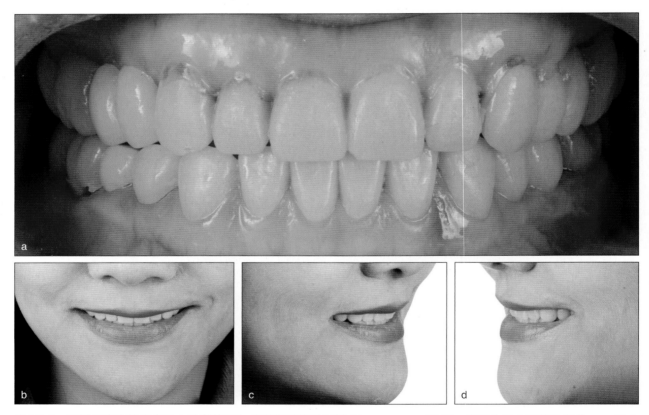

图4.5.6　牙列重度磨耗患者戴上诊断饰面，使用临时修复材料（Luxatemp，DMG，德国）口内直接法制作。a. 口内诊断饰面正面像；b.佩戴诊断饰面后面像；c.佩戴诊断饰面右侧面像；d.佩戴诊断饰面左侧面像

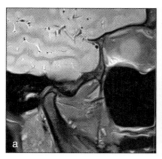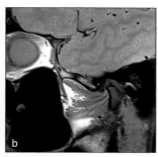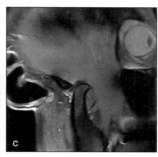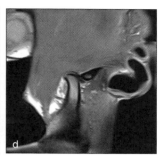

图4.5.7　试戴诊断饰面3个月后颞下颌关节MRI影像。a. 右侧闭口位；b. 左侧闭口位；c. 右侧开口位；d. 左侧开口位

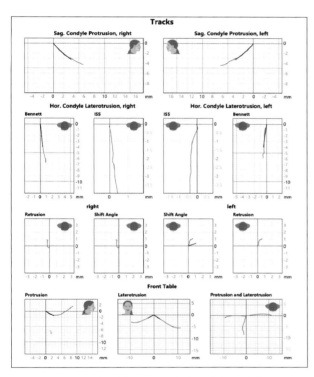

图4.5.8　最终修复前电子面弓转移个性化运动轨迹

第六步：美学和咬合的复制转移

利用数字化口内扫描记录患者个性化牙齿形态和咬合，Zebris电子面弓记录和转移患者的个性化下颌运动轨迹与参数（图4.5.8）。

第七步：修复体类型和材料的选择

为了保证前牙的美学效果，前牙选择二硅酸锂增强型玻璃基陶瓷进行修复，在保证强度的同时，二硅酸锂增强型玻璃基陶瓷有着更出色的半透明性和美学效果。后牙因为需要行使咬合功能，美学需求相对较低，因此选择强度更高的氧化锆陶瓷[6]（图4.5.9）。

第八步：最终修复完成

分段磨除、分次制作全牙列修复，制作顺序如下：上前牙修复体→种植体植入→右侧后牙修复体→左侧后牙修复体→下前牙、种植义齿修复体（图4.5.9）。最终修复完成后，采用电子面弓测量患者的运动轨迹，显示非正中髁突运动轨迹、长度、曲度、速度、对称性良好，切端引导合适（图4.5.10）。

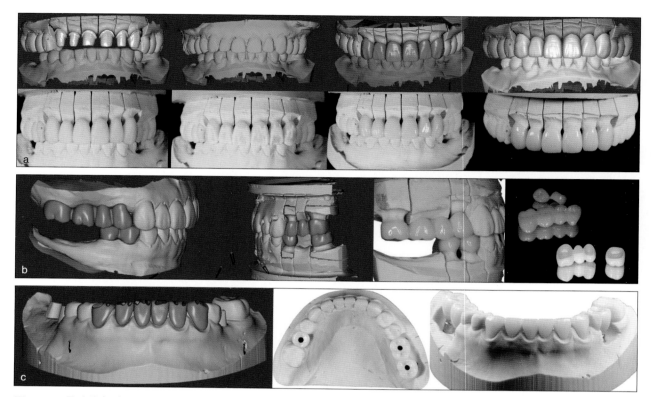

图4.5.9 最终修复体照片。a. 上颌前牙修复体制作流程；b. 后牙修复体制作流程；c. 下颌前牙修复体制作流程

复查

戴牙即刻、戴牙后6个月、1年复查，美学、功能效果良好，关节、肌肉无明显不适。

修复后6个月和1年口内及咬合复查，牙龈健康，无红肿，咬合检查显示咬合接触点分布均匀，无咬合干扰，前伸时切端引导合适，尖牙保护𬌗（图4.5.11和图4.5.12）。

患者唇齿关系协调，面部中线与上颌中切牙中线基本一致，微笑时上前牙暴露3~4mm，上颌前牙切缘连线与下唇弧度协调一致（图4.5.13和图4.5.14），患者对治疗效果满意。

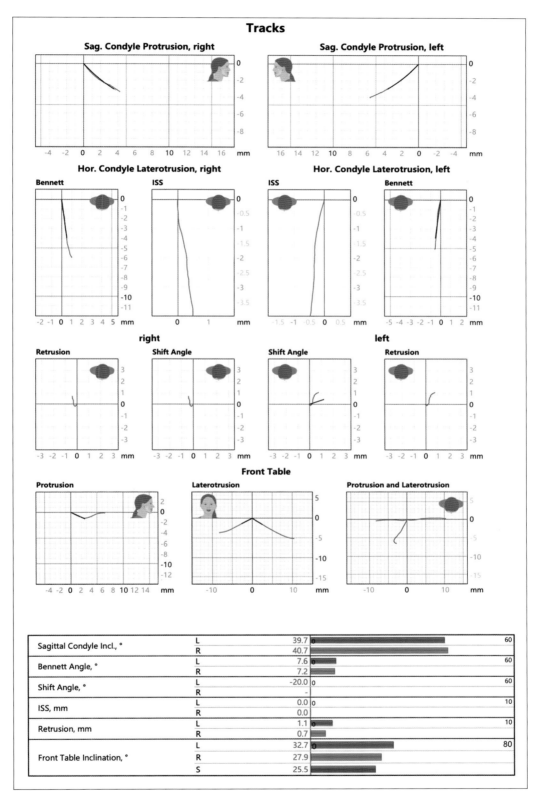

图4.5.10 最终修复后下颌运动轨迹

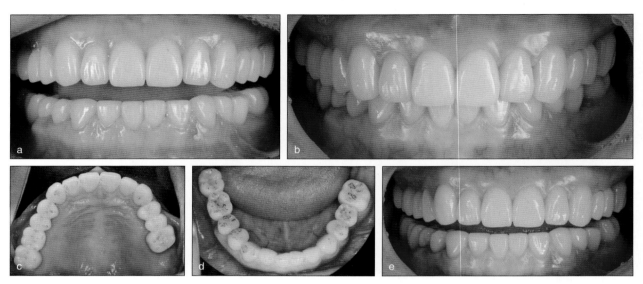

图4.5.11　牙列重度磨耗患者治疗后照片。a. 即刻粘接正面像；b. 6个月复查正面像；c. 6个月复查上颌𬌗面像；d. 6个月复查下颌𬌗面像；e. 1年复查正面像

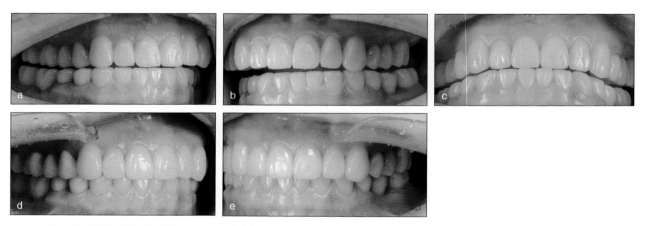

图4.5.12　牙列重度磨耗患者治疗后口内咬合像。a. 6个月复查右侧非正中咬合像；b. 6个月复查左侧非正中咬合像；c. 6个月复查前伸咬合像；d. 6个月复查右侧咬合像；e. 6个月复查左侧咬合像

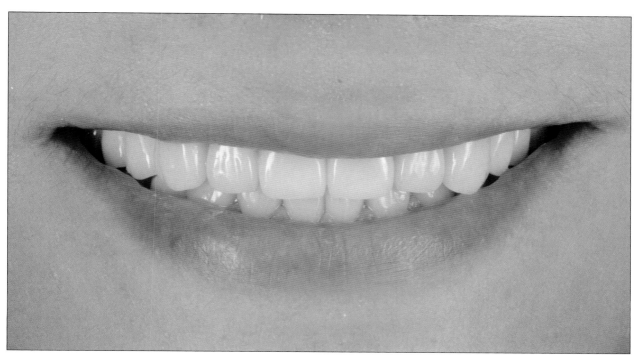

图4.5.13 修复完成后即刻微笑唇齿像

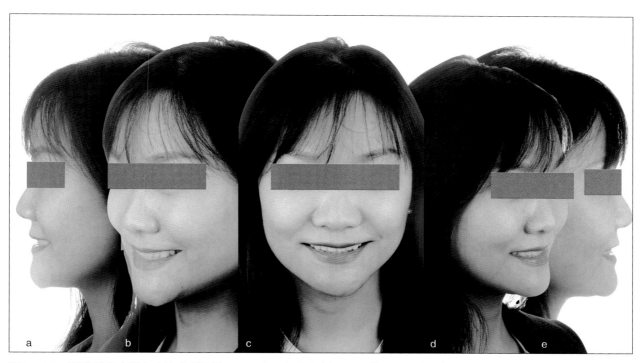

图4.5.14 牙列重度磨耗患者治疗后面像。a. 6个月复查左侧90° 面像；b. 6个月复查左侧45° 面像；c. 6个月复查正面像；d. 6个月复查右侧45° 面像；e. 6个月复查右侧90° 面像

分析和讨论

　　牙列缺损重度磨耗患者的病因通常是磨耗和酸蚀两个病因共存。根据谭建国教授提出的LAAC原则分析、判断病因[5]。该患者上牙磨耗重、下牙磨耗轻，同时上前牙舌侧大量缺损、龈缘位置的缺损，符合酸蚀表现。但从形态学的表现，更符合磨耗的特征，表面特征光滑锐利，发生的位置都与咬合接触有关，因此依据病史和临床检查我们明确其病因是磨耗为主，合并酸蚀[7]。

　　牙列重度磨耗患者，常伴有颌位关系的改变。因此在咬合重建时，建议在重复性好的正中关系位上建𬌗；同时应考虑患者口颌系统协调及机体的适应性，临床上常使用诊断性临时修复的方法，由可逆到不可逆，循序渐进地进行美学和咬合诊断，不断地调整，直到患者感到肌肉、关节、咬合无不适后再进行最终的永久修复。

　　在最终修复体的制作与粘接采取了分段磨除临时修复体、分段制作最终修复体的方法，这样做虽然增加了患者就诊次数，但是大大降低了颌位关系出现变化的可能性，减少临床调𬌗的工作量。

　　本病例应用数字化3D面部扫描、口内扫描等建立虚拟患者[8]，并以面部为引导进行美学设计，使患者更加直观地看到最终的修复效果，并按照既定计划一步一步实施，实现了从"预见"到"遇见"的完美转变。同时本病例采用数字化电子面弓来记录患者的个性化运动轨迹，这种数字化技术是在之前解剖面弓、机械运动面弓的基础上，准确复制、记录并分析患者咀嚼器官的功能运动，将患者下颌运动的轨迹、角度等信息记录下来，在软件中得到准确的数据，便于医患交流及指导医生进一步治疗；在治疗的过程中可利用数字化电子面弓重复进行测试、采集、转移患者的动态咬合信息，可以对诊疗过程监控，以达到最及时的咬合调整；同时，软件中的虚拟𬌗架根据数字化面弓测量的数据设置𬌗架参考数值，从而指导技师制作更为精良准确的修复体，并可在咬合重建结束时进行咬合评估，以确保咬合重建的精确、稳定与持久。数字化技术的辅助，简化了咬合重建的步骤，但在一些关键步骤上需要进行验证（例如需要拍摄MRI来进行颌位关系的验证、完成修复后利用电子面弓验证修复效果等）。

　　最终修复后，患者获得了良好的美学效果和咬合功能，但我们还需要长期追踪随访。

专家点评

谭建国教授点评：

本病例的优势是运用了面部扫描、口内扫描、CBCT和下颌运动分析等数字化手段，实现了牙列重度磨耗全口重建的全程数字化美学重建设计和咬合重建设计。

牙列重度磨耗功能美学重建的多学科治疗设计的核心是按照面部引导的治疗设计（facially generated treatment plan）原则，从最终的美学重建目标出发，进行牙列重度磨耗功能美学重建的多学科治疗方案设计。其中上颌中切牙切缘的位置是决定多学科治疗方案设计的主要因素。首先需要根据患者休息位的唇齿关系等因素确定理想的上颌中切牙切缘的位置，基于最终修复目标的上颌中切牙切缘的位置就可以确定多学科治疗方案。牙列重度磨耗的多学科治疗设计方案完成后，接着进行美学重建设计。

传统方法中，根据患者的2D数码照片和牙列模型进行多学科治疗设计与美学重建设计。随着数字化技术的发展，可以使用患者面部扫描、口内牙列扫描，结合颌骨和牙槽骨的CBCT数据，进行3D，甚至4D动态数字化多学科治疗设计以及美学重建设计。3D美学设计可以实现修复效果的3D预测，并减少2D美学设计与实现中的信息传递偏差。治疗方案设计和美学设计可直接转化为诊断模型，并通过数字化制作技术将治疗方案设计和美学设计转移至最终修复体上，实现"所见即所得"的治疗效果。以上的3D数字化美学设计再结合数字化下颌运动分析仪，就可以建立模拟真实患者的数字化"虚拟患者"，实现全程数字化的美学重建设计和咬合重建设计，也就是本病例治疗的核心优点：实现了从"预见"到"遇见"的完美转变。

参考文献

[1] 谭建国. 数字化技术在牙列重度磨耗功能美学重建中的应用[J]. 中华口腔医学杂志, 2022, 57(10):1009-1014.

[2] Amezua X, Iturrate M, Garikano X, et al. Analysis of the influence of the facial scanning method on the transfer accuracy of a maxillary digital scan to a 3D face scan for a virtual facebow technique: An in vitro study[J]. J Prosthet Dent, 2022, 128(5):1024-1031.

[3] Lepidi L, Galli M, Mastrangelo F, et al. Virtual Articulators and Virtual Mounting Procedures: Where Do We Stand?[J]. J Prosthodont, 2021, 30(1):24-35.

[4] Lim JH, Park JM, Kim M, et al. Comparison of digital intraoral scanner reproducibility and image trueness considering repetitive experience[J]. J Prosthet Dent, 2018, 119(2):225-232.

[5] 谭建国. 牙列重度磨耗的病因和鉴别诊断[J]. 中华口腔医学杂志, 2020,55(8):599-602.

[6] 刘明月, 谭建国. 一步一步做好牙体缺损修复体类型的选择[J]. 中华口腔医学杂志, 2021, 56(07):720-725.

[7] Addy M, Shellis RP. Interaction between attrition, abrasion and erosion in tooth wear[J]. Monogr Oral Sci, 2006, 20:17-31.

[8] Granata S, Giberti L, Vigolo P, et al. Incorporating a facial scanner into the digital workflow: A dental technique[J]. J Prosthet Dent, 2020, 123(6):781-785.

POSTSCRIPT
后记

在口腔医学的临床实践中，牙列重度磨耗是一种常见病，但也是疑难病。这类疾病不仅影响患者的咀嚼功能，还可导致一系列的口腔美学缺陷。很多口腔医生，尤其是年轻医生，面对这类疾病都无从下手，只能望而却步。谭建国教授综合国内外相关研究，结合临床实践，提出了牙列重度磨耗的八步法序列治疗体系，并与关节专家傅开元教授、牙周专家栾庆先教授和正畸专家卢海平教授一起，连续9年开展八步法序列治疗体系的学术推广。不仅建立了完善的牙列重度磨耗八步法序列治疗体系，更是汇集了来自全国各地的志同道合的医生，形成了"磨牙帮"牙列重度磨耗学术团队。

本书的诞生，也是源自团队中各位优秀的医生对八步法序列治疗体系的探索与实践。本书不仅通过一系列磨耗的病例完整地展现了八步法的"步步精心"，更难能可贵的是，每个病例也都体现了作者对八步法独有的理解和感悟。"授人以鱼，不如授人以渔"，八步法序列治疗体系的建立绝不仅仅是给医生一个生搬硬套的公式，而更像是一颗学术的种子，需要通过实践和体会开出新的花朵。因此，本书作为八步法序列治疗体系"病例集"的第一册，也不仅是为了给广大口腔医生提供治疗指导，更是希望这颗种子能播散到更多人的心中，带给大家更多关于口腔功能和美学重建的新视角和思考。我们也热切地希望更多关注牙列重度磨耗、从事口腔功能和美学重建的医生能够通过阅读本书有所收获，"学有所思，思有所悟，悟有所行"。欢迎更多志同道合的医生加入"磨牙帮"学术团队中，成为八步法序列治疗体系"病例集"第二册、第三册……的作者，大家携手努力，不断完善八步法牙列重度磨耗功能美学重建治疗体系。

最后也要感谢八步法序列治疗体系建立过程中每一位学术合作伙伴的支持，希望未来之路能够继续携手同行，为广大牙列重度磨耗患者减轻病痛，恢复口腔健康、功能和美观。

杨洋（女）　杨洋（男）　谭建国